新戦略に基づく
麻酔・周術期医学

麻酔科医のための
周術期のモニタリング

専門編集●廣田和美 弘前大学

監　修●森田　潔 岡山大学
編集委員●川真田樹人 信州大学
　　　　　廣田　和美 弘前大学
　　　　　横山　正尚 高知大学

中山書店

【読者の方々へ】

本書に記載されている診断法・治療法については，出版時の最新の情報に基づいて正確を期するよう最善の努力が払われていますが，医学・医療の進歩からみて，その内容がすべて正確かつ完全であることを保証するものではありません．したがって読者ご自身の診療にそれらを応用される場合には，医薬品添付文書や機器の説明書など，常に最新の情報に当たり，十分な注意を払われることを要望いたします．

中山書店

シリーズ刊行にあたって

　現代は情報収集と変革の時代と言われています．IT技術の進歩により，世界の情報はほとんどリアルタイムに得ることができます．以前のように，時間と労力をかけて文献を調べる必要はなくなっています．一方，進歩するためには，そのめまぐるしく変わる状況にあわせ変化し，変革を遂げていくことが必要です．

　麻酔科学領域の診療に関してもここ数年で大きな変化がありました．麻酔薬はより安全で調節性がよいものとなり，モニターもより多くの情報が得られるとともに正確性を増しています．そして，その変化は今も続いています．このように多くの変化がある中で，麻酔は手術侵襲から生体を守るという大原則に加え，麻酔の質が問われる時代になりました．たとえば，麻酔法が予後を変える可能性があるという報告もあります．また，麻酔科医の仕事として，手術中の麻酔だけでなく，術前および術後管理，すなわち周術期管理の重要性が加えられています．今まさに手術という侵襲から生体をシームレスに守る学問の一つの分野として，周術期管理が重要視されています．

　今回，周術期管理に焦点を絞り，麻酔科医の知識と技術の向上を目的に，シリーズ《新戦略に基づく麻酔・周術期医学》が刊行されることになりました．周術期管理は，麻酔と同様，全身管理を目的にした学問です．呼吸，循環，体液・代謝，酸塩基平衡，栄養，疼痛管理など幅広い分野が対象になります．これらすべての分野をシリーズで，昨今のガイドラインが示す標準医療を含め最新の情報を系統的に発信する予定です．また，いわゆるマニュアル本ではなく，基礎的な生理学，薬理学などの知識を基にした内容にしたいと考えています．これらの内容は，麻酔科の認定医や専門医を目指す医師だけでなく，すべての外科系各科の医師にも理解できるものとなることを確信しています．

　多忙な毎日の中，このシリーズ《新戦略に基づく麻酔・周術期医学》が，効率的な最新の情報収集のツールとなり，読者の皆様が日々変革していかれることを希望します．

2013年4月

国立大学法人岡山大学長

森田　潔

序

　周術期のモニタリングの目的は，患者のバイタルサインをチェックすることで適切な全身管理を行い，危険徴候を早期に発見し，迅速な治療および対処を可能とすることである．

　私が麻酔科に入った1986年ころ，弘前大学では，終末呼気二酸化炭素濃度モニタが全手術室に導入された．動脈血酸素飽和度（SpO_2）モニタは，そのときはまだ普及していなかった．外病院に出張麻酔へ行くと，心電図がまだオシロスコープのところがあり，光の点を目で追うと残像として1波形が確認できるオシロスコープでは記録ができず，また1波形しかないので，不整脈が1波形だけ出ると不整脈だったかもという程度の監視しかできなかった．また，自動血圧計も十分な数がなかったので，当時は手動で測定をしていた．

　それから約30年が経ち，その間にSpO_2モニタが登場し，最近ではそのSpO_2モニタで血中Hb濃度や，体液量の指標となる脈波変動指標（PVI）もモニタリングできるようになった．経食道心エコー，連続心拍出量測定装置，混合静脈血酸素飽和モニタ，各種非侵襲的心拍出量モニタ等の循環系モニタが次々と開発され，循環動態の把握が容易となり，適切な輸液および循環管理が行えるようになった．さらには，BISモニタ，聴性誘発電位（AEP）モニタ，運動誘発電位（MEP）等の神経系モニタなども普及し，麻酔深度の調節が容易になり，また神経障害をいち早く察知できるようになったことで，神経系の合併症予防および迅速な治療がある程度可能になった．

　このように，現在ではこれらモニタの数値を参考に麻酔管理をすることが多くなった．もちろん，今でも五感は重要であるが，モニタが正確になればなるほど，モニタに頼ることが多くなってきている．しかし，それぞれのモニタの特性や問題点を理解しないで，数値のみを信じこんで麻酔管理を行うと，たいへんな間違いを起こすことになる．

　本書では，神経，呼吸，循環，筋弛緩に関する各種モニタを網羅し，それぞれの測定原理や特性，また臨床使用の実際，問題点およびコツについて詳細に説明した．よって，本書が読者の皆さんの日常診療において，麻酔管理上有効に各種モニタを使いこなすための一助となることを期待する．

2016年1月

弘前大学大学院医学研究科麻酔科学講座
廣田和美

新戦略に基づく麻酔・周術期医学
麻酔科医のための 周術期のモニタリング

CONTENTS

1章 神経系モニター

1-1 BISモニター ...... 萩平 哲 2
❶ BISモニターとは 2／❷ 測定原理（計算原理） 3／❸ 測定に影響する因子 7／❹ 各種麻酔薬とBIS 9／❺ 臨床仕様の実際 12／❻ おわりに 13

- Column BISのアルゴリズムバージョン 2
- Column 麻酔の急速導入直後の脳波波形 9
- Column 意識の不確定性原理 13

1-2 聴性誘発電位（AEP） ...... 萩平 哲 15
❶ 聴性脳幹反応（ABR），中潜時聴性誘発電位（MLAEP），長潜時聴性誘発電位（LLAEP） 15／❷ 測定原理（計算原理） 16／❸ 測定に影響する因子 18／❹ 各種麻酔薬とAEP 18／❺ 臨床使用の実際 22

1-3 運動誘発電位（MEP） ...... 阿部龍一，川口昌彦 25
❶ 測定原理 25／❷ 測定に影響する因子 28／❸ 各種麻酔薬とMEP 30／❹ 臨床使用の実際 30／❺ おわりに 38

1-4 体性感覚誘発電位（SEP） ...... 位田みつる，川口昌彦 39
❶ 測定原理 39／❷ SEP波形に影響する因子 45／❸ 臨床使用の実際 47

1-5 視覚誘発電位（VEP） ...... 林 浩伸，川口昌彦 52
❶ 全身麻酔下におけるVEPの歴史的背景 52／❷ 測定原理 53／❸ 測定に影響する因子 61／❹ 各種麻酔薬とVEP 62／❺ 臨床使用の実際 64／❻ おわりに 65

1-6 脳酸素飽和度モニター（NIRS） ...... 位田みつる，川口昌彦 67
❶ 測定原理 67／❷ 脳内酸素飽和度に影響を及ぼす因子 69／❸ 臨床使用の実際 72

2章 呼吸器系モニター

2-1 ガスモニター

2-1-1 カプノグラム ...... 佐藤 晋，磯野史朗 84
❶ カプノグラム波形の生理学的意味 84／❷ 測定原理 85／❸ 測定に影響する因子 89／❹ 臨床使用の実際 90

2-1-2 麻酔ガスモニター ...... 椎名香代子，磯野史朗 99
❶ 測定原理 99／❷ 測定値を解釈する場合に考慮すべき因子 100／❸ 臨床使用

の実際　107
　　　Column BIS モニターとの比較　107

2-1-3　経皮血液ガスモニター……………………………菅沼絵美理，磯野史朗　109
❶ 測定原理と特長　109／❷ 測定に影響する因子　114／❸ 臨床使用の実際　115
　　　Column 経皮炭酸ガスモニターの生体肺移植での使用例　116

2-2　人工呼吸器モニター……………………………小野寺悠，中根正樹，川前金幸　118
❶ なぜ麻酔科医は人工呼吸をモニタリングしなければならないのか？　118／❷ 換気量の測定　118／❸ 呼吸機能モニター　121／❹ 症例呈示　132／❺ おわりに　133
　　　Column 呼吸モニタリングとしての評価の限界　127

3章　循環器系モニター

3-1　動脈圧……………………………………………………………作田由香，藤田喜久　138
❶ 侵襲的動脈圧モニター　138／❷ 非侵襲的動脈圧モニター（NIBP）　144
　　　Column 動脈圧の測定　138

3-2　中心静脈圧……………………………………………………作田由香，藤田喜久　148
❶ 測定に影響する因子　148／❷ 臨床使用の実際　148
　　　Column 肝頸静脈逆流現象　148

3-3　心拍出量…………………………………………………………柘植雅嗣，藤田喜久　151
❶ 侵襲的 CO モニター（熱希釈式肺動脈カテーテル）　151／❷ 非侵襲的 CO モニター　153／❸ 混合静脈血酸素飽和度モニター　161／❹ おわりに　163
　　　Column リチウム指示薬希釈法　158
　　　Column 連続 CO モニタリング　158

3-4　超音波モニタリング

3-4-1　経食道心エコー法（TEE）……………………………………岡本浩嗣　164
❶ 周術期 TEE の ASA ガイドライン 2010 年改訂版による TEE の適応と推奨される使用法　164／❷ 基本的知識　165／❸ 基本的技術　173／❹ 発展的知識　176／❺ 発展的技術　178

3-4-2　携帯型エコー……………………………………………………岡本浩嗣　182
❶ カテーテル挿入時の補助として　182／❷ 急変時の即時診断のツール：経胸壁心エコー（TTE）や肺エコーとして　182／❸ 神経ブロックや硬膜外穿刺のガイドとして　184

4章　筋弛緩モニター

4-1　筋弛緩モニター……………………………………………………北島治，鈴木孝浩　186
❶ 筋弛緩モニタリングの意義　186／❷ 筋弛緩モニター測定方法の種類と原理

186／❸ 神経刺激の原則とパターン　189／❹ モニタリング部位　191／❺ モニタリングの実際（セットアップ）　193

    Column　最大上刺激とは　189
    Column　現時点では加速度感知型筋弛緩モニターにおける AMG モニタリングがゴールドスタンダード　193
    Column　なぜキャリブレーションが必要か？　195
    Column　なぜ TOF 比で至適回復を評価するか？　199

5章　パルスオキシメータ

5-1　通常型パルスオキシメータ　尾崎 眞　202
❶ 基本原理　202／❷ 使用目的　205

5-2　進化型パルスオキシメータ　尾崎 眞　207
❶ 体動時にうまく SpO_2 を計測する　207／❷ パルスオキシメータから得られる指標　207／❸ メトヘモグロビン濃度　210／❹ カルボキシヘモグロビン（一酸化炭素ヘモグロビン）濃度　210／❺ トータルヘモグロビン濃度　212

6章　体温

6-1　深部体温計　立花俊祐，山蔭道明　216
❶ 深部体温の測定の意義　216／❷ 深部体温の測定の実際　217

    Column　体温モニタリング　216
    Column　体温調節の仕組み　217
    Column　熱流補償式体温測定　225

6-2　末梢温測定　立花俊祐，山蔭道明　227
❶ 末梢温測定の意義　227／❷ 末梢温測定の実際　227

    Column　麻酔管理中の体温低下の仕組み　227
    Column　体温は厳密に管理すべき？　228

付録　本書で紹介しているモニタリング機器　231

索引　243

◆ 執筆者一覧 (執筆順)

萩平　哲	大阪大学大学院医学系研究科麻酔・集中治療医学講座
阿部龍一	奈良県立医科大学麻酔科学教室
川口昌彦	奈良県立医科大学麻酔科学教室
位田みつる	奈良県立医科大学麻酔科学教室／大阪府立母子保健総合センター麻酔科
林　浩伸	奈良県立医科大学麻酔科学教室
佐藤　晋	千葉大学医学部附属病院麻酔・疼痛・緩和医療科
磯野史朗	千葉大学大学院医学研究院呼吸・循環治療学研究麻酔科学領域
椎名香代子	千葉大学医学部附属病院麻酔・疼痛・緩和医療科
菅沼絵美理	千葉大学医学部附属病院麻酔・疼痛・緩和医療科
小野寺悠	山形大学医学部救急医学講座
川前金幸	山形大学医学部麻酔科学講座
中根正樹	山形大学医学部附属病院高度集中治療センター
作田由香	川崎医科大学附属病院麻酔・集中治療科
藤田喜久	川崎医科大学麻酔・集中治療医学1教室
柘植雅嗣	川崎医科大学附属病院麻酔・集中治療科
岡本浩嗣	北里大学医学部麻酔科学教室
北島　治	日本大学医学部麻酔科学系麻酔科学分野
鈴木孝浩	日本大学医学部麻酔科学系麻酔科学分野
尾崎　眞	東京女子医科大学医学部麻酔科学教室
立花俊祐	札幌医科大学医学部麻酔科学講座
山蔭道明	札幌医科大学医学部麻酔科学講座

1

神経系モニター

1-1 BISモニター

❶ BISモニターとは

- BIS® モニターは米国のベンチャー企業 Aspect Medical Systems 社が開発した，脳波を元に麻酔薬の効果を推定するモニターである．麻酔の分野では世界的に最も普及している．
- BISモニターは直近1分間に観測された脳波からBIS値（Bispectral Index）という鎮静の指標を算出する．最も覚醒している状態（正確にはどのような状態を指すのか不明）を100（実際には98が最高といわれている）とし，平坦脳波の場合を0としている．そしてBIS値が60〜80は浅い鎮静状態，

Column　BISのアルゴリズムバージョン

　BIS値を計算するアルゴリズムにはいくつものバージョンが存在し，初期のアルゴリズムから算出されるBIS値と後期のアルゴリズムから算出されるBIS値とが同じであることは保証されない．したがってBIS値に関する論文を参照する際には，用いられたBISモニターのモデルやBISのバージョンに注意しておく必要がある．

　BISモニターを開発したAspect社のChamounとSiglによって書かれた1994年の論文[1]に記載されているBISのバージョンはVer 1.1であるが，現在最新のBIS VISTA™ モニターではVer 4.10になっている．

　Aspect社によると，Ver 3.3以降はBIS値算出のメインのアルゴリズムは固定されており，以後のバージョンではアーチファクト除去だけが更新されているとされている．したがって理論的には，アーチファクトのない状態では，Ver 3.3以降のBISモニターを用いた場合同じBIS値が算出されるはずである．ところが残念ながら時として，アーチファクトの含まれていない脳波の一部をアーチファクトとして検知し除去することによって，Ver 3.4以降であってもBIS値に違いが生じることがあるようである．

　日本に入ってきたA-1050は一部の初期のものがVer 3.3であったが，以後はVer 3.4になっており，Ver 3.3のものもupdateされていればVer 3.4になっているはずである．これ以降のA-2000は古くてもVer 3.4が搭載されており，BIS Quatro™ センサーが利用できるようになったXP（もしくはA-2000のupdate版）ではVer 4.0が搭載されている．後続版のVISTAでもBIS Quatro™ センサーを使用した場合にはVer 4.0が，BIS-Bilateralセンサーを使用した場合にはVer 4.1が使われるようになっている．

　残念ながらBISモニター単体を操作しても，簡単にはBISのアルゴリズムバージョンを知ることはできない．いずれにしても，国内でBISモニターを使用している場合にはBISのバージョンの違いに注意しなければならない状況は，かなり限られる．

40〜60は臨床麻酔レベル，40未満は深麻酔レベルと割り付けている．
- BISモニターは1980年代の終わりごろから開発が始められ，米国では1990年代の半ばごろから臨床使用が開始された．日本で使用できるようになったのは2000年を過ぎてからであり，A-1050以降である．

> BISモニターは，脳波を元にBIS値（鎮静の指標）を0〜100で算出する

② 測定原理（計算原理）

a. BIS値は測定値でなく推定値である

- BIS値で最も注意すべきポイントは，BIS値が測定値ではなく推定値であるということである．この最も重要なポイントを理解せずに使用している麻酔科医が非常に多いことが問題である．測定値であっても測定誤差は存在するが，推定値であるため，状況によっては予測誤差がかなり大きいことが問題である．したがって，BIS値だけをみて適切な麻酔管理を行うことはできない．
- たとえばBIS＝40であった場合，ある患者ではかなり浅い鎮静レベルであり，一方別の患者では深麻酔のレベルであることもある．BIS値はその程度のものである．ただし，ある患者群を，たとえば特定の鎮静レベルに調整した場合，その群のBIS値の平均はその状態に相当する値を示す．これがBIS値は統計的に推定された値である，という意味である．論文などに「麻酔はBIS値が40〜60になるようにコントロールした」という記述がみられるが，残念ながら，これでは鎮静レベルをそろえたことにならない．「麻酔のコントロールを，BIS値を元にやりなさい」というようなコメントをする論文の査読者が多く存在することも問題である．BIS値の正しい理解が広まるには，あと10年かかるかもしれない．少なくとも吸入麻酔であれば呼気濃度をそろえたほうが誤差は少ない．

> BIS値は測定値でなく脳波データベースを参照して算出される推定値である

b. BIS値の算出★1

- BIS値は直近の1分間（正確には61.5秒）の脳波データから2秒ごとの区画（エポック）を切り出す．各エポックは0.5秒ずつずらして取られているため，1分間の脳波から120個のエポックが作られる．
- 各エポックは，まずアーチファクトのチェックにかけられ，アーチファクトが含まれないもしくはその除去に成功したエポックが，次の処理に利用される．心電図（ECG）やペースメーカのスパイクはこの段階で除去され，取り除かれた部分は補間される．
- 瞬目によるアーチファクトもこの段階でチェックされ，検出された場合にはそのエポックは取り除かれる．生き残ったエポックは，続いてベースラインの揺らぎがチェックされ，必要に応じてハイパスフィルタによる除去が行われる．
- さらに，この段階で各エポックの脳波データの分散も算出しており，もしこの分散が直近のいくつかのそれらの平均値と著しく異なった場合には，新し

★1
BIS値算出の詳細なアルゴリズムは残念ながら公開されていない．BISモニターを開発したAspect社が，競合されることを恐れたためである．BIS値算出に関する情報が書かれている論文は3編[1-3]に過ぎない．これら以外では，BIS値算出に関する特許関係の書類とAspect社のCEOであったChamoun氏の講演で示された模式図くらいである．これらの情報から判明しているのは，BIS値算出のアルゴリズムの80%程度と考えられる．

いエポックには"noisy"のマークが付けられ，以後の処理は行われないようになっている．しかしながら，新しい分散値は次の平均値には組み込まれる．もしも，続くエポックの分散もそれまでの平均値と著しく異なっている場合には，徐々に新しい値に適応していくことになる．これは，脳波が突然変化した場合に対応するためのアルゴリズムである．

c. タイムドメイン解析から得られるパラメータ BSR と QUAZI

- これら一連のアーチファクト対策の処理が終わった後，タイムドメイン解析[★2]によって"burst and suppression"[★3]の程度を示す BSR（もしくは SR）と，1 Hz 未満のベースラインの揺らぎを加味して算出する QUAZI というパラメータを計算する．
- BIS モニターでは ±5.0 μV 以内の振幅の波形が 0.5 秒以上継続した場合に，その部分を suppression と判断し，61.5 秒のうち（実際にはその中で生き残った部分のみ）に対する平坦部分の比率を BSR としている．麻酔薬濃度が高くなれば，やがて脳波は平坦化し BSR は 100（%）となる．
- QUAZI に関しては計算方法がまったく公開されておらず，具体的にどのようなパラメータか不明であるが，Rampil[3)]によると，BSR を補間するようなパラメータということである．
- 電位によって suppression を定義しようとすると，ベースラインの揺らぎが混入した場合に一部の区間で電位のクライテリアを超えることがあるため suppression を見逃す危険性がある．これを補正したのが QUAZI とされている．

d. パワースペクトルを用いて得られるパラメータ RBR

- 生き残った各エポックには Blackman window という窓関数がかけられた後に，高速フーリエ変換（fast fourier transform：FFT）によって周波数解析（スペクトル解析）されパワースペクトルが得られる．各エポックから得られたパワースペクトルは平均化される．この結果から RBR（relative β ratio）が計算される．
- RBR はパワースペクトルのうち，30～47 Hz のパワーを 11～20 Hz のパワーで割った値の対数として定義されている[★4]．
- 通常の脳波モニターは 30 Hz 未満の脳波データのみを扱っているが，BIS モニターは 47 Hz までの脳波データを扱っていることが，結果的には，浅い鎮静部分の評価には役立っている．

e. バイスペクトル解析から得られるパラメータ SynchFastSlow

- 一方，FFT によって得られた個々のパワースペクトルを用いてバイスペクトル解析[★5]も行われる．バイスペクトル解析は BIS モニターの演算のコアの部分とされている．
- バイスペクトル解析は確率統計学的解析法であり，1 つのエポックから算出されるトリプルプロダクト（TP）とよばれる積からでは何も情報が得られ

[★2] **タイムドメイン解析**
時間に対する振幅の変化の解析．

[★3] **burst and suppression**
"burst and suppression" とは深麻酔などの場合に認められる特異的な脳波波形で，ほぼ平坦な脳波（suppression）と高振幅速波（burst）が交互に出現する状態をいう．

▶BSR：
burst suppression ratio

▶SR：
suppression ratio

[★4]
Glass ら[2)]の論文の appendix には 30～47 Hz ではなく 40～47 Hz と書かれているが，これは Aspect 社から直接 30～47 Hz が正しいという回答を得ている．

ない．数多くの TP を加算することで初めて適切な結果が得られる．
- BIS モニターは，バイスペクトル解析によって算出されるバイスペクトルを元にしたパラメータ SynchFastSlow を利用している．残念ながら，バイスペクトル解析で得られるバイスペクトルには位相情報だけでなく元の信号のパワーの情報が含まれるため，純粋の位相関係を知ることはできない．バイスペクトルの変化の大部分は元の信号のパワーの変化に依存している．
- バイスペクトル解析で最も重要なのは，QPC の程度を示すバイコヒーレンスである．筆者は，脳波のバイスペクトル解析を行うソフトウェア"BSA"を構築し，脳波のバイスペクトル解析の方法論を確立した[4]．その結果では，安定したバイコヒーレンスを得るには 360 個程度のエポックが必要，つまり 3 分程度の脳波が必要であることが明らかとなった．つまり，BIS モニターはバイスペクトル解析を有用に利用できていないのである．
- SynchFastSlow はバイスペクトルの周波数−周波数平面上の領域を区画し，RBR と同様に 2 つの領域のバイスペクトルの和の比の対数として定義されている．
- Rampil[3]の総説では，SynchFastSlow は 0.5〜47 Hz のバイスペクトルの和を 40〜47 Hz のバイスペクトルの和で割ったものの対数であると書かれている．しかしながら，この式では SynchFastSlow は必ず正の値になるはずだが，Rampil[3]の総説に書かれている実例での SynchFastSlow はすべて負の値となっており矛盾する★6．
- Sleigh[5]や Morimoto ら[6]は独自に解釈して SynchFastSlow の値を計算しようと試みたが，Aspect 社はこの点に関しては情報を秘匿したため，現在でも正しい計算法は不明である．Rampil[3]の総説の例に書かれた値が正しいとすれば，SynchFastSlow は鎮静度が深くなると負に傾くようである．

f. BIS とサブパラメータの関係

- このようにして，いくつかの解析法によって，BSR, QUAZI, RBR, SynchFastSlow という 4 つのパラメータを得ている．これら 4 つのパラメータは，あらかじめ脳波データベースの多変量解析によって得られた係数と組み合わせられて，最終的に 0〜100 の BIS 値とされる．ただし多変量解析の係数にはいくつかの組み合わせがあり，得られたパラメータの状況により，それらの重み付けが変えられているようである．
- Aspect 社の CEO であった Chamoun の講演のスライドでは，BIS 値が 60〜100（つまり覚醒から浅い鎮静レベル）では RBR が主に使用され，40〜60（臨床麻酔レベル）では SynchFastSlow が主に使用され，25〜40 では QUAZI が，そして 0〜25 では BSR が使用されると書かれていた．
- 筆者の作成したソフトウェアを元に解析した Morimoto ら[6]の研究の結果では確かに，BIS 値と RBR（Beta R）は BIS が 60〜100 のあいだの際に，強い相関を示した（図 1a）．SynchFastSlow に関しては正確な計算方法が不明であるため筆者が推定して計算しており，参考値にすぎないが 40〜60 のあいだでは相関が強かった（図 1b）．BSR に関しては BSR が 40 未満の場

★5 バイスペクトル解析
バイスペクトル解析は 2 つの周波数成分のあいだの位相のカップリング（quadratic phase coupling：QPC）を定量化する解析法である．バイスペクトル解析の方法および原理に関しては，Aspect 社の CEO であった Chamoun と Sigl の論文[1]に詳しい．Rampil[3]の BIS モニターに関する総説にもバイスペクトル解析の原理が書かれているが，残念ながら，こちらの解説は適切ではない．このことは 2 つを読み比べれば一目瞭然である．

★6
この点に関して個人的に Aspect 社に問い合わせたところ，分母子は逆であるという回答を得ている．ただし，Rampil の総説に書かれた記号ではバイスペクトルの周波数−周波数平面上のどの領域を取ったものなのかは正確にはわからないため，これだけの情報では計算はできない．

> BIS モニターは BIS 値が 25〜40 のやや深い麻酔レベルの判定で問題ありと示されている

合には BIS 値のバラツキが大きかったが，BSR が 40 を超えると BIS 値は BSR にのみ依存して直線的な変化を示した（**図 1c**）．以前から BIS モニターは BIS 値が 25〜40 のやや深い麻酔レベルの判定に問題があるとされていたが，この結果でも，はっきりそれが示された形である．

- QUAZI は，BIS の Ver 3.0 から加えられたパラメータであるが，やや深い麻酔レベルの判定の改善を目的に作られたといわれている．Morimoto ら[6]の研究で用いられた BIS のアルゴリズムは Ver 3.4 であるから QUAZI も計算に含まれるはずだが，それでもやはり，この領域に問題が残されている．
- 先に，BIS 値を算出する際に脳波データベースを多変量解析して得られた係

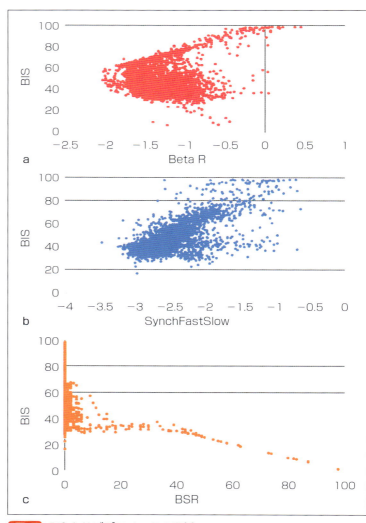

図1 BIS とサブパラメータの関係
a：Beta R, b：SynchFastSlow, c：BSR.
(Morimoto Y, et al. Anesth Analg 2004; 98: 1336-40[6] より)

数を用いていることを述べた．Glass ら[2]によると，このデータベースに含まれている麻酔薬の組み合わせは，プロポフォール，イソフルラン，ミダゾラムとチオペンタールの4種の麻酔薬と，オピオイド[★7]や亜酸化窒素を加えたものである．

- また，データベースには215人の患者の100秒の脳波データ1,223個（合計33時間以上）が含まれている．BIS値算出に用いられている麻酔薬の組み合わせが上記のものであるということは，これらの麻酔薬以外を使用した場合にはBIS値の信頼性は保証されないことを意味している．BIS値算出の詳細に関しては，文献7を参考にしていただきたい．

> ★7
> ここでいうオピオイドは，おそらくフェンタニルと alfentanil（2016年現在国内未承認）であると推定される．

❸ 測定に影響する因子

a. 医療機器のノイズの混入

- 脳波は μV オーダーの微弱電位であるから，種々のアーチファクトの影響を受けやすい．
- A-2000以降のBISモニターは専用のプローブを使用するようになっており，誰が使用しても容易に電極のインピーダンスを低くすることができる．使用開始時のインピーダンスチェックの機能も付いており，交流電源などの高周波ノイズは混入しにくくなっている．しかしながら，それでも手術室内の種々の医療機器からノイズが混入することはある．蛍光灯などの照明器具がノイズ源となることもある．
- このような場合には，BISモニターを無停電バックアップ装置などのアイソレートされた電源に接続するとよい．

b. EMGの混入

- 一番問題となるアーチファクトは筋電図（EMG）である．EMGが混入すると，意識レベルに関係なくBIS値は高値を示す．極端な例では，脳死患者でもEMGが混入すればBIS値が80を超えることもまれではない．このような状況で筋弛緩薬を投与すればBIS値は0になる．
- 浅い鎮静レベルの評価にもBIS値はよく用いられるが，残念ながら，このようなレベルをBIS値で評価することは適切ではない．確かにある程度鎮静されればEMGは小さくなり，それとともにBIS値も低下するため一見適切なようにみえる場合も多いが，一方で，呼びかけても開眼しないような状態でBIS値が90を超えるようなことも一定の頻度で生じる．したがって，脊髄くも膜下麻酔や神経ブロックに鎮静を加えた場合などにBISモニターを用いて評価しようとしても，適切な評価は困難である．

> EMGが混入すると，意識レベルに関係なくBIS値は高値を示す

c. 生理学的条件の変化

- BIS値を利用するうえで最も重要なことは，脳波が麻酔薬濃度だけでなく種々の要因によっても変化するということである．脳血流を変えるような高

二酸化炭素血症や低二酸化炭素血症，高体温や低体温によって，脳波は変化する．したがって，これらの生理学的条件が整えられていなければ，BIS値が適切な鎮静度を示す確率は通常よりも低下する．
- 低体温時の脳波波形などはBIS値算出の脳波データベースには含まれていないため，中枢温が35℃未満であるような場合にはBIS値が鎮静度を適切に示しているとは限らない．脳波を生成する神経細胞の電気活動は結局のところ化学反応によって生じているのであるから，温度が下がれば，その反応速度は遅くなる．
- 一般に，低体温時には常温時に比べ，すべての波形の周波数は低下する．また，胸部大動脈瘤手術のように超低体温（25℃未満や20℃前後）では，脳波はburst and suppressionパターンや平坦脳波になることもある．

d. 侵害入力などの種々の感覚入力

- 最も重要であるのは，侵害入力など種々の感覚入力によっても脳波が変化する点である．もっとも，意識がなくなるような状況では，問題となるのは侵害入力のみであるといってもよい．侵害入力による脳波変化は複雑である．単純に，麻酔薬濃度を低くしたのと同様になるのではない．
- 筆者は，イソフルラン呼気1.0%もしくはセボフルラン呼気1.5%のみで麻酔を維持した状態での執刀前，執刀後，さらにフェンタニル3μg/kg投与後の3ポイントでの脳波波形の変化やそのときのBIS値の変化等を，各12人の患者で検討した[8]．いずれの麻酔においても，ある患者では，脳波は脱同期（desynchronization）して速波化し，BIS値が上昇し，別の患者では，脳波は巨大δ波になり（paradoxical arousal）BIS値は低下し，また別の患者では，前2者の混合した波形となりBIS値は変化しないという状況になった．どの場合でも脳波波形は明らかに執刀前とは異なるパターンとなったが，BIS値はまちまちな変化を示したのである．
- さらに執刀開始5分後にフェンタニルを投与したところ，まもなく脳波波形は執刀前と同様のパターンに復帰し，BIS値も執刀前の値に復帰した．BIS値が変化しなかった患者ではフェンタニル投与後もBIS値は不変であった．
- このことは非常に重要な意味をもつ．麻酔薬による脳波変化と侵害入力による脳波変化はまったく異なるものであり，BIS値では鎮痛の評価ができないばかりか，鎮痛が不十分である状況ではBIS値から鎮静度を評価することもできないことが示されたのである．つまり，従来のような吸入麻酔薬のみの麻酔（たとえばGOI：亜酸化窒素-酸素-イソフルラン）では術中にはBIS値は適切な鎮静度を示さないと考えるのが妥当である．BIS値から鎮静度を推定するためには少なくとも適切な鎮痛が必須である，ということになる．

> BIS値から鎮静度を推定するには適切な鎮痛が必須である

- 欧米ではこのようなことに注意している麻酔科医は筆者の知る限り皆無であり，BIS値のみが一人歩きしている状況である．BIS値は「麻酔深度」というものを想定して作られているが，現代の麻酔には「麻酔深度」という一次元の概念は存在しない．「鎮静度」と「鎮痛度」という少なくとも二次元で考えなければならないことを認識しておくことが重要である．

> **Column 麻酔の急速導入直後の脳波波形**
>
> 　麻酔導入にチオペンタールやプロポフォールをボーラス投与した場合にはBIS値はそれなりに変化するが，脳波波形では一過性に巨大なδ波が生じており，burst and suppressionパターンなどは認められないにもかかわらずBIS値は一時的に10～20台というきわめて低い値を示す．麻酔導入時に限らず種々の条件で巨大なδ波が出現すると，患者の意識レベルにかかわらずBIS値は異常低値を示す．
>
> 　以前は，パラメータセットの選択に問題があるのではないか，と筆者は考えていたが，最近はむしろ，上記のボーラス投与による急速導入時にBIS値がそれなりの変化を示すように作られていたのではないかと疑うようになっている．もちろん，想像の域にすぎず，BISモニターの制作者たちが真相を公開しない限り事実は闇の中である．
>
> 　いずれにしても，急速導入直後の脳波波形は麻酔維持中に認められるパターンとはかなり異なっており，この状況でのBIS値を信頼できるかどうかは不明である．BIS値以外の適切な評価法が作られない限り検証のしようもない．

❹ 各種麻酔薬とBIS

a．BIS値と覚醒，記憶の関係

- BISモニターは脳波データベースに含まれる麻酔薬であればどの麻酔薬でも使用できるが，それぞれの麻酔薬によって同じBIS値でも，同じ状態を示すとは限らない．
- Glassら[2]の論文（図2）に示されるように，BIS値が60以上の場合に呼びかけに応答する確率は，同じBIS値であってもプロポフォールのほうがイソフルランやミダゾラムよりも高い．つまりTIVAでは吸入麻酔よりもBIS値が高い場合には覚醒する確率が高いといえる．
- 一方でBIS値からみた場合，記憶を抑制する作用に関してはプロポフォールのほうが強く，BIS値が80でも記銘確率は10％程度だが，イソフルランでは約30％である（図3）．
- このように，使用する麻酔薬や鎮静薬によってBIS値のもつ意味が異なることに注意しなければならない．Glassら[2]の論文の共著者にはAspect社の社員も含まれており，いろいろな意味でBISモニターの本質を最もよく示している論文である．

b．脳波データベースに含まれない麻酔薬にBISモニターを使用する際の注意点

- BIS値算出に用いられている脳波データベースに含まれていない麻酔薬や鎮静薬において，BIS値が意味のある数値を算出するかは保証されていない．データベースに含まれていない麻酔薬に対してBISモニターを使用する場

▶TIVA：
total intravenous anesthesia（全静脈麻酔）

使用する麻酔薬や鎮静薬によってBIS値のもつ意味が異なる

脳波データベースに含まれない麻酔薬でのBISモニター使用時は，BIS値が正しく鎮静度を示すか先に確認しておく

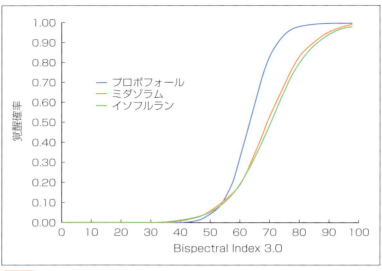

図2 各麻酔薬のBIS値と覚醒確率の関係
(Glass PS, et al. Anesthesiology 1997; 86: 836-47[2]より)

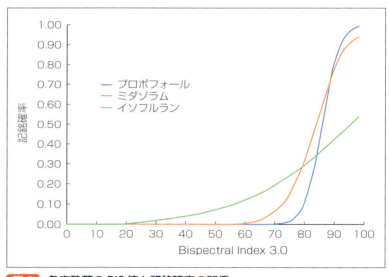

図3 各麻酔薬のBIS値と記銘確率の関係
(Glass PS, et al. Anesthesiology 1997; 86: 836-47[2]より)

合には，先に鎮静度とBIS値が相関するかどうかを確認しておく必要がある．
- たとえば，脳波データベースにはセボフルランもデスフルランも含まれていない．また，レミフェンタニルもほぼ間違いなく含まれていない．セボフルランに関してはKatohら[9]が確認している（**図4**）．デスフルランに関しては，ここまでの詳細な解析の報告は知られていない．
- Glassら[2]はalfentanilとBIS値の関係を調べているが，ある程度高濃度の

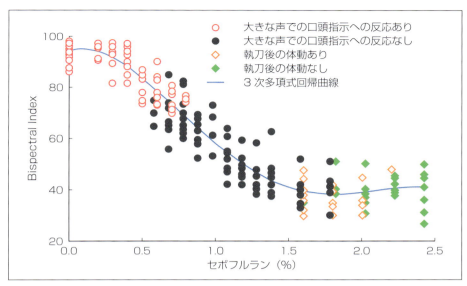

図4 セボフルラン濃度と BIS 値

(Katoh T, et al. Anesthesiology 1998; 88: 642–50[9])より)

alfentanil によって BIS 値が 40 や 60 近くになっていても OAA/S (observer's assessment of alertness/sedation scale) では 3 であり覚醒している状態であった．

- 横山ら[10]はレミフェンタニルを単独投与した場合の脳波波形と BIS 値について報告しているが，効果部位濃度 10 ng/mL 以上では脳波は徐波化し δ 波や θ 波が主体となるが，呼びかけには応答する状況であった．
- フェンタニルは臨床濃度（1～3 ng/mL 程度）では，脳波にはほとんど影響しないが，レミフェンタニルの場合には，0.25～0.3 μg/kg/分以上で持続投与（安定時の効果部位濃度で 7～8 ng/mL 以上）した場合には BIS 値の信頼性は低くなり，BIS 値が低くても通常より覚醒する確率が高くなる．
- Katoh ら[11]が示したように，このレベルでは麻酔薬の MAC, MAC_{awake}, MAC_{bar} は非常に近くなり，循環動態の変動もなくまた体動がない状態でも，少しの麻酔薬の濃度変化で覚醒する危険性があることを認識しておかなければならない．

▶MAC：
minimum alveolar concentration（最小肺胞濃度）

c. 各麻酔薬の脳波変化の特徴

- 脳波データベースには亜酸化窒素を併用した麻酔も含まれているが，揮発性麻酔薬に亜酸化窒素を加えるとかなり複雑な脳波変化を示すため，筆者は BIS モニターを使用する際には亜酸化窒素を併用しないほうがよいと考えている．
- プロポフォール，イソフルラン，チオペンタールはいずれも，$GABA_A$ 受容体の作用を増強させることによって麻酔作用を発揮する．
- このような麻酔薬による脳波変化はほぼ共通している．揮発性麻酔薬である

▶$GABA_A$：
gamma-aminobutyric acid（γアミノ酪酸）

セボフルランもデスフルランも同様である．ミダゾラムもGABA$_A$受容体に作用するが，ミダゾラムはGABA$_A$受容体のベンゾジアゼピン結合部位に結合して作用するためか，その脳波変化は揮発性麻酔薬やプロポフォールとはかなり様相が異なる．ミダゾラムを使用した際の脳波波形は低振幅徐波のθ波が主体であり，深くなるとδ波も認められる．ただし，大量に使用してもburst and suppressionにはならないようである．

- 前述のように，ミダゾラムはBIS値算出の脳波データベースに含まれており，イソフルラン麻酔時の脳波波形とは大きく異なるにもかかわらずBIS値もそれなりに変化する．おそらくは，波形のなんらかの特徴によって，使用する係数の組み合わせを変えているのだろうと思われるが，これを確かめるすべはない．

5 臨床使用の実際

- BISモニターを使用した論文の多くでは，「適切な麻酔レベルを維持するためにBIS値が40～60になるように調節した」という文言が書かれているが，これまで解説してきた内容が理解できれば，これがいかに意味のないことであるかわかるだろう．BIS値が測定値でなく推定値であることを考えれば，至極当然のことである．
- また，測定に影響する因子の項で述べたように，BIS値を使用するためには，最低でも適切な鎮痛が必須である．
- 筆者は，かつては覚醒時からBISモニターのプローブを装着するようにしていたが，覚醒時にはEMGが混入しておりBIS値をみる意味がないことや，プローブにはマイクロニードルが付いているために圧着時には痛みが生じることから，近年は特別な理由がない限り意識消失後にプローブを装着するようにしている．また，BISモニターの画面には必ず脳波波形を表示させている．
- 麻酔導入後に筋弛緩薬も投与され，ある程度落ち着いた段階で脳波波形を観察する．筆者は気道確保後にレミフェンタニルを併用している場合には，その投与速度を一時 0.05 μg/kg/分程度まで低下させている．この状態ではしばらくすればレミフェンタニルの効果部位濃度は 1.5 ng/mL 程度になるため脳波への影響はほとんどなくなり，また執刀前では侵害入力もないため，脳波から麻酔効果を判定しやすい．
- 脳波の振幅が十分に大きい場合にはある程度BIS値を信用してよいが，振幅が小さい場合にはBIS値の信頼性は低下するため，脳波波形や麻酔薬濃度の変化に対する脳波波形の変化から判断している．
- また，思春期から30歳くらいまでの患者の場合には，比較的浅い鎮静レベルからBIS値が35～40程度まで低下し，そこから麻酔薬濃度を上昇させてもBIS値がほとんど変わらないことも多いため，BIS値が低いという理由で麻酔薬濃度を減少させると術中覚醒の危険性が出てくる．若年者は一般的には麻酔からの覚醒も良いことが多いため，無理をして低濃度で麻酔を維持

>   **意識の不確定性原理**
>
> 　物理学には「観察者効果」というものがある．これは，ある系において何らかの測定を行うのに系の状態に変化を与えずに行うことはできない，というものである．たとえば電子の速度を計測するために光（電磁波）を当てれば，それによって電子の速度が変化するために正確に速度を計測することができない，というようなことを指す．目の前に目を瞑っている患者が横たわっていたとする．この患者に意識があるかないかを確認するために，たとえば名前を呼んだら，目を開けてこちらを見たとする．もしかすると名前が呼ばれたことによってこの患者は「起きた」のかもしれないし，「呼ばれる前から起きていた」のかもしれない．これを回避するためには「刺激を与えずに」意識の有無を知る方法が必要である．現状では刺激なしに意識の有無を正確に鑑別することはできない，といえる．これを筆者は「意識の不確定性原理」とよんでいる．
>
> 　残念ながら現状では，1チャンネルの脳波から意識の有無を判別することはできない．これはたとえば，BIS値によって意識の有無を判別できないことをも意味する．

するメリットは少ないと考えている．
- なお，DSA（density spectral array）が表示できるA-2000などの機種を使用している場合には，DSAの画面を表示させるとよい．DSAで10 Hz付近に1つの帯が認められる場合には，鎮静も鎮痛も適切であると判断してよい．
- 脳波波形を学習するには，始めのうちは手術終了時に麻酔薬の投与を止めてからの脳波変化を観察するとよい．脳波の振幅が小さくなると同時に波の幅が小さくなる（低振幅速波化）様子が，はっきりと見て取れる．また，脳波振幅が比較的大きい間にEMGが混入するような場合には鎮痛が不十分であることが多い．痛みのない覚醒を得るには，状況をよく判断しながら，この時点でオピオイドなどの追加投与を行うべきである．
- 麻酔維持中に鎮静度の判断に困った場合には，一度麻酔薬濃度を上昇させてburst and suppressionがどの程度の濃度で出現するかを確認し，それを基準に麻酔薬の維持濃度を決定してもよい．プロポフォールの場合には，burst and suppressionが出現する濃度の80%程度の濃度が，おおよそ維持に適切な濃度である．

6 おわりに

- BIS値が利用できる条件，状況をよく考えたうえで，BISモニターを使用するべきである．
- BIS値のみで鎮静度や麻酔の全容を知ることは困難である．

（萩平　哲）

文献

1) Sigl JC, Chamoun NG. An introduction to bispectral analysis for the electroencephalogram. J Clin Monit 1994; 10: 392–404.
2) Glass PS, et al. Bispectral analysis measures sedation and memory effects of propofol, midazolam, isoflurane, and alfentanil in healthy volunteers. Anesthesiology 1997; 86: 836–47.
3) Rampil IJ. A primer for EEG signal processing in anesthesia. Anesthesiology 1998; 89: 980–1002.
4) Hagihira S, et al. Practical issues in bispectral analysis of electroencephalographic signals. Anesth Analg 2001; 93: 966–70.
5) Miller A, et al. Does bispectral analysis of the electroencephalogram add anything but complexity? Br J Anaesth 2004; 92: 8–13.
6) Morimoto Y, et al. The relationship between bispectral index and electroencephalographic parameters during isoflurane anesthesia. Anesth Analg 2004; 98: 1336–40.
7) 山中寛男, ほか. 麻酔深度モニターを理解しよう—第2回 BISモニターの原理と限界. LiSA 2005; 12: 1168–76.
8) Hagihira S, et al. Electroencephalographic bicoherence is sensitive to noxious stimuli during isoflurane or sevoflurane anesthesia. Anesthesiology 2004; 100 : 818–25.
9) Katoh T, et al. Electroencephalographic derivatives as a tool for predicting the depth of sedation and anesthesia induced by sevoflurane. Anesthesiology 1998; 88: 642–50.
10) 横山武志, ほか. レミフェンタニルの催眠作用とその特徴—レミフェンタニル単独で麻酔導入は可能か？ LiSA 2007; 14: 874–8.
11) Katoh T, Ideda K. The effect of fentanyl on sevoflurane requirements for loss of consciousness and skin incision. Anesthesiology 1998; 88: 18–24.

1-2 聴性誘発電位（AEP）

❶ 聴性脳幹反応(ABR), 中潜時聴性誘発電位(MLAEP), 長潜時聴性誘発電位(LLAEP)

- 音は内耳から蝸牛神経によって蝸牛神経節を経て蝸牛神経背側核および腹側核に伝えられ，そこから両側の上オリーブ核，外側毛帯，下丘を経て内側膝状体に伝えられる（図1）．さらに聴放線を通って大脳皮質聴覚野へ伝えられ，音として認識される[1]．
- 脳波を記録すれば，その中に音刺激によって誘発される電位が認められる．これが聴性誘発電位（AEP）である．
- AEPはその潜時によって，聴性脳幹反応（ABRまたはBAER，もしくはBAEP），中潜時聴性誘発電位（MLAEP），長潜時聴性誘発電位（LLAEP）に分けられている．
- BAERは潜時が10 msec以内の波形であり，これらは脳幹の応答によるものである．BAERにはいくつかの陽性ピークがあり，潜時の短いものから順にI, II, III, IV, V, VIと名づけられている（図1）．これらはそれぞれ聴神経，蝸牛神経核，上オリーブ核，外側毛帯，下丘，内側膝状体の応答であることが知られている．
- BAERは麻酔薬によって，いくらか潜時が延長することもあるが，振幅はほとんど影響を受けない[2]．このことを利用して，脳死判定の補助にBAERが用いられている．なお現在の法的脳死判定基準にはBAERの消失は含まれていない．
- MLAEPは潜時が10〜50 msecのものであり，これは聴放線から一次聴覚野に由来する．MLAEPには通常，陽性ピークとしてP0, Pa, Pbが，陰性ピークとしてNa, Nbが認められる（図1）．P0は鼓膜張筋の筋紡錘に由来する[3]．
- MLAEPはBAERと異なり，麻酔薬の影響を受ける[4]．一般に，大脳皮質起源の各種誘発電位は，麻酔薬によって潜時が延長し振幅が小さくなる．このことを利用して麻酔の効果の判定を行う目的で作られたのがAEPモニターである．
- LLAEPは潜時が50〜500 msecの部分を指し，皮質連合野に由来する．LLAEPは少量の麻酔薬によって消失したりその出現が不安定になったりすることもあり，麻酔薬や鎮静薬の効果判定に用いにくい．

▶AEP：auditory evoked potential

▶ABR：auditory brainstem response

▶BAER：brainstem auditory evoked response（聴性脳幹誘発反応）

▶BAEP：brainstem auditory evoked potential（聴性脳幹誘発電位）

▶MLAEP：mid-latency auditory evoked potential

▶LLAEP：long-latency auditory evoked potential

BAERは潜時が10 msec以内の波形で，脳幹の応答によるもの

MLAEPは潜時が10〜50 msecの波形で，聴放線から一次聴覚野に由来する

LLAEPは潜時が50〜500 msecの波形で，皮質連合野に由来する

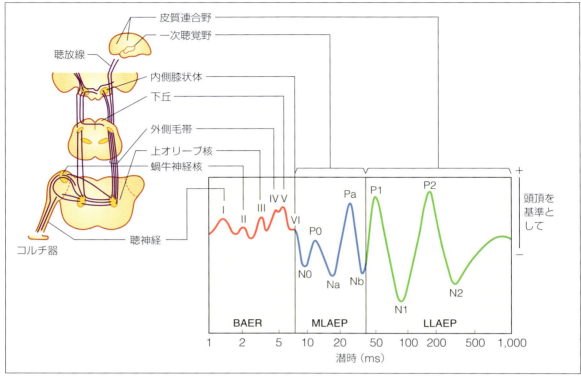

図1 聴覚路と BAER
BAER：聴性脳幹誘発反応，MLAEP：中潜時聴性誘発電位，LLAEP：長潜時聴性誘発電位.
(Urhonen E, et al. Acta Anaesthesiol Scand 2000; 44: 743-8[1])より)

② 測定原理（計算原理）

a. AEP モニターの変遷

- AEP の振幅は脳波のそれよりも小さく 1.0 μV 程度であり，単回の音刺激[★1]で詳細な波形を取り出すことは困難である．したがって，通常は刺激音を基準として数百回から千回以上の加算平均を取ることで，バックグラウンドの脳波を消して計測する．
- 現在日本で利用できる AEP を元にした鎮静モニターは，グラスゴー大学の Kenny GNC らが開発した aepEX® モニター（Medical Device Management Ltd., UK）のみである[5]．
- ヨーロッパではかつて，Danmeter 社が A-Line®AEP モニターという AEP を元にしたモニターを販売していたが，日本では扱われず，また欧米でも現在は入手できない．筆者は 10 例ほどの試用経験がある．A-Line®AEP モニターは AAI という麻酔の指標を算出していた[6]．
- Danmeter 社はこれに続いて AEP Monitor/2 というモニターも販売していた．このモニターは，浅い鎮静までのレベルを AEP から，それ以上に深い

[★1] 音刺激の強さは，聞こえるか聞こえないかの閾値より数十 dB ほど強い刺激を加え，その頻度は 8〜10 Hz 程度が良いとされている．

レベルを脳波から判定し，cAAI というパラメータを算出していた．組み合わせとしては理想的だが，残念なことにしばらくして販売元の会社がなくなったこともあり，このモニターはあまり普及せず，これに関する論文も 2 編[7,8]ほどしかない．

b. AEP の波形を得るステップ

- 先に述べたように，AEP を得るにはかなりの加算が必要であり，一方，刺激の頻度は観測したい誘発電位の潜時によって決定される．
- たとえば 100 msec までの潜時の誘発電位が必要であるなら，刺激頻度は 10 Hz 以下に規定される．この条件で加算を 1,000 回行うとすれば，AEP を得るのに最低でも 1,000/10 ＝ 100 秒，つまり 1 分 40 秒もの時間を要する．
- もちろん，波形データをバッファに蓄えながら順次誘発電位を計測していくという方法を取れば，計測間隔を狭くすることは可能であるが，この方法では，観測された時点から遡って 100 秒のあいだの AEP が最新のものとなり，急激な変化は平滑化されて数値化されることになる．
- 加算回数を減らせば，この問題は縮小されていくが，一方で信号とノイズの比（S/N 比）が悪くなるために，ノイズや脳波のゆらぎの影響を受けやすくなるためこの設定が重要となる．
- また鎮静下では AEP の振幅はさらに小さくなるため，S/N 比もさらに悪化する．正確に計測するには加算回数を増やす必要があるが，現在の AEP モニターでは加算回数は固定されているようである．
- aepEX モニターでは，刺激頻度は 6.9 Hz で加算回数は 256 回とされている[9]．これによって，40 秒ほどで AEP 波形を完全に更新している．同時に，移動平均を用いることにより 3 秒ごとに aepEX を更新するように設計されている．aepEX モニターでは刺激として閾値よりも 70 dB 強いクリック音を加えている[9]．
- 一方 A-Line®AEP モニターは，AEP の波形をより少ない刺激回数で得るために自己相関モデル（ARX-model）を用いているのが特徴である[4]．この方法によって，15 回以内の刺激つまり 5 秒以内に AEP が得られる．
- なお脳波は，バンドパスフィルタで 16〜150 Hz の周波数だけが取得されているが，詳細は文献 10 に譲る．このモニターでは刺激として 65 dB のクリック音を両耳に聴かせている．

c. index（aepEX, AAI）を算出するステップ

- いずれのモニターも AEP の波形を取り出すところが第 1 段階であり，これに続いて index を算出するステップになる．
- aepEX モニターでは，潜時が 144 msec までの波形を 256 分割し，隣り合う 2 点の電位差の絶対値の平方根の和に 0.25 を掛けたものを aepEX として算出している[9]．この係数は，覚醒時の値が平均 100 になるように経験的に決定されたものである．aepEX は AEP の波の長さに近い値をパラメータにしていると考えれば理解しやすい．

- aepEX は覚醒時には 80〜90 を，臨床麻酔レベルでは 35〜40 を示す．
- 一方 A-Line® AEP モニターは，潜時が 20 msec から 80 msec のあいだの波形を用いている[10]．計算式は aepEX とはやや異なるが，結果的にはこちらも波形の長さを数値化していると考えてよい．
- AAI は覚醒時には 60〜80 程度，臨床麻酔レベルでは 10〜15 程度を示す．
- 先に述べたように麻酔薬や鎮静薬によって AEP の振幅は小さくなり，ある程度以上深い鎮静では，ほとんど平坦化する．AEP の振幅は，刺激の強さやその受容レベルなど種々の条件のために個人差が生じる．したがって，aepEX も AAI も，覚醒時の値にはかなりのバラつきが生じる．一方，深鎮静レベルから臨床麻酔レベル辺りで AEP はほとんど平坦化するため，その値はそれらの指標の最低値に近い値に収束する．
- AEP は音刺激に対する応答性をみていることもあり，侵害刺激等の刺激に対する応答性の有無の判別には BIS 値などの脳波パラメータよりも優れているとされている[11]．

> AEP は刺激への応答性有無の判別で BIS 値などの脳波パラメータよりも優れているとされる

③ 測定に影響する因子

- AEP は音刺激に対する反応をみるものであるため，音刺激が適切に加えられていることが重要である．音刺激を与えるイヤホンやヘッドホンが適切に装着されているかどうか，常にチェックされなければならない．とくに麻酔中は，AEP の波形そのものが平坦に近くなっているため，MLAEP の波形だけでは刺激が適切に加えられているかどうか判断するのが困難である．
- このような場合に，ABR の V 波の存在を確認することで，刺激が適切に加えられているかどうかを確認できる．ABR の振幅は麻酔薬の影響をほとんど受けないため，もし V 波も消失していた場合には刺激に不備のあることが判断できる．
- これに関連するが，聴覚路に異常を有する患者に対しては，AEP によって鎮静度を推定することは困難である．感音性難聴を有するような場合がこれに当たる．
- AEP は刺激時刻を起点として脳波を加算平均して算出しているため，元の脳波に大きなノイズが混入しているときにも正確な測定は困難となる．

> AEP の刺激が適切に加えられているかを判断するには ABR の V 波の存在を確認する

④ 各種麻酔薬と AEP

a. GABA$_A$ 受容体の作用を増強させる麻酔薬

- AAI も aepEX も，基本的には AEP 波形の特定の部分の長さを元にした数値であるため，麻酔薬濃度による変化パターンは共通している．
- イソフルラン，セボフルラン，デスフルランなどの揮発性麻酔薬，プロポフォールやチオペンタール，チアミラールなどの静脈麻酔薬は，いずれも濃度依存性に AEP の振幅を減弱させ，その潜時を延ばす．

- 結果として，AAI や aepEX は麻酔導入により急速に低値となり，通常の麻酔維持レベルでは最低値に近い値を示すようになる[12-15]．
- 前述の麻酔薬はいずれも $GABA_A$ 受容体の作用を増強させる麻酔薬であり，これらは BIS® 値のような脳波を元にしたパラメータも利用可能である．

▶GABA$_A$：
gamma-aminobutyric acid（γアミノ酪酸）

b. NMDA 受容体の拮抗作用をもつケタミン

- 一方でケタミンは，NMDA 受容体の拮抗作用をもつ麻酔薬であり，ケタミン麻酔中の脳波波形は前述 a. の麻酔薬とはかなり異なるため，鎮静の評価に BIS 値などの脳波パラメータを用いることは難しい．
- Schwender ら[16]はケタミン 2mg/kg 投与後の MLAEP の波形変化について検討している（N＝30）．その報告によると，Na, Pa, Nb の潜時には変化がなく，また Na/Pa, Pa/Nb の振幅にも有意な変化はなかった．データをみれば確かに潜時は変化していないが，Na/Pa は 2.87 ± 2.30 μV から 1.20 ± 0.50 μV に，Pa/Nb は 1.39 ± 0.69 μV から 1.05 ± 0.63 μV になっている．統計方法による誤差の可能性はあるが，少なくとも Na/Pa は減少していると考えたほうがよいかもしれない．
- Matsushita ら[17]はミダゾラム，チオペンタール，ケタミンで麻酔導入を行ったときの BIS 値と aepEX の変化について報告している．その研究では，ミダゾラム，チオペンタールでは，応答消失時の aepEX の中央値は 40 弱と覚醒時より有意に低下していた．一方ケタミンでは，応答消失時の aepEX は 50 程度とこちらも覚醒時より有意に低下していたが，ミダゾラム，チオペンタールよりは高い値であった（図2）．

▶NMDA：
N-methyl-D-aspartate

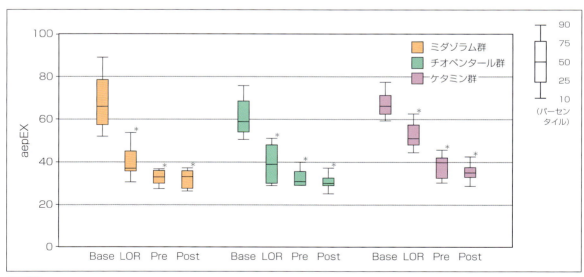

図2 各種麻酔薬と aepEX の変化
Base：ベースライン，LOR：応答消失，Pre：気管挿管前，Post：気管挿管後．
$*p < 0.01$ vs Base

(Matsushita S, et al. J Clin Monit Comput 2015; 29: 621–6[17]より)

- Schwender ら[16]の研究結果と併せて考えれば，ケタミンにより MLAEP の振幅は小さくなると考えるのが妥当であるように思われる．つまり，aepEX の場合にはケタミン単独の場合でも，ある程度応答消失をとらえることが可能であるということである．

c. ベンゾジアゼピン類

- Schwender ら[18]はベンゾジアゼピン類の MLAEP への影響に関しても調べている．0.2〜0.3 mg/kg のミダゾラムまたは 0.3〜0.4 mg/kg のジアゼパム，もしくは 0.03〜0.04 mg/kg のフルニトラゼパムを投与した前後の変化はおおむね，ケタミンを投与した場合と同様であった．Na/Pa は数値的には覚醒時の 50〜60% 程度に減少していたが，フルニトラゼパムでのみ，その減少は有意であった．
- Matsushita ら[17]の研究では，ミダゾラムによる応答消失（loss of response: LOR）時には aepEX は 40 程度まで低下しており，やや異なる結果となっている．ベンゾジアゼピンでも，LOR 前後で aepEX は，ある程度以上減少すると考えるのが妥当かと思われる．
- したがって，ケタミンやベンゾジアゼピン類などを用いて区域麻酔に鎮静を加えるような場合には，浅い鎮静で，応答が消失するかどうかのレベルに近いレベルでの管理を考慮する際には，AEP を元にしたモニターは有用であると考えられる．
- なお，ミダゾラムは揮発性麻酔薬やプロポフォールなどとは異なり，$GABA_A$ 受容体に存在するベンゾジアゼピン受容体に結合することでその作用を発揮する．このためか，ミダゾラムの作用はほかの $GABA_A$ 作用性麻酔薬とはやや異なる点に注意が必要である．脳波波形にしても，ミダゾラムによる脳波変化は揮発性麻酔薬やプロポフォールによるそれとは，かなり異なった様相を呈する．

d. 亜酸化窒素

- 亜酸化窒素は一般的に，誘発電位の振幅を小さくする．この作用は揮発性麻酔薬などとの併用で，さらに増強される．こうした亜酸化窒素の作用は，聴覚の閾値を上昇させていることが原因であるとされている．

e. xenon

- Stoppe ら[19]は xenon 麻酔中の BIS 値や aepEX の変化を，セボフルラン麻酔と比較している．xenon 53〜56% とレミフェンタニルによるバランス麻酔中は，図3 に示すように，セボフルラン麻酔と同様に BIS 値も aepEX も低下し，有用であったという結論になっている．
- 筆者は xenon 麻酔の経験がなく，また xenon 麻酔中の脳波波形や AEP 波形をみたことがないため，これらのパラメータの妥当性に関して判断できないが，数値的にはセボフルラン麻酔と同様の変化を示すようである．

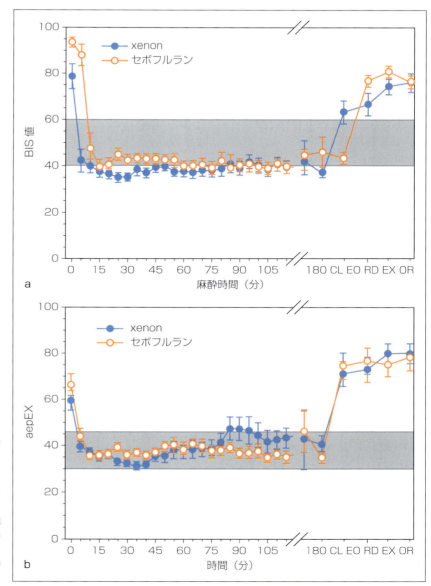

図3 xenon–レミフェンタニル麻酔中のBIS値とaepEX

グレーの帯はメーカーの推奨する範囲を表す.
CL：閉創, EO：開眼, RD：自発活動, EX：抜管, OR：見当識あり.
(Stoppe C, et al. BrJ Anaesth 2012; 108: 80-8[19]より)

f. デクスメデトミジン

- デクスメデトミジンに関しては現在のところAEP波形そのものやaepEXの変化に関しての情報は見当たらないため，ここでは割愛する．

g. オピオイド

- オピオイドに関しては，用量依存性にMLAEPを部分的に抑制するが，NaやPaへの影響は，高用量でもごくわずかであるとされている．たとえば10～50 μg/kgのフェンタニル投与でも，Naの潜時やNa/Pa, Pa/Nbの振幅は

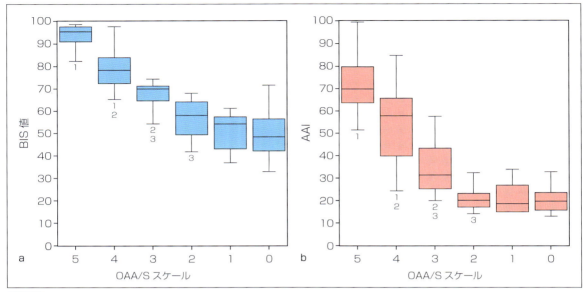

図4 プロポフォール麻酔の各鎮静度ごとのBIS値とAAI

(Struys MMRF, et al. Anesthesiology 2002; 96: 803-16[13]より)

▶MAC：
minimum alveolar concentration（最小肺胞濃度）

オピオイド併用時には，BIS値やaepEXなどの鎮静の指標が高くても応答消失が生じる

▶OAA/S：
observer's assessment of alertness/sedation

影響を受けない．レミフェンタニルに関しては，0.4 MACのイソフルランと組み合わせた場合には，レミフェンタニルの投与速度が0.2 μg/kg/分程度ではPaとNbの振幅が20%程度増加し，0.5 μg/kg/分程度の高用量ではPaとNbの振幅は逆に10〜20%程度減少すると報告されている[20]．

- オピオイドを併用したときの注意点は，BIS値やaepEXなどの鎮静の指標が高いうちから応答消失が生じる点である[21]．脳の活動性がまだ高いうちから呼名などの刺激に対する応答が落ちるということは，オピオイドを併用した場合には応答消失が必ずしも意識消失の指標にならないことを示唆している．したがって，オピオイドを併用した場合には脳波やAEPなどに注意して管理を行うべきと考えている．

5 臨床使用の実際

- AEPの利点は浅い鎮静レベルの評価にある．脳波は意識消失前後では振幅も小さく，またEMGなどのアーチファクトの影響を受けやすい．一方AEPは，前述のように覚醒時に振幅が最も大きく，意識レベルの低下とともに振幅が小さくなる．
- 一方で深い鎮静レベルから臨床麻酔レベルになってくるとMLAEPはほとんど平坦になり，aepEXでは40弱くらいの値に収束する．AAIの場合には10〜20程度に収束する．
- 図4はプロポフォール麻酔時の鎮静度ごとのBIS値とAAIの分布を示したものであるが，AAIはOAA/Sスケールが2以下（大きな声で呼んでも応答がない）では，ほぼ20弱の値になっている．

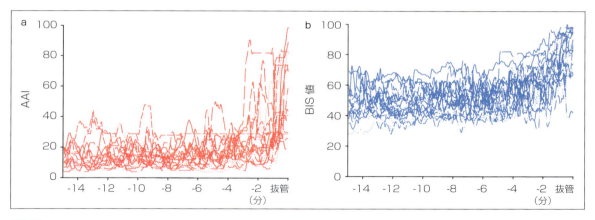

図5 覚醒に向かうときのAAI（a）とBIS値（b）の変化

(Kreuer S, et al. Anesth Analg 2006; 102: 1141-6[15]より)

- 図5は覚醒に向かうときのAAIとBIS値の変化を示したものであるが，通常BIS値は覚醒に向かうに従って徐々に数値が上昇するが，AAIやaepEXは多くの場合，覚醒直前まであまり値が変化せずその後に急上昇する[15]．経験的にはaepEXでもBIS値のように徐々に上昇することもあるが，頻度としては高くなかった．したがって，臨床麻酔レベルでの麻酔薬濃度の微調整にはAEPは不向きであり，このレベルでは振幅が大きくなっている脳波を元にしたほうがよいと筆者は考えている．

- AEPモニターは，区域麻酔と鎮静を併用した場合の鎮静のモニターとしては非常に有用である．前述のように，デクスメデトミジンの情報が不足しているという問題はあるが，プロポフォールやミダゾラムによる鎮静時には有用と考えてよい．また，通常の全身麻酔においては，術中覚醒の予防という観点では覚醒直前まで判断が難しいという問題はあるが，このレベルでは振幅が大きくS/N比からも脳波より実用的であるとも考えられる．少なくともaepEXが上昇するような場合には，アーチファクトの混入にも注意しながら麻酔薬濃度を上昇させる，もしくは鎮痛不足を考慮して鎮痛薬を追加するなどの処置を講じるべきである．

- 現在利用できる鎮静のモニターは脳波もしくはAEPを用いたものだけであり，AEP/2モニターのような両者の長所を融合させたものが再び登場すれば，さらに詳細な評価ができるようになると期待される．

（萩平　哲）

> 臨床麻酔レベルでの麻酔薬濃度の微調整には，AEPは不向きであり脳波を元にしたほうがよい

文献

1) Urhonen E, et al. Changes in rapidly extracted auditory evoked potentials during tracheal intubation. Acta Anaesthesiol Scand 2000; 44: 743-8.
2) Manninen PH, et al. The effects of isoflurane-nitrous oxide anesthesia on brainstem auditory evoked potentials in humans. Anesth Analg 1985; 64: 43-7.
3) 大熊輝雄．臨床脳波学．第5版．東京：医学書院；1999．
4) Banoub M, et al. Pharmacologic and physiologic influences affecting sensory evoked

potentials: Implications for perioperative monitoring. Anesthesiology 2003; 99: 713–37.
5) Mantzaridis H, Kenny GNC. Auditory evoked potential index: A quantitative measure of changes in auditory evoked potentials during general anaesthesia. Anaesthesia 1997; 52: 1030–6.
6) Jensen EW, et al. Autoregressive modeling with exogenous input of middle-latency auditory-evoked potentials to measure rapid changes in depth of anesthesia. Methods Inf Med 1996; 35: 256–60.
7) Weber F, et al. Impact of the AEP-Monitor/2-derived composite auditory-evoked potential index on propofol consumption and emergence times during total intravenous aneaesthesia with propofol and remifentanil in children. Acta Anaesthesiol Scand 2005; 49: 277–83.
8) Weber F, et al. The impact of acoustic stimulation on the AEP monitor/2 derived composite auditory evoked potential index under awake and anesthetized conditions. Anesth Analg 2005; 101: 435–9.
9) Kurita T, et al. Auditory evoked potential index predicts the depth of sedation and movement in response to skin incision during sevoflurane anesthesia. Anesthesiology 2001; 95: 364–70.
10) Litvan H, et al. Comparison of conventional averaged and rapid averaged, autoregressive-based extracted auditory evoked potentials for monitoring the hypnotic level during propofol induction. Anesthesiology 2002; 97: 351–8.
11) Doi M, et al. Prediction of responses to various stimuli during sedation: A comparison of three EEG variables. Intensive Care Med 2005; 31: 41–7.
12) Iselin-Chaves IA, et al. Changes in the auditory evoked potentials and the bispectral index following propofol or propofol and alfentanil. Anesthesiology 2000; 92: 1300–10.
13) Struys MMRF, et al. Performance of the ARX-derived auditory evoked potential index as an indicator of anesthetic depth: A comparison with bispectral index and hemodynamic measures during propofol administration. Anesthesiology 2002; 96: 803–16.
14) Alpiger S, et al. Effect of sevoflurane on the mid-latency auditory evoked potentials measured by a new fast extracting monitor. Acta Anaesthesiol Scand 2002; 46: 252–6.
15) Kreuer S, et al. A-line, bispectral index, and estimated effect-site concentrations: A prediction of clinical end-points of anesthesia. Anesth Analg 2006; 102: 1141–6.
16) Schwender D, et al. Mid-latency auditory evoked potentials in humanes during anesthesia with S(+) ketamine--a double-blind, randomized comparison with racemic ketamine. Anesth Analg 1994; 78: 267–74.
17) Matsushita S, et al. Changes in auditory evoked potential index and bispectral index during induction of anesthesia with anesthetic drugs. J Clin Monit Comput 2015; 29: 621–6.
18) Schwender D, et al. Effects of benzodiazepines on mid-latency auditory evoked potentials. Can J Anaesth 1993; 40: 1148–54.
19) Stoppe C, et al. aepEX monitor for the measurement of hypnotic depth in patients undergoing balanced xenon anesthesia. Br J Anaesth 2012; 108: 80–8.
20) Crabb I, et al. Remifentanil reduces auditory and somatosensory evoked responses druing isoflurane anesthesia in a dose-dependent manner. Br J Anaesth 1996; 76: 795–801.
21) Schraag S, et al. The contribution of remifentanil to middle latency auditory evoked potentials during induction of propofol anesthesia. Anesth Analg 2006; 103: 902–7.

1-3 運動誘発電位（MEP）

- 運動誘発電位（MEP）の測定に用いられる刺激方法には電気刺激法と磁気刺激法があるが，機器の設置の容易さと麻酔薬の影響の少なさから，術中モニタリングとしては電気刺激法が用いられる．
- 運動誘発電位の記録には主に四肢の末梢の筋肉からの筋電図が用いられるが，脊髄硬膜外記録運動誘発電位（D-wave）を測定する場合もある．ここでは広く用いられている筋肉から記録する MEP について主に概説する．

▶MEP：
motor evoked potential

① 測定原理

- 脳の運動野，または脊髄に刺激を与え誘発される電位を記録する．刺激は運動野→内包→中脳大脳脚→延髄錐体交叉→脊髄→α運動神経→筋肉と伝わり，電位は主に四肢の末梢の筋から記録する筋電図である（図1）．

a. 刺激法

■ 経頭蓋刺激法（Tc-MEP）
刺激電極
- 頭皮に刺激電極を設置し，経頭蓋的に運動野を刺激する．

▶Tc-MEP：
transcranial MEP

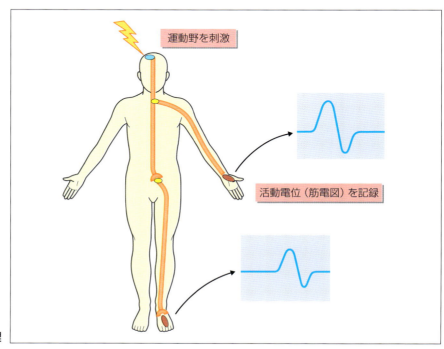

図1 MEP の測定原理

> 刺激電極は開頭術では固定性の高いスクリュー型が望ましい

- 刺激電極にはペーストを用いて頭皮に貼付する皿型と，針電極を頭皮に刺入して固定するスクリュー型がある．開頭術では刺激電極の位置異常に対応困難なので固定性の高いスクリュー型が望ましい．
- 刺激電極は国際10-20法のC3，C4，または，C3，C4の位置から前方約1〜2cmの位置に患側が陽極刺激となるように設置する（図2）．
- 開頭術で刺激電極の設置部位が術野と重なる場合，多少ずれた位置に設置しても測定は可能であるが，刺激強度には注意が必要である（詳細は後述）．

刺激方法

- 刺激は500 Hzで5連発のトレイン刺激を行う．刺激は定電圧か定電流で行うが，どちらの方法が優れているかの結論は出ていない．

刺激強度

- 刺激強度により最大上刺激（supramaximal stimulation）と閾値上刺激（suprathreshold stimulation）がある．
- 最大上刺激は刺激強度を増加させていき，MEPの波形がそれ以上増加しない刺激強度で行う．脊髄，脊椎手術，大血管手術で左右上下肢からMEPを記録する場合に用いる．
- 閾値上刺激はMEPの波形が記録可能（約30〜50 μV程度の振幅）な刺激閾値の20％程度強い刺激強度で行う．開頭術で運動野より深部が刺激されると，測定結果が偽陰性となりうる場合などに用いる．
- Tc-MEPは設置が容易で最大上刺激を行うと測定の成功率も高い．しかし，強い刺激強度はそれによる体動が手術操作の妨げとなる場合がある．

> ▶D-MEP：direct MEP

■ 脳表直接刺激法（D-MEP）

- 開頭術で脳表の運動野を直接電気刺激する．弱い刺激強度で測定可能で，体動はほとんどないが，開頭術でないと実施できない．

> 電極は位置異常が発生することもあり注意が必要である

- 電極を挿入する際に脳表と硬膜のあいだの架橋静脈を損傷する可能性がある．電極は脳脊髄液の量や手術操作などで位置異常が発生することもあり注意が必要である（図3，表1）．

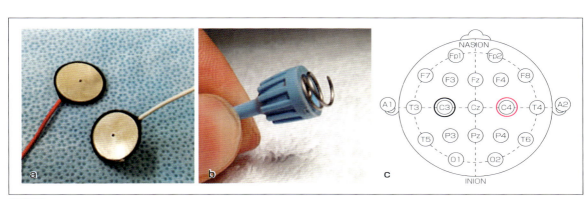

図2 皿型（a）とスクリュー型（b）の電極，電極の設置位置（c）

1-3 運動誘発電位（MEP）

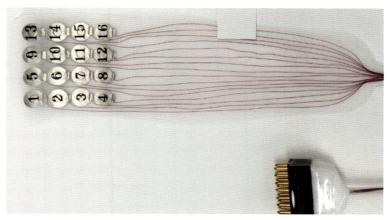

図3 脳表直接刺激に用いられる電極の1例

表1 各刺激法の利点と欠点

	経頭蓋刺激法	脳表直接刺激法
利点	・設置が容易 ・成功率が高い	・運動野を直接刺激 ・刺激強度が低い ・体動が少ない
欠点	・体動が大きい ・刺激範囲が広い ・偽陰性の可能性	・開頭術のみ可能 ・電極挿入による損傷 ・電極の位置異常

b. 記録部位

■ 筋電図記録

- 手術によって障害を受ける可能性のある部位に対応した筋で記録する．手術内容が複雑な場合はどの神経が障害を受ける可能性があり，どの筋で記録すべきか外科医に確認する．
- 波形変化があった場合には，手術による神経の障害が原因か，他の要因で変化したかの鑑別に他の筋の記録も行い比較する．
- 比較には障害を受ける可能性のある部位よりも，より上位の神経が支配する筋か，片側性の障害が発生する場合，反対側の筋を用いる．運動野の障害が発生しうる手術では両側の上肢を比較し，脊髄の障害が発生しうる手術では上肢と下肢の比較を行って鑑別する．
- 上肢では短母指外転筋がよく用いられ，下肢では母趾外転筋がよく用いられる．頸椎疾患の手術では三角筋や上腕二頭筋など，顔面神経が障害されうる手術では眼輪筋や口輪筋で記録する場合もある[1]（図4）．

上肢では短母指外転筋が，下肢では母趾外転筋がよく用いられる

■ 脊髄硬膜外記録

- 硬膜外腔に記録電極を挿入し，運動誘発電位（D-wave）を記録する．D-waveは麻酔薬，とくに筋弛緩薬の影響を受けない利点がある．

麻酔薬，とくに筋弛緩薬の影響を受けない利点がある

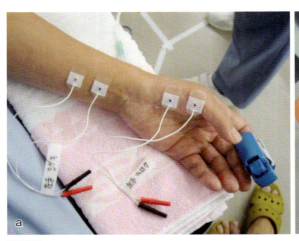
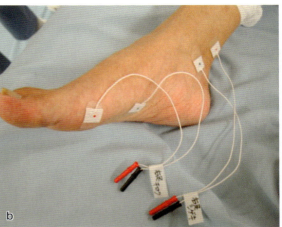

図4 上下肢の代表的な記録筋
a:上肢;短母指外転筋,b:下肢;母趾外転筋.

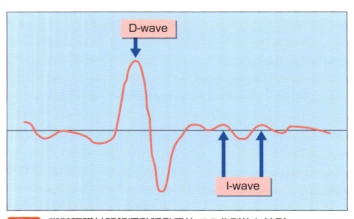

図5 脊髄硬膜外記録運動誘発電位での典型的な波形
D-wave:小さな陽性波に続いて観察される大きな陰性波.
I-wave:D-wave の後に観察される 2〜3 個の小さな陰性波.

- 硬膜外腔に電極を挿入する必要があるので,筋電図記録よりも侵襲的であるが,脊髄・脊椎手術では術野から術者の直視下に実施可能な場合もある(図5).

❷ 測定に影響する因子

a. 筋弛緩薬

- MEP は筋電図を記録するので,筋弛緩薬の使用で測定が困難になる.可能であれば筋弛緩薬の使用は麻酔導入の気管挿管時に必要量(ロクロニウム 0.4〜0.6 mg/kg 程度)のみ用い,以後の追加投与は原則として行わないが,

体動が強すぎる場合は筋弛緩薬の少量持続投与を併用する.
- MEP測定中の筋弛緩薬投与は神経障害発生と誤認する可能性があるので,検査技師,外科医に事前に告げる.
- 筋弛緩薬を用いず,レミフェンタニル3μg/kgを90秒かけて投与し,途中プロポフォール2mg/kgを投与し,その90秒後に気管挿管する方法[2,3]や,局所麻酔薬を気管へ噴霧してから筋弛緩薬を用いずに気管挿管することも考慮する.
- ロクロニウムを用いた症例でMEP測定が困難な場合は,スガマデクスを用いて筋弛緩を拮抗することも考慮する(図6).

> ロクロニウムを用いた症例でMEP測定が困難な場合は,スガマデクスを用いて筋弛緩を拮抗することも考慮する

b. 麻酔薬

- 吸入麻酔薬はMEPへの抑制効果が強く,筋弛緩作用もあるので測定を困難にする場合がある.
- MEP測定の際の麻酔は原則として吸入麻酔薬を使用しないほうがよいが,筋弛緩薬使用量の調整や測定の条件を調整すれば,吸入麻酔薬の全身麻酔下でも測定は可能との報告もある[1,4].

c. 低体温

- MEPの振幅は28℃程度までの低体温の影響を受けにくいが,低体温により筋弛緩薬や麻酔薬などの代謝が低下すると薬剤の蓄積により測定が困難になる場合がある.

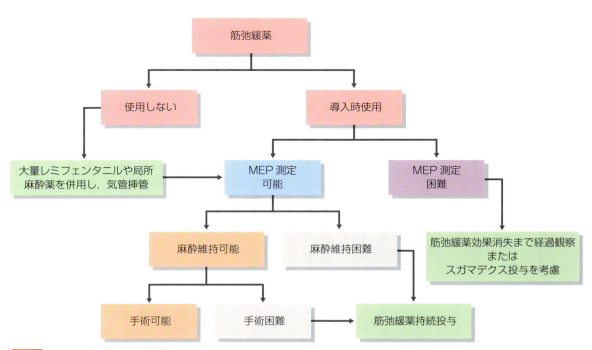

図6 MEP測定時の筋弛緩薬

- MEPの測定を困難にする因子は多数あり，複合的に作用するので可能な限り低体温は避けるべきである．

d. 患者因子

- 術前から麻痺，筋力低下のある患者や小児では測定が困難な場合が多い．原因として術前からの神経障害，筋肉量の減少，小児では神経細胞の未成熟性などが考えられている．

❸ 各種麻酔薬とMEP

a. 吸入麻酔薬

- すべての吸入麻酔薬はMEPを抑制する．とくに麻酔導入時のマスク換気に高濃度で使用するとMEPが消失することがあるため，避けたほうがよい．

b. 静脈麻酔薬

- プロポフォールはMEPへの影響が少ないが，長時間の投与ではMEP波形の減弱を認めることがあり，target controlled infusion (TCI) を用いて投与することが望ましい．
- バルビツール酸系麻酔薬とベンゾジアゼピン系麻酔薬はMEPを抑制するので使用を避ける．ベンゾジアゼピン系の前投薬投与も避けることが望ましい．
- ケタミンは最もMEPを抑制しない麻酔薬であり，プロポフォールによる全身麻酔でもMEP測定が困難な場合はプロポフォールの投与量を減量し，ケタミンを併用する[1]．

c. オピオイド

- フェンタニル，レミフェンタニルはMEPを抑制しないか，抑制しても軽度である．よってMEP測定時の麻酔はプロポフォール，フェンタニル，レミフェンタニルによる全静脈麻酔が望ましい．

d. 筋弛緩薬

> 筋弛緩薬は麻酔薬のなかで，最もMEPを抑制する因子である

- 前述したが麻酔薬のなかで，最もMEPを抑制する因子である（**表2**）[5]．

❹ 臨床使用の実際

a. 開頭手術

■ 適応疾患

- 脳動脈瘤，とくに内頚動脈領域や中大脳動脈領域のもの．運動野近傍の脳腫瘍など．

1-3 運動誘発電位（MEP）

表2 各種麻酔薬の MEP 波形への影響

	薬剤	MEP 波形への影響
吸入麻酔薬	セボフルラン	↓↓↓
	デスフルラン	↓↓↓
	イソフルラン	↓↓↓
	亜酸化窒素	↓↓
静脈麻酔薬	バルビツール系	↓↓↓
	ベンゾジアゼピン系	↓↓
	プロポフォール	↓↓
	ケタミン	→
オピオイド	レミフェンタニル	→高用量で↓
	フェンタニル	→高用量で↓
筋弛緩薬	ベクロニウム	↓↓↓↓
	ロクロニウム	↓↓↓↓

■ 刺激法

- D-MEP は，手術操作を妨げず運動野のみを刺激するので，開頭手術には向いている．しかし癒着などで電極挿入が不可能な場合もあるので，Tc-MEP も併用すべきである．D-MEP で変化があった場合，Tc-MEP も測定していれば電極のずれなどが生じていないかの判断材料となる．
- Tc-MEP を測定する場合は，術側を陽極にし，対側上肢でのみ測定できる程度まで刺激強度を弱くする閾値上刺激で行う[1]．開頭術で Tc-MEP を強い刺激強度で測定した場合，運動野より深部が刺激されている可能性があり，運動野に障害が発生していても測定結果が偽陰性となりうるので注意が必要である（図7）．

■ ピットフォール

D-MEP 電極の位置異常
- 脳脊髄液の減少や手術操作で電極の位置異常が発生することがある．術野に生理食塩水や人工脳脊髄液を注入することで改善する．ただし，注入しすぎると電極が脳表から浮いてしまい，測定が困難になる場合もある．
- 手術操作による位置異常が疑われる場合は外科医に告げて，術野での位置の修正を行う．

ICG 注入による MEP 波形の変化
- クリッピング後に動脈瘤内の血流途絶確認や，不適切なクリッピングによる血流障害の確認に ICG 注入が用いられる．
- ICG 注入後に数分で MEP 波形が減弱することがあり，注意が必要である．機序は不明だが ICG の注入後はしばらく手術操作を止め，波形の減弱が生じないかを確認し，生じた場合は回復を待つべきである[1]．

閉頭による Tc-MEP の変化
- 閉頭操作に入ると D-MEP は測定不可能なので Tc-MEP を測定するが，波

> 開頭術で Tc-MEP を強い刺激強度で測定した場合，運動野より深部が刺激されている可能性がある

▶ICG：
indocyanine green（インドシアニングリーン）

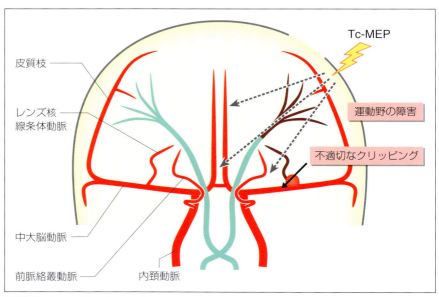

図7 強い刺激強度では障害部位より深部が刺激されている

形が減弱することがある．これは閉頭操作により皮膚の抵抗値などが変化するためと考えられる．

b. 脊髄・脊椎手術

■ 適応疾患
- すべての疾患が適応となりうるが，とくに側弯症，硬膜内髄内腫瘍など．

■ 刺激法
- Tc-MEPで測定を行い，原則として最大上刺激を用いるが，体動が大きくなる．
- 体動が手術操作の妨げとなる場合は，下肢でも測定可能な程度まで刺激強度を下げるか，筋弛緩薬の少量持続投与を考慮する．

■ 脊髄硬膜外記録運動誘発電位（D-wave）
- 脊髄・脊椎手術では，術野から術者が直視下に記録電極を挿入可能であれば記録可能である．
- とくに髄内腫瘍では術後運動麻痺の発生率が高く，測定の有用性は高い．D-waveの検出能力は高く，筋電図記録が消失し，D-waveが50％以上低下した場合は永続的な麻痺が生じる可能性が高い[6]．

■ ピットフォール
咬傷とbite block injury
- 脊髄・脊椎手術はその多くが腹臥位で行われるので，舌が口腔外へ脱出しや

すい．舌が口腔外へ脱出したまま Tc-MEP の測定が繰り返されると，刺激による咬筋の直接収縮が生じ，重篤な口唇や舌の損傷（咬傷）につながるので注意が必要である．

- 数枚のガーゼを大きめに丸め，口腔内に挿入し舌の脱出を防いだり，上下の奥歯のあいだに挟みこんで咬めないようにするなどの対策が必要である．これらの対策も完全なものではないので，可能であれば術中も患者の口腔を適宜観察しておく．
- バイトブロックや挿管チューブと歯の位置関係によっては，歯の損傷や挿管チューブの損傷（bite block injury）の報告もある．バイトブロック，挿管チューブの固定位置に注意が必要である（図8）．

> バイトブロック，挿管チューブの固定位置に注意が必要である

Tc-MEP の測定困難例

- 側弯症の矯正術の対象患者は若年者，小児の場合が多いが，小児での MEP 測定は困難な場合が多い．プロポフォールで麻酔を維持し，筋弛緩薬の影響が消失しても測定困難な場合は，プロポフォールを減量しケタミンの持続投与を併用する．
- それでも測定困難な場合の波形の増幅法として，post-tetanic MEP[★1]がある．post-tetanic MEP を用いるとテタヌス刺激を加えた筋以外でも波形の増幅が得られ，測定困難例や筋弛緩薬の影響が残存している症例で有用である[7]（図9）．

> **★1 post-tetanic MEP**
> 記録している筋を支配する末梢神経に 50 Hz，50 mA で 5 秒間のテタヌス刺激を加え，その1秒後に Tc-MEP の測定を行う．

c. 大血管手術

適応疾患

- 胸部下行・胸腹部大動脈瘤手術で，とくに Crawford 分類の II 型に対する人工血管置換術は対麻痺の発生率が最も高い．術中に MEP を測定すること

> 術中に MEP を測定することで脊髄虚血の発生予防に努める

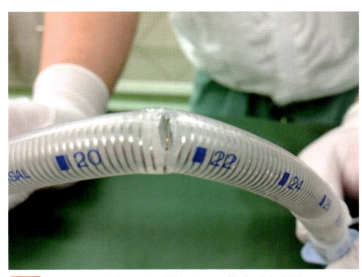

図8 Tc-MEP の刺激による挿管チューブ損傷（自験例）

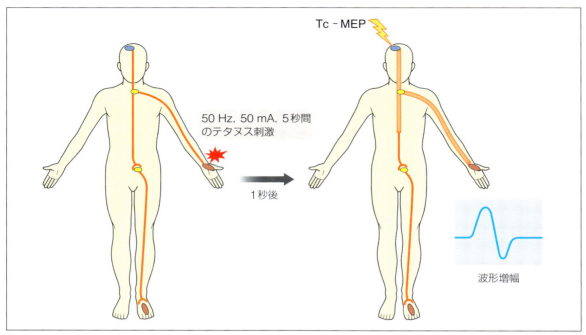

図9 post-tetanic MEP の測定法

で脊髄虚血の発生予防に努める（**図10**）．

■ 刺激法
- Tc-MEP で測定を行い，原則として最大上刺激を用いる．体動が大きくなるので，測定の際は外科医へ事前に告げる．

■ 脊髄虚血の発生機序
- 胸部下行・胸腹部大動脈瘤の人工血管置換術では，対象となる動脈瘤の中枢側と末梢側の遮断が必要となる．
- 遮断により肋間動脈の血流が途絶えた場合，そこから大前根動脈（Adamkiewicz 動脈）が分枝していれば脊髄虚血となりうる．また遮断により末梢側の血流（下半身の血流）が途絶えると，腸腰動脈から脊髄への側副血行路の血流も途絶え，脊髄虚血となりうる（**図11**）．

■ 脊髄虚血とMEP
- 人工血管置換の対象となる部位に大前根動脈を分枝している肋間動脈が存在する場合，術中に肋間動脈の選択的灌流を行い，再建する必要がある．しかし，その肋間動脈が本当に大前根動脈を分枝し，脊髄の血流を担っているか，選択的灌流の効果，再建による効果はMEPを測定していないと判定で

きない．
- 胸部下行・胸腹部大動脈瘤では瘤から分枝している肋間動脈が狭窄，閉塞している場合もあり，このような症例では椎骨動脈や腸腰動脈からの側副血行路がより重要な役割を担っている．このような症例では大動脈遮断で脊髄虚血が発生しない可能性もあるが，脊髄虚血が発生しているかどうかは MEP を測定していないと判定できない．

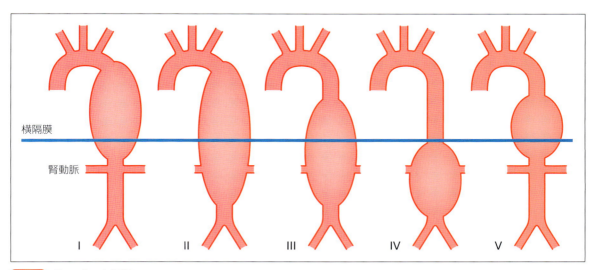

図10 Crawford 分類
Ⅰ：左鎖骨下動脈下から腎動脈上，Ⅱ：左鎖骨下動脈下から腎動脈下，Ⅲ：第 6 肋間から腎動脈下，Ⅳ：第 12 肋間から腎動脈下，Ⅴ：第 6 肋間から腎動脈上．

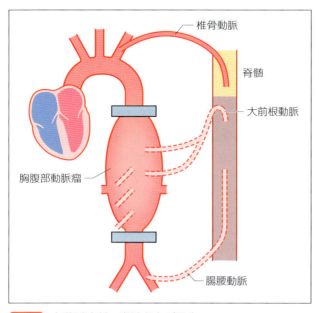

図11 大動脈遮断で脊髄虚血が発生

- 大動脈遮断を行っても，遮断中枢側（上半身）の血圧を上昇させることで，椎骨動脈などからの側副血行路の血流を増加させ，脊髄血流を増加させられる可能性がある．大動脈遮断による末梢側の血流（下半身の血流）の途絶，腸腰動脈から脊髄への側副血行路の血流の途絶に対しては部分体外循環（大腿静脈大腿動脈バイパス）で対応する．
- しかし大動脈遮断中の上半身の血圧，部分体外循環の灌流圧をどの程度に保てば脊髄への血流が保持できているか，これも MEP を測定していないと判定できない（図12）．

■ 脊髄虚血が発生したときの対応

- 上肢の MEP 波形は減弱しておらず，送血管が挿入されていない側の下肢の MEP 波形が減弱した場合は脊髄虚血の発生を疑う．
- 脊髄虚血の発生が疑われた場合，以下の対策を行う（図13）[8]．
  ①血圧を上昇させ，側副血行路からの脊髄血流を増加させる．昇圧薬を使用し上半身の血圧と部分体外循環の灌流圧を上げ，下半身の血圧も上昇させる．
  ②脳脊髄液ドレナージの量を増やし，脳脊髄圧を下げ，脊髄灌流圧を上昇させる．
  ③肋間動脈の選択灌流，再建の術式追加を行う．
  ④高心拍出量の維持，貧血，低酸素血症，低二酸化炭素血症を改善する．
  ⑤ナロキソン，ステロイドの投与を行う．

> 上肢 MEP 波形は減弱なし，送血管が挿入されていない側の下肢 MEP が減弱した場合は脊髄虚血の発生を疑う

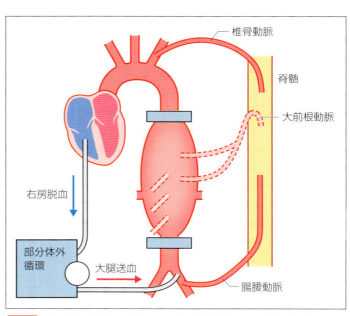

図12 遮断中枢側の血圧上昇，末梢側部分体外循環で脊髄虚血を回避

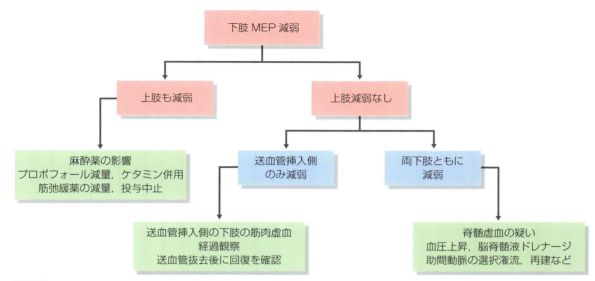

図13 胸部下行・胸腹部大動脈瘤手術でのMEP減弱時の対応

ピットフォール

麻酔薬によるMEP波形の減弱

- 胸部下行・胸腹部大動脈瘤の人工血管置換術では，大動脈遮断，部分体外循環開始によりMEP波形の減弱が生じても，脊髄虚血が原因ではないことがある．
- 大動脈遮断，部分体外循環の開始により腹腔内臓器の血流が減少し，麻酔薬の代謝が低下したり，部分体外循環の脱血管の位置異常で上半身と下半身での麻酔薬の濃度が異なってしまうことなどが原因と考えられている．
- 脊髄虚血との鑑別には上肢のMEP波形も記録する必要がある．上肢のMEP波形も減弱している場合は，原因は麻酔薬の影響である可能性が高く，麻酔薬の減量，ケタミンの使用，筋弛緩薬の持続投与中止などで対応する．

部分体外循環の送血管による下肢MEP波形の減弱

- 上肢のMEP波形は減弱せず，下肢のMEP波形が減弱した場合，それが片側のみか両側とも減弱しているか判定する必要がある．
- 部分体外循環の送血管を大腿動脈から挿入することにより下肢の筋肉の虚血が生じるので，片側下肢のMEP波形が減弱することがある．これは脊髄虚血ではないので経過観察でよいが，送血管が挿入されてない側の下肢MEP波形に減弱が発生した場合は脊髄虚血を疑う必要がある．
- よって胸部下行・胸腹部大動脈瘤の人工血管置換術のMEP測定では，上肢と送血管が挿入されていない側の下肢のMEP波形の測定，比較が重要である．

脳脊髄液ドレナージ

- 脊髄虚血に対し脳脊髄液ドレナージは有用と考えられるが，ドレナージ量が

- 多いと頭蓋内出血の危険性もあり，注意が必要である．
- 術中は右房の高さをゼロ点とし，12 cmH$_2$O で開始し，2 時間で 30 mL 以上の流出があれば 2 cmH$_2$O 上げる．2 時間で流出がない場合は 2 cmH$_2$O 下げる．
- 患者移動中は必ずクランプし，落下などによる不意の大量流出を予防する．部分体外循環を用いるので術前日の挿入が望ましい．また術前の止血凝固能，抗血小板薬などの内服中止の確認も重要である．

5 おわりに

- MEP は手術内容により最適な刺激法，測定法，測定部位を考慮，選択する．
- MEP 波形がどの程度減弱すれば（完全，不全を含め）麻痺が発生するのか，アラームポイントは何％減弱（50％，75％，波形消失など）とすべきかも十分なエビデンスはいまだ存在しない．麻酔法なども測定に影響するので，アラームポイントも含め，測定内容の理解，検査技師・外科医との十分なコミュニケーションが重要である．

（阿部龍一，川口昌彦）

文献

1) 川口昌彦，中瀬裕之，編．術中神経モニタリングバイブル―術後神経合併症予防のための実践的手法とその解釈．東京：羊土社；2014．
2) Stevens JB, Wheatley L. Tracheal intubation in ambulatory surgery patients: Using remifentanil and propofol without muscle relaxants. Anesth Analg 1998; 86: 45-9.
3) Fotopoulou G, et al. Management of the airway without the use of neuromuscular blocking agents: The use of remifentanil. Fundam Clin Pharmacol 2012; 26: 72-85.
4) 福岡尚和，ほか．基礎から始める運動誘発電位モニタリング―脳外科，脊椎・脊髄外科手術．日臨麻会誌 2014; 34: 875-84.
5) 山下敦生，ほか．胸部下行・胸腹部大動脈瘤人工血管置換術における運動誘発電位の現状と問題点．日臨麻会誌 2014; 34: 868-74.
6) Kothbauer KF. Intraoperative neurophysiologic monitoring for intramedullary spinal-cord tumor surgery. Neurophysiol Clin 2007; 37: 407-14.
7) Kakimoto M, et al. Tetanic stimulation of the peripheral nerve before transcranial electrical stimulation can enlarge amplitudes of myogenic motor evoked potentials during general anesthesia with neuromuscular blockade. Anesthesiology 2005; 102: 733-8.
8) 日本集中治療教育研究会．胸腹部大動脈手術脊髄虚血予防・治療マニュアル．改訂第 2 版．2011．
http://www.jseptic.com/journal/mm110602_01.pdf

1-4 体性感覚誘発電位（SEP）

❶ 測定原理

a. 目的，種類

- 体性感覚誘発電位（SEP）とは，上肢（正中神経や尺骨神経）や下肢（後脛骨神経や腓骨神経）の末梢神経を電気やレーザーで刺激し，頭皮や脊髄からその電位を記録するものであり，末梢神経から脊髄，脳幹，視床，皮質に至る神経路の機能障害の発見を目的に施行される．
- SEPの波形は潜時により短潜時SEP（SSEP）（50 ms以下），中潜時SEP（50～100 ms），長潜時SEP（100 ms以上）に分類され，短潜時SEPはさらに近接電場電位（NFP）と遠隔電場電位（FFP）に分けられる．
- 中潜時SEPや長潜時SEPは薬物や意識状態に影響を受けやすいため，手術中のモニタリングとして適しているのは短潜時SEPである．

b. 感覚の伝導経路と刺激方法[1]（図1[2]）

- 代表的な刺激方法は電気刺激であるが，電気刺激により誘発されるSEPは，神経終末から入力された感覚が求心性神経線維を通り同側の後索を上行し，延髄レベルでシナプスを介した後で交差し対側内側毛帯から視床に入る経路である．後索–内側毛帯系をモニターしている．後索–内側毛帯系は振動覚や位置覚を伝播する経路であるため，電気刺激によるSEPは振動覚や位置覚をモニターしていることになる．
- 温痛覚は，神経終末から入力された感覚が求心性神経線維を通り脊髄レベルでシナプスを介し交差し対側を上行し視床に入る外側脊髄視床路を通して伝えられる．温痛覚をモニタリングするためには二酸化炭素レーザー刺激が用いられるが，電気刺激と比べると簡便さに欠け再現性が乏しいため，麻酔中のモニターとしてはあまり一般的ではない．

c. SEPの測定法

■ 刺激法

刺激電極

- サドル型刺激電極，表面皿電極，心電図電極などを用いる．
- 術中のモニタリングは長時間に及ぶ場合もあるため，神経障害を予防するために接触面が柔らかい心電図電極が好まれる傾向にある．

刺激電極貼付部位

- 電気刺激では，陽極側から陰極側へ電流が流れ，陰極側で神経が刺激されるため，陰極を中枢側に貼付する．

▶SEP：
somatosensory evoked potential

▶SSEP：
short latency SEP

▶NFP：
near-field potential

▶FFP：
far-field potential

手術中のモニタリングに適しているのは短潜時SEP

電気刺激では陰極を中枢側に貼付する

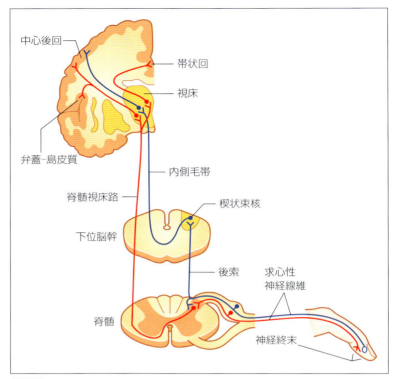

図1 感覚の伝導経路

(Cruccu G, et al. Clin Neurophysiol 2008; 119: 1705–19[2]より)

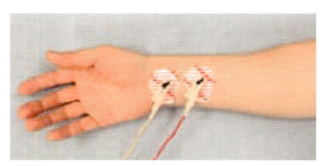

図2 正中神経刺激の電極貼付部位

①正中神経刺激（図2）：手のしわから10～20 mm中枢側の正中神経上に陽極電極を設置し，そこから20 mm中枢側の点に陰極電極を設置する．電気刺激により母指が動くことで適切な位置に電極が設置されていると判断する．

②脛骨神経刺激（図3）：アキレス腱の内側縁と内果後縁の正中上に陰極電極を設置し，そこから30 mm遠位側に陽極電極を設置する．上記同様に電気刺激により指が動くことで適切な位置に電極が設置されていると判断

1-4 体性感覚誘発電位（SEP）

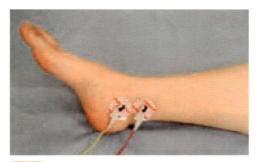

図3 脛骨神経刺激の電極貼付部位

表1 上下肢SEPの刺激方法

	皮質SEP	SSEP
刺激頻度	1 Hz以下	4〜7 Hz
刺激時間	0.2〜0.5 ms	0.2〜0.5 ms

SEP：体性感覚誘発電位，SSEP：短潜時SEP.
（山本さよみ．術中神経モニタリングバイブル．羊土社；2014. p.186-98[3]より）

刺激強度と刺激頻度（表1）[3]

- 腓腹神経や橈骨神経などの感覚神経の場合，感覚閾値の2〜3倍の強度で刺激する．
- 運動神経と感覚神経が混在する混在神経では運動閾値の2倍程度の強度で刺激する．
- 刺激頻度は3〜5 Hzがよく用いられている．下肢の場合，7 Hz以上の刺激頻度を用いると，振幅が小さくなる可能性があるため注意が必要である．

> 下肢の場合，7Hz以上の刺激頻度では，振幅が小さくなる可能性がある

■ 記録法（表2）[3]

記録電極

- 脳波用皿電極や円盤電極を用い，電極貼付部位のインピーダンスを下げる（5 kΩ以下が望ましい）ためにアルコールなどで油分をしっかりと除去する．

導出モンタージュ

- 電極の設置箇所の最適な組み合わせについては議論の余地が多く，統一した見解は得られていないが，以下に上下肢での例を示す．
  ① 上肢SSEP：鎖骨上窩（Erb点），第5/7頸椎棘突起上（C5S, C7S），頭皮上の手の感覚野（CP3, CP4）に電極を設置する．
  ② 下肢SSEP：第4腰椎棘突起上（L4），第12胸椎棘突起上（T12），頭皮上の足の感覚野（C3', C4'）に電極を設置する．

記録波形の解釈

- 波形は出現する極性と潜時により表現され，基線より上に出たものを陰性

表2 上下肢 SEP の記録法

	皮質 SEP	SSEP
感度	20〜50 μV/div	10〜20 μV/div
low cut filter	0.5 Hz 以下	5〜50 kHz（上肢），1〜20 kHz（下肢）
high cut filter	0.5〜3 kHz	1.5〜3 kHz（上肢），1〜3 kHz（下肢）
分析時間	100〜200 ms	30〜50 ms（上肢），40〜100 ms（下肢）
加算回数	100 回	500〜2,000 回（上肢），1,000〜4,000 回（下肢）

SEP：体性感覚誘発電位，SSEP：短潜時 SEP，div：点滴注射．

（山本さよみ．術中神経モニタリングバイブル．羊土社；2014. p.186-98[3]）より）

（N：negative），下に出たものを陽性（P：positive）とし，その後に潜時を付ける．例として，潜時 20 ms の陰性波は N20 と表現する．
- 記録電極を設置する場所により得られる波形は異なる．

ノイズ対策
- ノイズ対策として用いられている方法は加算平均法と high/low cut filter である．
- 加算回数は周囲のノイズにより影響されるが，短潜時 SEP では中潜時および長潜時 SEP よりも多くする必要がある．また，下肢 SEP では上肢 SEP よりも多くの加算が必要である．
- 筋電図，心電図，脳波などの影響を少なくするために high/low cut filter を用いる．基準以上・以下の振動数の波を除外するシステムである．

NFP と FFP
- 記録される電位には NFP と FFP がある．
- NFP は神経興奮の生じたすぐ近くで記録される電位である．
- FFP は発生源から離れた場所で検出される電位である．電極の設置が困難である脳幹などから発生する電気を記録するうえで重要となる．
- FFP の発生機序は神経周囲組織のインピーダンスの変化，神経周囲組織の容積誘導変化，神経線維の走行方向の変化の3つが知られている[1]．これらの変化の前後では大きな電位が発生し，その電位が発生源から離れた頭皮上で記録される．
- 電位が発生した場所からみると，頭皮上はどこも同じ電位になる．記録電極と基準電極を頭皮上に設置すると FFP は記録されない．記録するためには基準電極を頭皮以外の場所に設置する必要がある．

d. アラームポイント
- 一般に 50% 以上の振幅低下，10% 以上の潜時の延長を異常ととらえる．

> 加算回数は短潜時 SEP では中潜時および長潜時 SEP よりも，下肢 SEP では上肢 SEP よりも多くする

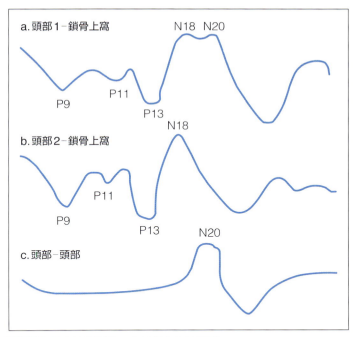

図4 正中神経刺激により得られる波形
（記録電極-基準電極）
基準電極と記録電極を変えると得られる波形が異なることがわかる.
同じ頭部でも記録電極の貼付位置により得られる波形が異なる.
（飛松省三. 臨床脳波 2005; 47: 717-26[4]より）

表3 正中神経を電気刺激することで得られる短潜時成分とその起源

成分	起源
P9/N9	腕神経叢末梢電位
N10	Erb点
N11/P11	頸髄後索路
N13	楔状束核
P13/14	楔状束核／内側毛帯
N18	視床皮質放線
N20	大脳皮質感覚野
P26	大脳皮質感覚野
P30	薄束核
N30	大脳皮質運動野

（羽田康司. JOURNAL OF CLINICAL REHABILITATION 2013; 22: 611-9[1]／Yamada T, et al. Practical Guide for Clinical Neurophysiologic Testing; Lippincott Williams & Wilkins; 2011[5]／山田 徹. 脳波と筋電図 1997; 25: 291-301[6]）を参考に作成)

表4 正中神経を電気刺激することで得られる短潜時成分の異常と障害部位

成分	平均潜時（ms）	平均潜時+3SD（ms）	障害部位
N9	9.8	11.5	末梢神経
N11			下部頸髄
N13	13.3	14.5	上部頸髄
P14	14.3	16.7	下部延髄
N18			脳幹から視床
N20	19.8	23.0	視床から大脳皮質感覚野
P26			大脳皮質感覚野
N30	29.9	35.9	

（Cruccu G, et al. Clin Neurophysiol 2008; 119: 1705-19[2]／山本さよみ. 術中神経モニタリングバイブル. 羊土社；2014. p.186-98[3]を参考に作成）

e. 正中神経刺激による SEP

波形
- 右正中神経を電気刺激，基準電極を頭部外，記録電極を頭部に接すると図4a，bのような波形が記録される．基準電極と記録電極を頭部に接すると図4cのような波形が得られる[4]．
- 正中神経を刺激して得られる波の起源を表3に示す．基準電極，記録電極の貼付位置により得られる波形は異なり，すべての波が得られるわけではないことに留意する．

> 電極の貼付位置により得られる波形は異なり，すべての波が得られるわけではない

評価
- 各々の波形を評価することで障害されている部位が同定可能となる（表4）．

f. 下肢の末梢神経刺激による SEP

波形
- 後脛骨神経を電気刺激し基準電極を頭部外，記録電極を頭部に接すると図5のような波形が記録される．
- 後脛骨神経を刺激して得られる波の起源を表5に示す．正中神経刺激と同様に基準電極，記録電極の貼付位置により得られる波形は異なり，すべての波が得られるわけではないことに留意する．

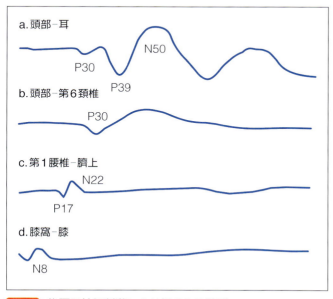

図5 後脛骨神経刺激により得られる波形
（記録電極−基準電極）
基準電極と記録電極を変えると得られる波形が異なることがわかる．
(Cruccu G, et al. Clin Neurophysiol 2008; 119: 1705-19[2]より)

表5 後脛骨神経を電気刺激することで得られる短潜時成分とその起源

成分	起源
N8	脛骨神経，坐骨神経
N22	腰仙髄の背側灰白質でのシナプス後反応
N24	頚髄後索路
N27	薄束核
P30	内側毛帯
N32	大脳皮質感覚野
P39	大脳皮質感覚野

(Cruccu G, et al. Clin Neurophysiol 2008; 119: 1705-19[2]を参考に作成)

表6 後脛骨神経を電気刺激することで得られる短潜時成分の異常と障害部位

成分	平均潜時（ms）	平均潜時+3SD（ms）	障害部位
N8	8.5	10.5	
N17			馬尾
N22	21.8	25.2	
N30			頸髄後索
P30	29.2	34.7	
P39	38.0	43.9	大脳皮質感覚野

(Cruccu G, et al. Clin Neurophysiol 2008; 119: 1705-19[2]／山本さよみ．術中神経モニタリングバイブル．羊土社；2014. p.186-98[3]を参考に作成)

評価
- 各々の波形を評価することで障害されている部位が同定可能となる（**表6**）．

❷ SEP 波形に影響する因子

a. 麻酔薬[7]

吸入麻酔薬
- 電気刺激してから電位が記録されるまでシナプスを介するが，運動誘発電位（MEP）ほど多くのシナプスを介さないため吸入麻酔薬の影響も少なく，神経障害がなければ吸入麻酔薬での測定も可能である．
- しかし，吸入麻酔薬は濃度依存性に SEP の振幅を抑制し，潜時を延長させるため高濃度での使用は控えるべきである（**図6**）．笑気は潜時には影響を与えないが，振幅を減少させる．1MAC のイソフルランでは振幅は 50％ 低下し潜時は 15％ 延長し 1MAC のデスフルランでは振幅は 30〜40％ 低下し潜時は 3〜8％ 延長する．

静脈麻酔薬
- 静脈麻酔薬の SEP への影響は吸入麻酔薬が SEP に与える影響よりも小さい．しかし，投与量が多くなると振幅は低下し潜時は延長する．
- バルビツール酸系麻酔薬は濃度依存性に振幅を低下，潜時を延長させるが麻酔導入量（チオペンタール 5 mg/kg）では SEP に与える効果は 10 分程度であり問題とならない．また，持続投与で脳波上昏睡を導く濃度で使用しても SEP は記録可能である．
- ケタミンは投与後 10 分以内に SEP に影響を与え，他の薬物とは異なり振幅を増加させる．潜時は影響を受けない．
- プロポフォール 2.5 mg/kg のボーラス投与では正中神経電気刺激の N14 や

▶MEP：
motor evoked potential

濃度依存性に SEP の振幅を抑制し，潜時を延長させるため高濃度での使用は控えるべき

▶MAC：
minimum alveolar concentration（最小肺胞濃度）

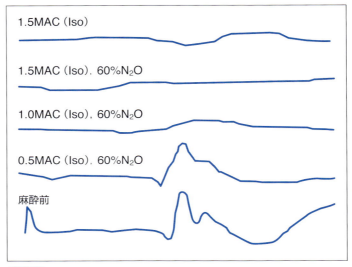

図6 イソフルラン，笑気の体性感覚誘発電位への影響
Iso：イソフルラン，N_2O：笑気，MAC：最小肺胞濃度．
イソフルランの濃度が上がるにつれて振幅が抑制されていることがわかる．

(Banoub M, et al. Anesthesiology 2003; 99: 716-37[7]より)

N_2Oには影響を与えない．術中，静脈麻酔薬単独で麻酔を行うことはまれであり多くの場合オピオイドが併用される．オピオイドを併用した場合，振幅と潜時はともに影響を受けるが，他の鎮静薬を併用した場合と比べオピオイド＋プロポフォールの組み合わせではSEPに与える影響が少ない．
- ベンゾジアゼピン系麻酔薬はSEPを軽度〜中等度抑制する．

オピオイド
- フェンタニルはSEPに影響を与えるが臨床的には問題にならない．フェンタニル36〜71 μg/kgを用いた場合で潜時が約5％延長し振幅が0〜30％低下する．
- レミフェンタニルについて単独投与のデータは乏しいが，SEPに与える影響は少ないと考えられている．

α受容体作動薬
- クロニジンは麻酔補助薬として使用されることが多いが，SEPにはほとんど影響を与えない．投与量が10 μg/kgになると，振幅を10％低下させ，潜時を2％延長させる．
- デクスメデトミジンもSEPにはほとんど影響を与えず安全に使用可能である．

筋弛緩薬
- SEPに影響を与えないため安全に使用できる．

波形との関係

- 波形により麻酔薬の影響を受けやすいものと比較的影響が少ないものがある.
- 正中神経電気刺激で得られる P13（FFP）は下部脳幹の楔状核までシナプスを介さず神経伝導するため，麻酔薬の影響は少ない．一方，N20（NFP）をモニターする場合はシナプスを介するため，麻酔薬が大きく影響する．

b. 体温

- 体温も SEP に影響を与える．体温の低下とともに振幅は低下し潜時は延長し 20℃ 以下になると平坦化する．手術中に用いられる低体温下では測定可能であるが，測定中は可能な限り体温を一定に保たなければならない．

> SEP 測定中は可能な限り体温を一定に維持する

c. その他の因子[8]

- 観察部位の障害や麻酔薬だけが SEP に影響を与えるのではない．SEP 波形が変化したときは，血行動態の変化，電極のずれ，手術操作によるアーチファクトなどの測定環境に変化がないか調べなければならない．
- アーチファクトの原因となるのは電気メス，脊椎を削るハンマー，電気刺激，呼吸筋の動き，手術台とケーブルの接触，コンセントなどである．

❸ 臨床使用の実際

- 臨床で使用される場合，大脳や脳幹，上部頸椎を観察したい場合は正中神経刺激を用いる．C5/6 以下は正中神経刺激では観察できないため，同じ上肢 SEP でも尺骨神経刺激を用いる．胸椎以下の場合は後脛骨神経刺激の下肢 MEP を用いる．

a. 心臓血管外科

胸腹部大動脈瘤

- 胸腹部大動脈瘤手術の術後合併症の一つに下肢対麻痺がある．脊髄虚血が原因であり，発生率は予定腹部大動脈瘤手術で 0.2%，破裂腹部大動脈瘤手術で 2%，破裂胸腹部大動脈瘤で 10～20%，胸部下行大動脈瘤手術や胸腹部大動脈解離・破裂で 40% といわれている[9]．
- 術後対麻痺を防ぐために術前に Adamkiewicz 動脈の同定，術中の脊髄モニタリングや脳脊髄液ドレナージなど，さまざまな対策が行われている．
- 脊髄モニタリングとしては SEP と MEP がある．しかし，SEP は感覚経路である脊髄の側索と後索の障害を感知するモニターであり，偽陰性率 13%，偽陽性率 67% と運動障害を正確に反映しない[10]．一方，MEP は皮質脊髄路のモニターであり現在はこちらが主流となっている[11]．SEP を使用する場合は MEP と併用して利用することが望ましい．

> SEP を使用する場合は MEP と併用して利用することが望ましい

腕神経障害[12]

- 開心術後の腕神経叢麻痺は1.5〜38%といわれており，非心臓手術後の発生率0.03%と比べて非常に高い．原因には開胸操作，開胸器による圧迫，過伸展などがあげられる．
- SEPを測定することで腕神経叢麻痺の早期発見が可能となる．具体的には腕神経叢が障害されると，Erb-Erb反対側の電位N9とN20の消失がみられる．N9が保たれ，N20のみが消失しているときは腕神経叢以降の障害を考えなければならない．

循環停止中のモニター[2]

- 弓部大動脈再建の際に脳分離・循環停止が必要になることがあり，脳代謝を抑制するために低体温が用いられる．しかし，低体温に伴う脳障害は予防されなければならない．十分な低体温が得られているか判断するために脳波が用いられている．SEPは脳波と比べ測定環境の影響を受けず，脳幹と大脳皮質の両方の情報を提供することができるため，評価方法としてはSEPのほうがよいと思われる．

b. 脳神経外科

内頚動脈内膜剥離術（CEA）[13]

▶CEA：
carotid endarterectomy

- 内頚動脈狭窄症患者に対し，脳梗塞の予防のためにCEAが行われる．脳梗塞を予防するための手術にもかかわらず，2.5〜5.5%で周術期に脳梗塞をきたす可能性がある．
- 脳梗塞の原因には塞栓症や頚動脈遮断に伴う低灌流などが考えられている．頚動脈遮断中の低灌流の予防目的にシャントが留置されることがあるが，塞栓や内頚動脈解離のリスクが伴うため，全例に施行することについては議論がある．神経モニタリングを使用し，シャントの挿入の有無を判断することが重要となる．

▶本章「1-6 脳酸素飽和度モニター（NIRS）」(p.67)を参照

- 神経モニタリングとして，脳波やSEP，近赤外線分光法（NIRS）が利用されている．

▶NIRS：
near-infrared spectroscopy

- SEPは大脳皮質だけでなく深部の情報も得られるという点が脳波モニターとは異なる．また，感度・特異度ともに脳波と同程度とされているがベースラインの脳波を得られないような患者でSEPは有用である．
- しかし，心臓血管外科の項目で記載したようにSEPは感覚のモニターであり，術後の運動麻痺を正確には反映しない．つまり，SEPの変化により脳虚血の可能性はわかるが，運動機能のモニターとしては不十分である．そこで最近では，MEPを併用することの利点が報告されるようになっている[14]．
- また，MEPはSEPよりも早く虚血を感知する．つまり脳虚血が生じた場合MEPのほうが早く変化するといわれており，内頚動脈遮断に伴いMEPが変化した場合，可及的すみやかに内シャントを挿入することで術後の運動機能障害が減少する[14]．

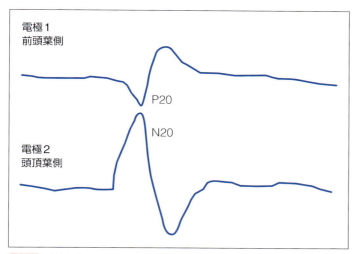

図7 体性感覚誘発電位を用いた脳腫瘍の中心溝の同定
中心溝を挟む2つの電極のあいだで位相の逆転が生じる.

■ 脳腫瘍の中心溝の同定

- 運動野近傍の脳腫瘍摘出術が施行される際,術後の運動機能障害予防のためにMEPが施行されることが多くなってきている.しかし,腫瘍の影響で正常の解剖とは異なり中心溝の位置がわかりにくい場合がある.そのような場合,SEPを用いることで中心溝の同定が容易になる.
- 具体的には,開頭後,硬膜を翻転しストリップ電極またはグリッド電極を設置しSEPを記録し,SEPのN20電位の位相が逆転するところを用いて中心溝を同定する(図7).中心溝の前後で位相が逆転するのは,中心後回の前端に誘発された電流双極子が中心溝に対して後方に陰性,前方に陽性の分布を示すためである[15].

> SEPを用いることで脳腫瘍の中心溝の同定が容易になる

C. 整形外科

- 側弯症は主に学童期の後半から思春期にかけて発生し,麻痺の改善や疼痛管理のためではなく外観を良くするために手術が行われる.しかし,その術後に0.26〜1.75%の患者が運動麻痺を起こすといわれている[16].その運動麻痺を予防するためにSEPやMEPが施行される.
- 手術により影響されるのは下肢SEPであるが,コントロールとして上肢SEPも記録する.最も変化が出やすいのは矯正の前後である.
- 変化が生じた場合,上下肢のどちらか一方,あるいは両方ともに変化が生じているかを確認する.両方ともに変化が生じている場合は術操作以外で変化が生じている場合があるため,機器,麻酔深度,筋弛緩薬,血圧・体温などを確認する.
- 下肢のみ変化している場合は術操作による影響と考えられるため,術野で調整を行う.

表7 体性感覚誘発電位と経頭蓋刺激運動誘発電位の長所と短所

モニタリング方法	長所	短所
体性感覚誘発電位	・使用しやすい ・持続的にモニタリング可能 ・特異度が高い ・筋弛緩薬が使用可能 ・アラームポイントが確立されている（50%以上の振幅低下，10%以上の潜時延長）	・神経症状と波形の変化に時間差がある ・直接，運動機能を評価できない ・運動機能を評価する感度が低い ・前脊髄動脈虚血を感知できない
運動誘発電位	・感度が高い ・直接，運動系が評価可能 ・神経症状と波形の変化に時間差が少ない	・持続的にモニタリングできない ・筋弛緩薬の使用に制限がある，体動の原因 ・麻酔薬に影響を受ける ・痙攣，歯牙損傷などのリスクとなる

(Lall RR, et al. Neurosurg Focus 2012; 33: E10[18])をもとに作成)

- 脊椎手術に関して，アメリカの学会は術後麻痺の予防にSEPに加えてMEPをモニタリングに加えることを推奨している[17]．SEPとMEPの長所と短所を表7[18]に示す．

（位田みつる，川口昌彦）

文献

1) 羽田康司．体性感覚誘発電位と深部感覚障害．JOURNAL OF CLINICAL REHABILITATION 2013; 22: 611-9.
2) Cruccu G, et al. Recommendations for the clinical use of somatosensory-evoked potentials. Clin Neurophysiol 2008; 119: 1705-19.
3) 山本さよみ．上肢体性感覚誘発電位（上肢SEP），下肢体性感覚誘発電位（下肢SEP）．川口昌彦，中瀬裕之，編．術中神経モニタリングバイブル―術後神経合併症予防のための実践的手法とその解釈．東京：羊土社；2014. p.186-98.
4) 飛松省三．早わかり誘発電位（3）―体性感覚誘発電位と運動誘発電位．臨床脳波 2005; 47: 717-26.
5) Yamada T, et al. Practical Guide for Clinical Neurophysiologic Testing. EP, LTM, IOM, PSG, and NCS. Philadelphia: Lippincott Williams & Wilkins; 2011.
6) 山田　徹．正中神経刺激短潜時体性感覚誘発電位（SSEP）の起源を探る．脳波と筋電図 1997; 25: 291-301.
7) Banoub M, et al. Pharmacologic and physiologic influences affecting sensory evoked potentials: Implications for perioperative monitoring. Anesthesiology 2003; 99: 716-37.
8) Kim SM, et al. Intraoperative neurophysiologic monitoring: Basic principles and recent update. J Korean Med Sci 2013; 28: 1261-9.
9) Gharagozloo F, et al. Spinal cord protection during surgical procedures on the descending thoracic and thoracoabdominal aorta: A critical overview. Semin Thorac Cardiovasc Surg 1998; 10: 73-86.
10) Crawford ES, et al. The impact of distal aortic perfusion and somatosensory evoked potential monitoring on prevention of paraplegia after aortic aneurysm operation. J Thorac Cardiovasc Surg 1988; 95: 357-67.
11) Jacobs MJ et al. The value of motor evoked potentials in reducing paraplegia during thoracoabdominal aneurysm repair. J Vasc Surg 2006; 43: 239-46.
12) 福田　悟．体性感覚誘発電位．麻酔 2006; 55: 280-93.
13) Howell SJ. Carotid endarterectomy. Br J Anaesth 2007; 99: 119-31.
14) Malcharek MJ, et al. Intraoperative monitoring of carotid endarterectomy by

transcranial motor evoked potential: A multicenter study of 600 patients. Clin Neurophysiol 2013; 124: 1025–30.
15) 佐々木達也，鈴木恭一．はじめての上肢 SEP モニタリング．脳神経外科速報 2010; 20: 544–551.
16) Coe JD, et al. Complications in spinal fusion for adolescent idiopathic scoliosis in the new millennium. A report of the Scoliosis Research Society Morbidity and Mortality Committee. Spine(Phila Pa 1976) 2006; 31: 345–9.
17) Nuwer MR, et al. Evidence-based guideline update: Intraoperative spinal monitoring with somatosensory and transcranial electrical motor evoked potentials: Report of the Therapeutics and Technology Assessment Subcommittee of the American Academy of Neurology and the American Clinical Neurophysiology Society. Neurology 2012; 78: 585–9.
18) Lall RR, et al. Intraoperative neurophysiological monitoring in spine surgery: Indications, efficacy, and role of the preoperative checklist. Neurosurg Focus 2012; 33: E10.

1-5 視覚誘発電位（VEP）

- われわれは，光エネルギー（視覚情報）を網膜上の感覚細胞でとらえて膜電位に変換し，物体の形・色・位置・動きを抽出し認知している．生きていくうえで必要な外界情報の80％以上を視覚によって獲得している．したがって，視覚機能はその情報の質と量において最も重要な感覚といえる．この視覚機能を障害することは社会活動の基盤をゆるがす重大な問題である．
- 周術期に視機能障害が発生する可能性がある手術では，視覚機能を他覚的にモニターできる視覚誘発電位（VEP）が臨床使用されている．網膜に入力された光刺激が視神経，視交叉，視索，外側膝状体，視放線，大脳皮質視覚領へと伝わり，後頭部から記録される電位がVEPである．
- 術中VEPモニターを行うことで，網膜から大脳皮質視覚領までの視経路のどこかに発生した機能異常を検出できる．

▶VEP：
visual evoked potential

術中VEPモニターを行うことで，視経路に発生した機能異常を検出できる

1 全身麻酔下におけるVEPの歴史的背景

- 1973年にWrightらによって全身麻酔下での眼窩内腫瘍の手術中に，VEPモニターを使用した初めての症例が報告された[1]．
- その後も視機能温存のために全身麻酔下におけるVEPモニターの臨床使用が検討されたが，明確な有用性が認められなかった．その理由として，当時の誘発電位測定機器や全身麻酔薬の使用下では，得られる電位が不安定になってしまい再現性が乏しく，電位の変化と術後視機能との関連性が低かったことがあげられる．
- 結局，1990年ごろになると臨床使用されることがなくなり，術中VEPモニターは衰退していった[2]．
- ところが近年，いくつかの画期的な出来事が全身麻酔下におけるVEPモニターを再燃させることになった．
- まずはプロポフォールを使った全静脈麻酔の普及によって麻酔薬によるVEP電位の抑制が少なくなった．引き続き，強い照度をもつ発光ダイオード（LED）が開発され，LEDを利用した光刺激装置によって網膜へのより強い光刺激が可能になった．
- 2010年にはSasakiらのグループ[3]とKodamaらのグループ[4]から術中VEPモニターの高い再現性と有用性を示す報告が出された．それぞれ93.5％（187/200眼）と97.2％（103/106眼）の症例で再現性のあるVEP記録が可能であり，従来よりも飛躍的に改善されており臨床の場でも有用であることが報告された[3,4]．また，術中の電位変化も術後視機能と高い関連性があったと報告している．
- 今後，術中VEPモニターは日常的な臨床検査の一つとして普及していくも

▶LED：
light emitting diodes

1-5 視覚誘発電位（VEP）

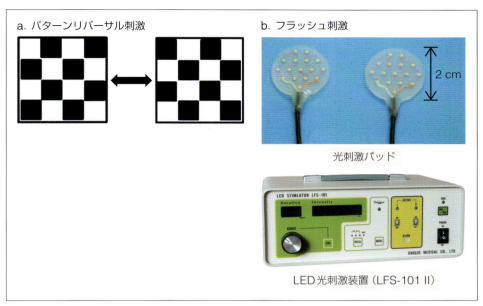

図1 視覚誘発電位モニターの網膜刺激方法
パターンリバーサル刺激（a）とフラッシュ刺激（b）があるが，全身麻酔中はフラッシュ刺激で視覚誘発電位モニターを行う．

（b：株式会社ユニークメディカル）

のと思われる．

❷ 測定原理

a. VEPの種類

- VEPとは，網膜に光刺激を与えたときに大脳視覚領に生じる反応のことである．網膜を刺激する手段として，フラッシュ刺激とパターンリバーサル刺激がある（図1）．
- 大脳視覚領のニューロンは，輪郭やコントラストをもつ図形による視覚刺激に対して高い感受性をもっている．この原理を利用して考えられたのがパターンリバーサル刺激である．この刺激は，白と黒の格子が一定間隔で互いにその位置を交換する方法で，効果的に視覚領のニューロンを刺激できる優れた方法である．
- しかし，全身麻酔中ではパターンリバーサル刺激を行うことができないので，強い光を網膜に到達させるフラッシュ刺激を行う．
- 従来，フラッシュ刺激によるVEP波形は複雑で個人差も多く，視神経機能との対応も難しいという問題があった．しかし，最近では刺激装置の向上や麻酔方法の工夫により安定した波形記録が可能になった．
- フラッシュ刺激を行う場合，LEDを用いた光刺激装置 LFS-101 II（ユニークメディカル）を用いることで，最大20,000 lxの照度で網膜に光刺激を与

> 網膜を刺激する手段として，パターンリバーサル刺激とフラッシュ刺激がある

> 全身麻酔中は，強い光を網膜に到達させるフラッシュ刺激を行う

53

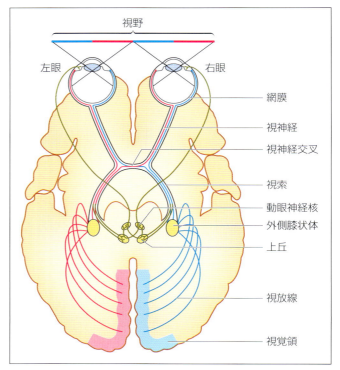

図2 視経路
視覚情報が伝わる経路（視経路）は，網膜から視神経，視神経交叉，視索，外側膝状体，視放線，後頭葉の視覚領までをいう．

えることが可能である．

b. 視経路の解剖と機能

- VEPを理解するためには，視経路の解剖と生理学的知識が必要である．つまり，手術操作によって視経路のどの部位が障害され，その結果どのような症状が発生するのかを知っておくことが重要である．
- 視覚情報が伝わる経路（視経路）というのは，網膜から視神経，視神経交叉，視索，外側膝状体，視放線，後頭葉の視覚領までをいう（図2）．視覚的な映像（光情報）が，網膜で神経信号に変換されて，視神経を通して脳へ伝達される．

■ 網膜

- 眼に入った光は，網膜の視神経層に存在する光受容体である視細胞，つまり桿状体や錐状体によって感受される．そこで光から神経信号へ変換され，網膜のさまざまな神経細胞で複雑な処理を受け，最終的に網膜の中心にある神経節細胞から視神経へ情報が伝えられる．
- 眼球の内側から外側に向かって，神経節細胞層，内網状層，内顆粒層，外網状層，外顆粒層，視細胞層，網膜色素上皮層の7層で網膜は構成されている

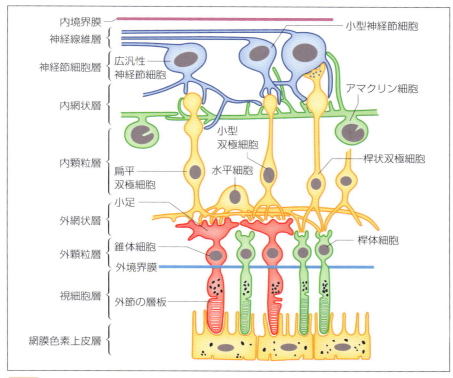

図3 網膜の構造
神経節細胞層, 内網状層, 内顆粒層, 外網状層, 外顆粒層, 視細胞層, 網膜色素上皮層の7層で網膜は構成されている. 図の上方から下方へ光が入射する.

(図3).
- 網膜表面に到達した光刺激は, 外顆粒層と桿状体錐状体層にある第1次ニューロン（光受容体細胞）を興奮させ, 第2次ニューロン（双極細胞, 水平細胞）, 第3次ニューロン（神経節細胞, アマクリン細胞）へと興奮が伝えられ, 神経節細胞の軸索である視神経から中枢へ情報が伝えられる.

視神経交叉, 外側膝状体, 視覚領

- 鼻側網膜に入射された光情報は, 視神経交叉で交叉して反対側の外側膝状体へ伝播する. 一方, 耳側網膜に入射された光情報は, 同側の外側膝状体へ伝播する. 外側膝状体には, 両眼からの情報を受けるニューロンはほとんどなく, 左右の眼からの情報の統合は大脳皮質で初めて起こるとされる.
- 外側膝状体からの情報を受ける視覚領は, 後頭葉のBrodmann 17, 18, 19野である. ヒトの脳では第1次視覚野（Brodmann 17野）の大部分が後頭葉内側面に埋没している（図4）. Brodmann 17野への伝導経路は, 外側膝状体から視放線を経て到達する. Brodmann 18, 19野への情報伝導経路には, ①Brodmann 17野からの入力, ②視放線を経由しない外側膝状体からの直接入力, ③外側膝状体を経由せずに上丘と視床枕からの入力がある. ま

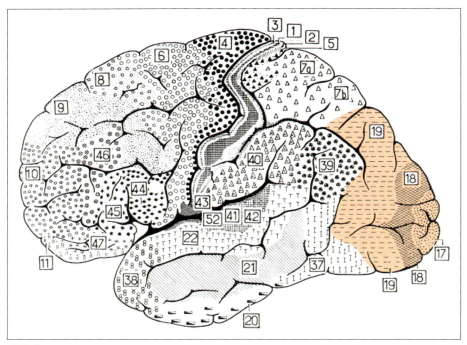

図4 ヒトの大脳構築図
第1次視覚野（第17野）のほとんどが大脳の内側面に埋没している．

た，Brodmann 18, 19野のニューロンに脳梁を介する半球間結合がある．

視経路の障害部位と視野障害

- 視経路の障害部位によって，さまざまな視野障害が認められる（図5）．
  ①視交叉より眼球側での視経路（網膜，視神経）の障害では，障害側の片眼の視野欠損が起こる．
  ②視交叉の障害では，両耳側半盲が起こる．
  ③すべての視交叉後の視経路障害では反対側の同名性の視野欠損が生じる．
  ④側頭葉前部の障害では，特徴的な同名上1/4盲を呈する．側頭葉の障害が広範囲であると下1/4にも視野欠損が広がり，上方が強い半盲となる．
  ⑤頭頂葉の障害では，視野は同名下1/4盲，または下方がより強く侵された同名半盲になる．
  ⑥皮質盲とは外側膝状体より上位の両側障害（後頭葉皮質，視放線の両側障害）のことをいう．両側のBrodmann 17野の完全破壊によって全盲となる．

c. 光刺激によるVEP記録方法

光刺激方法

- 全身麻酔中では患者の協力は得られないので，光刺激によるVEPが視機能を客観的に評価できる唯一の方法である．近年，日本で開発された高輝度

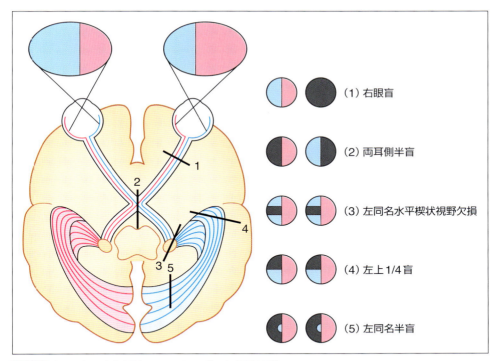

図5 視経路の障害部位によるさまざまな視野異常
視野欠損部を黒く示している．

LED光刺激装置（LFS-101 II：ユニークメディカル）を用いることで，全身麻酔中でも再現性のある安定したVEP波形記録が可能になった（図1b）．
- 光刺激パッドには高輝度LEDが埋め込まれており，小型円盤状でシリコン性のため柔軟で軽量である（図1b）．照度は20,000 lxまで設定可能で，発光時間，周期の選択が可能になっている．閉眼した両眼瞼上に光刺激パッドを設置し，ズレないように角膜保護用テープなどで固定する．光刺激を行うときは無影灯などの光が入らないように，さらに上から遮光シートで覆っておくと効果的である．
- 光刺激の頻度は4 Hz以下で行うが，一般的におよそ1 Hz以下で光刺激を行う．5 Hz以上になると正弦波様のsteady-state型のVEPが記録され，さらに刺激頻度を増すと振幅は次第に減少して波形が得られなくなる（限界周波数）．
- この正弦波様VEPの振幅，位相，限界周波数を利用した視機能の評価方法もあるが，現時点では高輝度LED刺激装置を用いたsteady-state VEPに関する検討がなされていないので，今後の課題である．
- 光刺激強度の設定は，最大上刺激で行うため20,000 lxから刺激強度を下げていきVEP振幅が減衰する光刺激強度よりも少し強い刺激強度に設定する．網膜の光刺激をしているときに，VEP記録と同時に網膜電図（ERG）

▶ERG：
electroretinogram

VEP記録と同時にERGの記録を行い，光刺激が網膜に到達していることを確認する

表1 全身麻酔下での視覚誘発電位モニターの刺激・記録条件

光刺激照度	10,000～20,000 lx（最大上刺激）
刺激時間	10～20 msec
刺激頻度	1.0～2.0 Hz
加算	50～200 回
分析時間	200 msec
フィルター	5 Hz (low), 500 Hz (high)
記録電極	O_1, O_2, O_z（国際 10/20 法）
基準電極	A_1, A_2（国際 10/20 法）

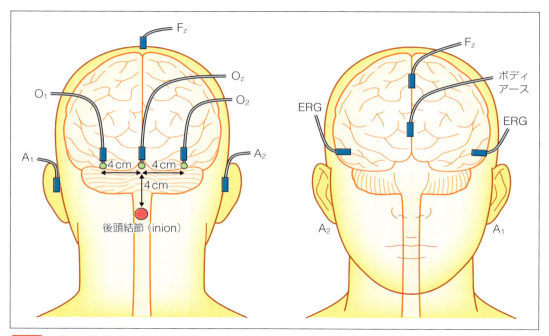

図6 視覚誘発電位と網膜電図の記録電極の位置
視覚誘発電位は後頭部の O_1, O_2, O_z で記録する．網膜電図（ERG）は眼周囲で記録する．

の記録を行い，光刺激が網膜に到達していることを確認することが必須である．

記録方法

- 一般的な VEP 記録のためのセッティングを**表1**に示す．
- 記録電極は，後頭結節から上方 4 cm に O_z，その左右 4 cm にそれぞれ O_1，O_2（国際 10/20 法）として設置する（**図6**）．記録電極は，シール電極よりも針電極のほうが安定した記録が行える．基準電極は単極誘導が望ましく，

基準電極は単極誘導が望ましい

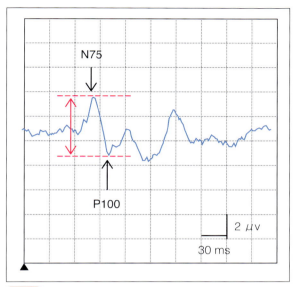

図7 視覚誘発電位の波形
振幅はN75とP100の頂点間距離で測定する．コントロール振幅と比較して50%以上の低下を有意と判断する．

比較的不活性な耳朶のA₁, A₂（国際10/20法），乳様突起，前頭部のFz（国際10/20法）に置く．O₂-O₁のような双極誘導は極性の逆転や両電極間の干渉があるため避けたほうがよい．
- VEPの電位は誘発電位検査装置で測定．記録されるが，電位が非常に小さいため加算平均法を用いて処理される．

網膜電図（ERG）の記録方法
- ERG記録はVEPモニター時には必ず実施する．ERGの記録電極は，眼周囲ならどこでも容易に記録できる．VEPと同様に加算平均法を用いて処理される．
- とくに，前頭開頭の開頭手術時にはERGモニタリングが重要である．開頭手術時に前額部の皮弁を翻転することによって眼瞼上の光刺激パッドがズレてしまって，光刺激が網膜に到達しなくなってしまう．この場合，ERGで網膜へ入射されている光強度レベルをチェックしていなければ光刺激パッドのズレに気がつかないで，VEP波形の減衰が手術操作によるものと勘違いしてしまう（偽陽性）．

評価方法
- 光刺激によるVEPの評価はN75（75 msec付近の陰性波）とP100（100 msec付近の陽性波）の頂点間振幅で行う（図7）．N75とP100の頂点間距離が基準振幅より50%以上の低下を認めた場合に，有意なVEP変化として術者に報告する．ただしVEPの振幅は微弱なため，再現性を確認するために少なくとも同じ波形が2回以上記録されることを確認しておく．

> N75とP100の頂点間距離が基準振幅と比較して50%以上の低下を有意と判断する

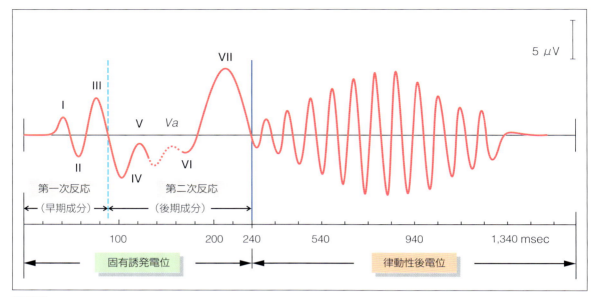

図8 フラッシュ刺激による視覚誘発電位の模式図
上向きが陰性.
(Ciganek L. The EEG response (evoked potential) to light stimulus in man. Electroencephalogr Clin Neurophysiol 1961; 13: 165-72 より)

波形消失に至らない程度の振幅の低下についての判定は慎重に行う

- 継続的なVEP波形消失は，術後の重度の視機能障害の発生と解釈できる．しかし，光刺激によるVEPの波形やピーク潜時は個人差が大きく，波形消失に至らない程度の振幅の低下についての判定は慎重でなければならない．
- 術中の操作による半盲は突然のVEP低下によって検出できるが，1/4盲では検出できないという報告もある[4]．全身麻酔下のフラッシュ刺激によるVEPモニターでの，予後改善につながるアラームポイントに関して十分な症例数での検討がなされていないため，今後詳細な検討が必要である．

d. 正常波形と生理学的意義

- 図8は，フラッシュ刺激で得られるVEPの代表的な波形である．光刺激後に少なくとも7波形が認められる．最初の3波形は次第に増幅していくが，そのうち最初の2波形は振幅も小さく，背景ノイズに埋もれて識別不能になることが多いが，第3波は全例で確認できる波形である．これらの初期の3波形は早期成分，その後の4〜7波の成分は後期成分といわれる．
- 光刺激による固有の誘発電位はこの早期，後期両成分までをさす．固有誘発電位に続くのは律動性後電位で，光刺激に固有のものでなく，非特異的なものと考えられている．
- 早期成分は同一個人では比較的安定しており左右差も少ないので臨床応用しやすい．
- 後期成分については不明の点が多く，外側膝状体から視覚領の視経路以外の皮質野の活動によるものであろうと考えられている．

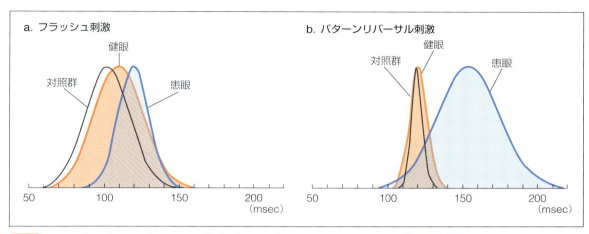

図9 フラッシュ刺激とパターンリバーサル刺激で得られる視覚誘発電位の主要陽性頂点の平均潜時の比較

(Halliday AM, ed. Evoked Potentials in Clinical Testing. London: Churchill Livingstone; 1982. p.188 より)

- VEP波形の振幅は5〜20μV程度で，第1〜3波は後頭部で振幅最大，潜時最短となり第一次視覚領と中継領域の活動電位を表すと考えられている．一方，第5波は頭頂部で振幅最大，潜時最短となる．
- 図9は，一側性の視神経炎患者の，患眼と健眼の主要陽性頂点の平均潜時についての標準ガウス曲線を表している．
- パターンリバーサル刺激では健眼と患眼の潜時の分布の差が明確になっているが，フラッシュ刺激では健眼と患眼の潜時の分布が広く，重なり合いの度合いが大きい．つまり，フラッシュ刺激によるVEPモニターでの波形評価として潜時を使用することは難しいことになる．
- 全身麻酔下でのフラッシュ刺激によるVEP波形の評価は，第3波と第4波つまりN75とP100の頂点間振幅で行うことになる．

> 第1〜3波は後頭部で振幅最大，潜時最短となる．第5波は頭頂部で振幅最大，潜時最短となる

❸ 測定に影響する因子

a．術前視機能

- 術前から重度の視機能障害を認める症例では，VEP波形の再現性が低く記録困難となる．術前視機能が重度の視野欠損や失明の症例では，光刺激によって視神経を興奮させることができないため，安定したVEP波形を得ることは困難である．
- Kodamaら[4]は，術前の視力が0.4以上なら安定した術中VEPモニタリングが可能であると報告している．信頼性の高いVEPモニタリングを行うためには，術前の視機能によって術中VEPモニタリングの適応を決定する必要がある．

> VEPの信頼性を高めるため，術前視機能によって術中モニタリングの適応を決定する

b. 体温

- 低体温はVEPに影響を与えるので，体温変化が起こりやすい全身麻酔中では注意が必要である．シナプス伝達は，軸伝搬よりも低体温に対して影響を受けやすい．1℃低下すれば末梢伝導が5%低下するのに対して，中枢伝導は15%低下するとされている[5, 6]．したがって多シナプス経路である視経路は，低体温に鋭敏であると考えられる．
- 37℃でのVEP潜時に比べて，33℃では10〜20%の潜時延長が認められる．体温低下により徐々にVEP振幅の減衰と潜時の延長が起こり，25〜27℃で完全に波形が消失する[7]．

c. 血中二酸化炭素分圧

- 低二酸化炭素血症ではpH，イオン化カルシウム濃度，神経細胞の興奮を促進する神経膜のイオン平衡などに変化が起こり，その結果として体性感覚誘発電位の伝導速度が速まることが知られている[8]．VEP測定時でも血中二酸化炭素分圧は大きく変化させない麻酔管理をしたほうがよい．

d. 低酸素血症，低血圧

- 脊髄や皮質下に比べると，脳皮質は代謝率が高いため低酸素に対して耐性が低いことが知られている[9]．また自動調節能を超えるような平均血圧の低下は，神経細胞への酸素運搬が減少するため，誘発電位に影響を与える．視経路には後頭葉皮質が含まれ，極端な低酸素と低血圧の状態ではVEPが変化すると考えられる．

e. 血液希釈

- 手術中の出血に対する輸液によって血液が希釈されるが，過度の血液希釈が原因でVEPが変化する可能性がある．ヘマトクリットが15%以下でVEP潜時延長，振幅低下が起こり，ヘマトクリットを22%まで戻すことでVEPも回復したという報告がある[10]．

f. 皮弁翻転

- 前額部の皮弁を翻転する場合は，皮弁翻転前にコントロールERGを記録しておく．皮弁翻転によりLED光刺激電極の位置がズレてしまうと網膜に到達する光照度が不十分になり，VEPモニタリングが困難になってしまう．皮弁翻転によりERG振幅が低下すれば皮弁を調節してもらい，十分な光照度で網膜が刺激できる位置まで戻してもらう．術中はERGが一定であることを確認したうえで，VEPの記録を行う．

❹ 各種麻酔薬とVEP

- 視経路の障害や虚血の影響ではなく，麻酔薬が原因でVEPが変化すること

1-5 視覚誘発電位（VEP）

表2 各種麻酔薬のVEPへの影響

吸入ガス麻酔薬	イソフルラン	↓↓
	セボフルラン	↓↓
	デスフルラン	↓↓
	笑気	↓↓
静脈麻酔薬	チオペンタール	↓↓
	プロポフォール	↓
	フェンタニル	― or ↓
	レミフェンタニル	― or ↓
	ケタミン	↓↓
筋弛緩薬	ベクロニウム	―
	ロクロニウム	―

↓↓：過度の抑制，↓：中等度〜軽度の抑制，―：抑止なし．

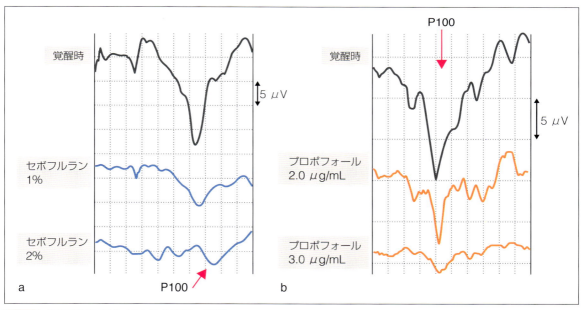

図10 視覚誘発電位に対する麻酔薬の影響
a：セボフルラン麻酔では低濃度でも視覚誘発電位を著しく抑制する．
b：プロポフォール麻酔では高用量になれば視覚誘発電位を抑制する．
（呂川五男, ほか. セボフルランおよびプロポフォールの術中誘発電位モニタリングへの影響. 麻酔 2006; 55: 692-8 より抜粋）

がある．信頼性の高いVEPモニターを実施するためには，VEP波形に影響を与えない麻酔薬を選択することが必要である．麻酔薬はシナプス伝導を抑制するため，多シナプス経路からの反応は抑制されやすい．

- VEPモニターで対象とされる視経路は，網膜から大脳皮質視覚領までに外側膝状体を含む3つのシナプスを介するために麻酔薬の影響を強く受ける．VEPに対するさまざまな麻酔薬の影響を表2にまとめた．
- すべての吸入ガス麻酔薬は低濃度でもVEPを抑制し，濃度依存性に潜時を延長させ，振幅を低下させる[11,12]（図10）．笑気によっても大きく振幅が減

衰し[13]，吸入ガス麻酔薬との併用で波形は消失してしまう[14]．
- 静脈麻酔薬についてはプロポフォールのみが VEP に対する抑制効果が小さいが，他の静脈麻酔薬は低濃度でも VEP を著しく抑制するため使用しにくい．チオペンタールは用量依存性に潜時の延長と振幅の減衰を認め，6 mg/kg の投与で波形が消失する[15]．ケタミンも潜時の変化はわずかだが，振幅は著しく減衰する[16]．
- オピオイドであるフェンタニルとレミフェンタニルに関しては，通常の臨床使用量では VEP に影響はない．しかし，フェンタニルは一度に大量投与（10〜60 μg/kg）を行うと，最大で 30% の振幅低下を認めたと報告されているため，注意が必要かもしれない[17]．
- 筋弛緩薬は，VEP 記録に影響しないので使用可能である．
- VEP は麻酔薬の影響を多大に受けるので，麻酔薬の選択と使用方法には慎重になるべきである．つまり，全身麻酔下での VEP モニターに適した麻酔方法は，プロポフォール，麻薬（フェンタニル，レミフェンタニル），筋弛緩薬による全静脈麻酔である．ただし，プロポフォールでも投与量が多くなれば VEP 電位が抑制されるので，BIS モニターなどで麻酔深度を調節する必要がある．

> 全身麻酔下での VEP モニターに適した麻酔方法は，プロポフォール，麻薬（フェンタニル，レミフェンタニル），筋弛緩薬による全静脈麻酔
>
> プロポフォールは高用量になると VEP を抑制するため麻酔深度を調節する
>
> ▶BIS：
> Bispectral Index

⑤ 臨床使用の実際

a． 視機能障害の回避を可能にする

- 視機能障害が発生するリスクのある手術として，脳神経外科手術，腹臥位で施行される脊椎脊髄手術，心臓血管手術，頻度は少ないが前立腺手術である頭部低位のロボット手術なども報告されている．
- とくに，脳神経外科手術では，下垂体腺腫，頭蓋咽頭腫，鞍結節部髄膜腫などの視神経交叉部の腫瘍摘出術や視神経，視放線，後頭葉などの視経路やその近傍の脳腫瘍摘出術，また眼動脈の血流を障害するリスクのある内頸動脈瘤クリッピング術などがある．
- 視機能障害発生のメカニズムは，手術操作による視経路の物理的な損傷，不完全な動脈瘤クリッピングによる血流障害などである．
- 全身麻酔下の手術中では患者の意識はないので他覚的に視覚を評価できる VEP モニターは有用で，網膜から大脳皮質視覚領までの視経路に発生した異常を検出でき，視機能障害を回避または最小限にとどめることができる．

b． VEP 振幅が有意に変化したときの対応

- 再現性のある VEP 波形を得るためのとくに重要なポイントは，①プロポフォールによる全静脈麻酔，②高輝度 LED 光刺激装置の使用，③ERG モニターの 3 つである．これらのうち 1 つでも欠けると信頼性の高い VEP はモニターできない．
- 術中に VEP 振幅が有意に変化した場合（N75 と P100 の頂点間距離がコン

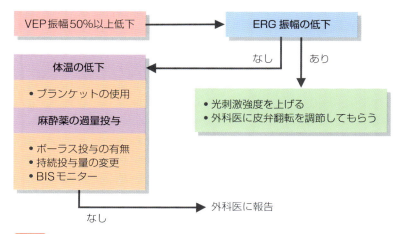

図11 視覚誘発電位が変化したときの対応
まずは網膜電図の振幅を確認する．
VEP：視覚誘発電位，ERG：網膜電図，BIS：bispectral index.

トロールと比較して50％以上の変化）は，偽陽性変化を除外したうえで術者に警告を発する（図11）．

- VEP変化が偽陽性かどうかのチェック方法は，まず網膜が十分な照度で刺激されているのかをERGで確認する．ERGが低下しているなら刺激強度を上げて，コントロールERGと同レベルの振幅が得られるように調節する．
- 光刺激強度の調節によってERGが十分に回復しない場合は，術者に皮弁翻転を調節するなどして光刺激パッドの位置を調節してもらう．ERGの振幅が十分に得られている場合は，麻酔薬と体温をチェックする．
- プロポフォールのボーラス投与，持続投与量の増量が行われていないかを担当麻酔医に尋ねる．
- 体温低下に対しては，手術開始時からブランケットなどであらかじめ保温しておくことが大切である．

偽陽性把握のため，まずERGで網膜が十分な照度で刺激されていることを確認する

6 おわりに

- かつて全身麻酔下では安定した波形記録が困難であったVEPが，近年になって，プロポフォール麻酔，高輝度LEDによる網膜光刺激装置，光刺激が網膜に到達したことを確認するERGの併用などの工夫により，全身麻酔下でも再現性のあるVEP波形を得ることが容易になった．
- 術中VEPの振幅低下をとらえることによって，術後の比較的大きな視機能障害を検出することが可能である．
- 今後は，脳神経外科手術だけではなく術後視機能障害発生の可能性がある腹臥位や頭部低位での手術などにおけるルーチンモニターとしてVEPが臨床使用できるかもしれない．

（林　浩伸，川口昌彦）

文献

1) Wright JE, et al. Continuous monitoring of the visually evoked response during intra-orbital surgery. Trans Ophthalmol Soc U K 1973; 93: 311-4.
2) Cedzich C, Schramm J. Monitoring of flash visual evoked potentials during neuro-surgical operations. Int Anesthesiol Clin 1990; 28: 165-9.
3) Sasaki T, et al. Intraoperative monitoring of visual evoked potential: Introduction of a clinically useful method. J Neurosurg 2010; 112: 273-84.
4) Kodama K, et al. Standard and limitation of intraoperative monitoring of the visual evoked potential. Acta Neurochir (Wien) 2010; 152: 643-8.
5) Russ W, et al. Effects of hypothermia on somatosensory evoked responses in man. Br J Anaesth 1987; 59: 1484-91.
6) Zeitlhofer J, et al. The influence of temperature on somatosensory-evoked potentials during cardiopulmonary bypass. Eur Neurol 1990; 30: 284-90.
7) Russ W, et al. Effect of hypothermia on visual evoked potentials (VEP) in humans. Anesthesiology 1984; 61: 207-10.
8) Ledsome JR, et al. Somatosensory evoked potentials during hypoxia and hypocapnia in conscious humans. Can J Anaesth 1996; 43: 1025-9.
9) Kobrine AI, et al. Relative vulnerability of the brain and spinal cord to ischemia. J Neurol Sci 1980; 45: 65-72.
10) Nagao S, et al. The effects of isovolemic hemodilution and reinfusion of packed erythrocytes on somatosensory and visual evoked potentials. J Surg Res 1978; 25: 530-7.
11) Chi OZ, Field C. Effects of isoflurane on visual evoked potentials in humans. Anesthesiology 1986; 65: 328-30.
12) 亀山佳之. イソフルレン, セボフルレンの誘発電位, 脳波に及ぼす影響に関する臨床的研究. 麻酔 1994; 43: 657-64.
13) Sebel PS, et al. Effect of nitrous oxide on visual, auditory and somatosensory evoked potentials. Br J Anaesth 1984; 56: 1403-7.
14) Sebel PS, et al. Evoked potentials during isoflurane anaesthesia. Br J Anaesth 1986; 58: 580-5.
15) Chi OZ, et al. Visual evoked potentials during thiopentone-fentanyl-nitrous oxide anaesthesia in humans. Can J Anaesth 1989; 36: 637-40.
16) Hou WY, et al. The effects of ketamine, propofol and nitrous oxide on visual evoked potential during fentanyl anesthesia. Ma Zui Xue Za Zhi 1993; 31: 97-102.
17) Chi OZ, et al. Effects of fentanyl anesthesia on visual evoked potentials in humans. Anesthesiology 1987; 67: 827-30.

1-6 脳酸素飽和度モニター (NIRS)

1 測定原理

- 近赤外線分光法（NIRS）による酸素飽和度測定は，波長700〜950 nmの近赤外線を用い非侵襲的に体内の酸素化状態を反映させる方法である．主に脳内酸素飽和度（rctSO$_2$）が測定されており，専用のプローブを前額部に貼付することで簡便に結果が得られる．
- 日本で多く用いられている近赤外線脳酸素モニターにはINVOS™（Covidien）とNIRO（浜松ホトニクス）がある．上記2つ以外に現在発売されているNIRSモニターにはTOS-OR（フジタ医科器械）やFORE-SIGHT®（CAS Medical Systems）がある．

▶NIRS：
near infrared spectroscopy

▶rctSO$_2$：
regional cerebral tissue oxygen saturation

a. Beer-Lambert法則とModified Beer-Lambert法則[1]

■ Beer-Lambert法則（図1）

- 光が散乱のない均一な物質に入光した場合，光は物質により吸収され減弱する．その減弱度合いは光が通過した物質の濃度と距離に比例することが知られており，$A = I/I_0 = \varepsilon \cdot c \cdot d$ ★1 と表される．

光が散乱のない均一な物質に入光した場合，吸光度はBeer-Lambert法則に従う

★1 $A = I/I_0 = \varepsilon \cdot c \cdot d$
A：吸光度，I：入光部の光量，I_0：受光部の光量，ε：吸収係数，c：吸光物質濃度，d：光路長．

■ Modified Beer-Lambert（MBL）法則（図2）

- 生体内は散乱があり，不均一であり入射した光はすべてが直進せず散乱が生じるため，単純にBeer-Lambert法則を適応できない．そこで考えられたのが，光の散乱を考慮したMBL法則であり，$A = I/I_0 = \varepsilon \cdot c \cdot d \cdot DPF + G$ ★2 と表される．
- MBL法則よりINVOS™では730 nmと810 nmの2波長，NIROでは735 nm，810 nm，850 nmの3波長を用いることで，INVOS™では酸化ヘモグロビン（Hb）と脱酸素化Hbの変化から血液量係数（BVI）を，NIROでは酸素化Hb，脱酸素化Hb，総Hbの変化量を測定している．各Hbの絶対値は測定できないが，微細な変化をとらえることができるという利点がある．
- MBL法則を用いて測定される各Hbの変化量は，光路長が一定という条件のもとで測定されている．後述するが，この光路長は色々な因子の影響を受けることが知られている．

★2 DPF+G
DPF：散乱による光路長の延長を表す係数，G：散乱により失われる光量．

▶BVI：
blood volume index

生体内での吸光度はModified Beer-Lambert法則に従う

b. 測定部位（深度）

- INVOS™：1つの発光部から30 mmと40 mmの距離に2つの受光部があり，発光部に近い受光部で浅層部のシグナルを，遠い受光部で深層部のシグナルを受光する仕組みになっており，深層部のシグナルから浅層部のシグナ

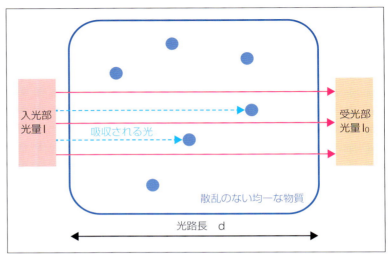

図1 Beer-Lambert法則
光が散乱のない均一な物質に入光した場合，吸光度はBeer-Lambert法則に従う．
(Ghosh A, et al. Anesth Analg 2012; 115: 1373-83[1])をもとに作成)

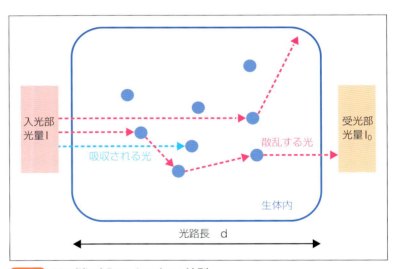

図2 Modified Beer-Lambert法則
生体内での吸光度はModified Beer-Lambert法則に従う．
(Ghosh A, et al. Anesth Analg 2012; 115: 1373-83[1])をもとに作成)

ルを減算することで深層部の情報を得ている．その結果，前額部にセンサーを貼付した場合はセンサー直下 20～30 mm の情報を得ることになる．
- NIRO：(発光部と受光部の距離)× 7 mm の深さの情報が計測される．成人の L 型ホルダーを用いた場合はセンサー直下 28 mm の情報を得ていることになる．

c. 脳内酸素飽和度と空間分解分光法（SRS 法）

- $rctSO_2$ は NIRO では組織酸素飽和度（TOI）として，INVOS™ では局所酸素飽和度（rSO_2）として表示される．いずれも酸化 Hb と総 Hb（酸素化 Hb と脱酸素化 Hb の総和）の比で計算される．
- SRS は濃度の絶対値（Hb 濃度）を求めることなく，比（脳内酸素飽和度）を求めるために開発された方法である．1 つの発光部に対し 2 つ以上の受光部を設け，反射光強度を測定することで比を計算することができる．
- NIRO では SRS を用いて TOI を算出している（動静脈比率は仮定していない）．
- INVOS™ では動静脈血の比が常に 1 対 3 であることを用いた fSO_2（field saturation）（fSO_2＝動脈血酸素飽和度× 0.25 ＋内径静脈血酸素飽和度× 0.75）という概念に基づき，独自のアルゴリズムに当てはめて rSO_2 を求めているようだが，詳細は明らかにされていない．

▶SRS：
spatially resolved spectroscopy

▶TOI：
tissue oxygenation index

▶rSO_2：
regional oxygen saturation

d. 時間分解分光法（TRS 法）

- MBL 法則では光路長は一定であり Hb の絶対値を得ることができなかったが，実際に光路長を計算し Hb の絶対濃度を得るために用いられる方法の一つが TRS 法である．
- 短パルス光を用い，物質を通過し得られた受光部の光量から時間に応じて得られた強度分布を求め，平均光路長，Hb 値を測定する．FORE-SIGHT® や NIRO TRS-20（浜松ホトニクス）では絶対値が測定可能である．

▶TRS：
time resolved spectroscopy

❷ 脳内酸素飽和度に影響を及ぼす因子

a. 機器による影響

- NIRO-300 と INVOS™ 5100 を用いて健康ボランティア 10 名の $rctSO_2$ を計測したところ，全体ではそれぞれ 64.9 ± 5.1％と 62.3 ± 6.0％と近似していたが，個人間での 95％信頼区間は 14.7％と大きく[2]，各 NIRS 測定機器のあいだで絶対値を比較してはいけないと考えられる．
- センサーの貼付部位も測定値に影響を与える．図 3 のように貼付場所を選択した場合 C がいちばん高く表示され，次いで R と L，R1 と L1 の順となる[3]．脳実質以外の構造物，脳表までの距離，前額部の形態，頭蓋外血流の光路長への影響が示唆されている．

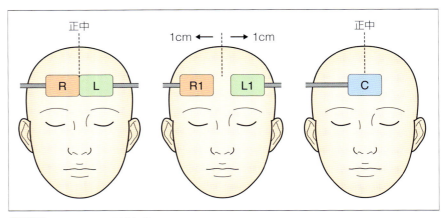

図3 センサーの貼付部位

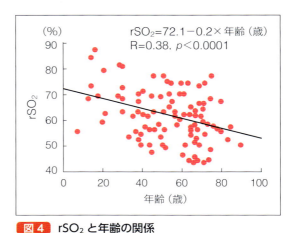

図4 rSO$_2$ と年齢の関係
(Kishi K, et al. J Neurosurg Anesthesiol 2003; 15 : 302–6[3]) より

b. 個体による影響

- 加齢とともに rSO$_2$ は低値を示す傾向にある[3]（図4）．加齢により脳血流量，脳血液量，脳代謝率，脳の Hb の酸素化が低下することや神経のミエリン形成が増加し光路長が長くなるためといわれている．
- Hb が上昇すると rSO$_2$ は上昇し[3]，Hb が減少すると rSO$_2$ も減少する[4]（図5）．Hb は光路長に影響を与えることが知られており，Hb の減少により光路長は延長する．その結果，rSO$_2$ を低く見積もることになる．
- 頭蓋骨の厚みや頭蓋下の脳脊髄液層の厚さも rSO$_2$ に影響を及ぼす．心臓手術または脳外科手術を受ける患者103名を対象に INVOS™ と NIRO を用いて rctSO$_2$ を計測した．それらの値と術前に撮影された頭部 CT から割り出された発光部，受光部での頭蓋骨の厚み，それらのあいだの脳脊髄液層の面

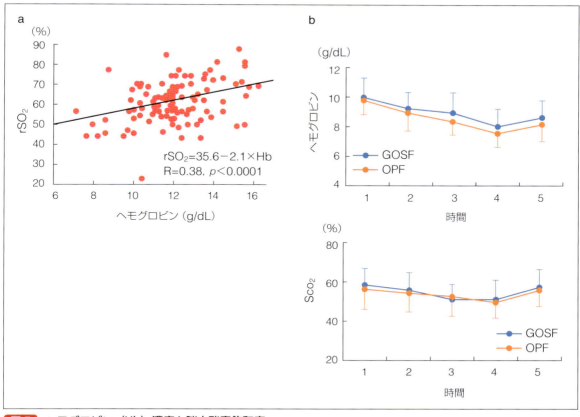

図5 ヘモグロビン（Hb）濃度と脳内酸素飽和度
GOSF：笑気，酸素，セボフルラン，フェンタニル，OPF：酸素，プロポフォール，フェンタニル．
（a：Kishi K, et al. Neurosurg Anesthesiol 2003; 15: 302-6[3]）より，b：Yoshitani K, et al. Anesthesiology 2007; 106: 458-62[4]）より）

積，同時に得られたHb値との関係を調査した結果，上記の因子はrSO$_2$には影響を与えるがTOIには影響を与えにくいということが示された[4]．
- 頭蓋外血流の影響も無視できない．健康ボランティアに対しINVOS™，FORE-SIGHT®，EQUANOX™（Nonin Medical）の3機種を用いて，頭蓋外血流がrctSO$_2$に与える影響を調べた報告がある．前額部にターニケットを装着し，加圧することで頭蓋外血流の影響を除くことが可能となる．加圧前，加圧中，加圧後のrctSO$_2$はいずれの機種においても加圧中が最も低く，加圧前と加圧後はほぼ同じ値を示した．これにより3機種とも頭蓋外血流の影響を受けていることがわかる．また，変化率は各機種により異なり，INVOS™（16.6 ± 9.6），FORE-SIGHT®（11.8 ± 5.3），EQUANOX™（6.8 ± 6.0）であった[5]．
- NIROを用いて外頚動脈および内頚動脈を直接遮断したときの変化をみた場合，外頚動脈遮断時にはTOIは変化せず，内頚動脈遮断時にはTOIが減少しシャントを挿入することでTOIの回復を得ている[6]．このことより，TOIは頭蓋外血流の影響は少ないといえる．

- 体温も測定値に影響を与える重要な因子であり，人工心肺を使用する場合はとくに注意が必要となる．35℃での人工心肺では rSO$_2$ はベースラインから7％低下し，30℃まで体温を下げると脳の酸素消費量の減少や脳表での酸素飽和度低下の影響か，rSO$_2$ の低下はなくなる[7]．したがって，脳虚血がなくてもある温度までは温度依存性に rSO$_2$ が低下することを理解しておかなければならない．
- 以上より INVOS™ よりも NIRO のほうが個人のなかの因子の影響を受けにくいことがわかる．この大きな原因の一つに，光路長が測定できないということがある．今後，光路長が測定できる機種が登場することで，より正確に脳内の状態を読み取ることが可能になると思われる．

> 脳虚血がなくてもある温度までは温度依存性に rSO$_2$ が低下することを理解しておく

③ 臨床使用の実際

a. NIRS の適応

- NIRS は簡便であるが，プローブが決して安価とはいえないために，全症例で用いることは現実的ではない．現在，よく用いられているのは心臓血管外科手術（人工心肺症例，人工心肺を使用しない冠動脈バイパス術，大血管手術など）や脳神経外科手術（頸動脈内膜剥離術，頸動脈ステント留置術など），脳血管合併症の危険因子を多く有する患者の手術などである．
- NIRS のパラメータの変化と理論上の生体内変化を **表1** に示す．

b. 心臓血管外科

- 心臓血管外科で NIRS が使用される目的は大きく分けて2つあり，術中の decision making と術後の脳障害のリスク減少への貢献である．

■ 術中の decision making

- 人工心肺を用いる症例では送・脱血管を挿入する必要がある．まれではあるが重大事故につながる合併症として誤挿入がある．経食道心エコーにより

表1 NIRS のパラメータの変化と理論上の生体内変化

脳内局所酸素飽和度	初期値からの全 Hb の変化	評価	要因
↓	↓	血流低下，酸素消費量減少なし	虚血，出血
↓	→	血液量不変，酸素消費量増大	代謝亢進
↓	↑	静脈血流のうっ滞	うっ血
↑	→	血液量不変，酸素消費量減少	代謝低下
↑	↑	血流増加，酸素消費量増加なし	血流増加

NIRS：近赤外線分光法，Hb：ヘモグロビン．

- 送・脱血管の位置を確認するのは言うまでもないが，ブラインドゾーンではその有用性は下がる．このような状況でもNIRSは情報を与えてくれる場合がある．
- 冠動脈バイパス術（CABG）および弁手術が施行された患者で，すべての手技の終了後にrSO$_2$の低下を認め，その原因が上大静脈の狭窄であった1例[8]，選択的脳灌流用のカテーテルが右鎖骨窩動脈に迷入し右腕頭動脈の血流障害が判明した1例[9]，Raynaud症状を有している患者の人工心肺離脱後のrSO$_2$低下から血管収縮を疑い介入しrSO$_2$の改善を認めた1例[10]，輸血量の減少に寄与した報告[11]などがある．

> NIRSは術中のdecision makingに有用である
>
> ▶CABG：
> coronary artery bypass graft

術後の脳障害の回避

脳血管障害の発生率，種類，原因

- 心臓血管手術後の脳血管障害の発生率は他の術式に比べ高値を示す（**表2**）[12]．
- 一般に心臓血管外科手術後の脳血管障害はtype 1（脳血管障害や低酸素血症で死亡したもの，非致死性脳卒中，一過性脳虚血発作，昏睡）とtype 2（知的機能低下，せん妄，局所的神経症状を伴わない痙攣など）に分類され，発生率は各々3.1%と3.0%である[13]．ただ，この研究は術後高次脳機能障害（POCD）を含めておらず，心臓血管外科手術後のPOCD発生率は報告によりばらつきが大きいが，80%の患者に発生するという報告もみられる[14]．
- 術後脳血管障害の発生には粥腫，血栓，塞栓子（空気，脂肪など）に加え低灌流や過灌流が関係している[15]．

> ▶POCD：
> postoperative cognitive dysfunction

表2 術式と周術期脳梗塞の発生率

手術	脳梗塞発生率
全身麻酔	0.05〜0.24%
CABG	1.4〜3.8%
弁手術	4.8〜8.8%
複数弁手術	9.7%
CABG＋弁手術	7.4%
大動脈手術	8.7%
頸動脈内膜剥離術	2.5〜5.5%
肺手術	0.6〜0.87%
末梢血管手術	0.3〜4.4%
整形外科手術	0.29〜0.9%
帝王切開術	0.05%

CABG：冠動脈バイパス術．
（位田みつる，ほか．麻酔前の評価・準備と予後予測—病態に応じた周術期管理のために．克誠堂出版；2012. p.94-100[12]より）

術前のrctSO₂値と患者予後

- 術前の酸素投与下のrSO₂が50％以下の患者では，人工心肺を使用する心臓手術の30日および1年後の死亡率や合併症発生率が高く，術前のrSO₂値は患者重症度を反映していることから，そのような患者では人工心肺を使用しない治療方針を検討すべきかもしれない[16]．術前のrSO₂値と手術3日後のせん妄発生率との関係も示されている[17]．

術中のrctSO₂値と術後脳血管障害

- 332名のCABG患者（人工心肺を用いないCABGを受けたものは30名）を対象にINVOS™，経頭蓋ドプラー（TCD），脳波モニターを使用し手術中の脳循環管理を行った．各モニターの介入開始基準をINVOS™では初期値から20％を超えての低下，脳波では新たな脳波異常，TCDでは速度が初期値から20％を超えての低下，初期値の2倍以上の上昇，HITS（high intensity signals）と定め，上記基準を満たした場合，脳循環を改善させるための介入を行うと，術後脳血管障害を起こしたのは3％（10名）で，モニタリングを使用しない場合に予想された脳血管障害率よりも低い結果となった．また，術中の脳灌流異常の検知率はINVOS™ 42％，TCD 16％，脳波 1％とINVOS™が他に比べ高かった．さらに，術後脳血管障害を発症した患者のrSO₂値（絶対値）は発症していない患者と比べ低いことがわかった[18]．

▶TCD：transcranial doppler

- 大血管手術を受けた患者59名を対象にTOS（トステック）で手術中のモニターを行ったところ，術後に神経症状を示した16人は神経症状を示していない患者と比べrSO₂値が低い状態が長く続いていたことが示されている[19]．
- 低灌流と術後脳血管障害の関係だけでなく，人工心肺中の過灌流との関係も注目されている．現在NIRSを用いて脳の自動調節能を測定しようという試みがなされており，それにより求められた脳の自動調節能の上限値を超えた灌流圧で人工心肺を使用すると術後せん妄の発生頻度が増加することが示された[15]．

術中のrctSO₂値とPOCD

（1）観察研究

- CABG患者61名の術中rSO₂値と術後4～7日目および1か月のPOCDを調査し，rSO₂値が50％未満の場合，術後4～7日目のPOCDの発生率が高く，基準値から30％以上低下していた場合は1か月のPOCDの発生率が高値を示した[20]．CABGにおけるrctSO₂と術後脳血管障害の発生率[21]や冠動脈バイパス術に弁手術を加えた患者群においてrctSO₂とPOCDの関係性[22]を示した報告がある．
- 一方で，弁置換患者100名の手術7日目のPOCDの頻度を調べた研究ではrSO₂値とPOCDには関係があるとはいえないと結論づけられている[23]．

（2）ランダム化比較試験（RCT）

▶RCT：randomized controlled trial

- CABG患者をモニタリング介入群（ベースラインの20％以上減少，絶対値50％未満になった場合は積極的介入を行う）とモニタリングなし群に分類し，術後7日目のPOCDの発生率を調べたところ，モニタリング群ではPOCDの発生率が低く，長時間のrSO₂の低下はPOCDの発生リスクを増加

させることがわかった[24]．
- また，別の CABG 患者で rSO_2 モニタリングを行い，低値を示した場合に介入を行うと，術後の主要臓器合併症と死亡率の減少，集中治療室滞在期間が短縮することもわかっている[25]．

術中 $rctSO_2$ 値の介入
- 麻酔中の $rctSO_2$ の介入値は定まっていないが，絶対値で 50％ 未満またはベースラインから 20％ の低下が一般的な介入値とされている．
- 手術中に rSO_2 値がベースラインから 25％ 以上下回った場合，15 秒以内に以下の介入を行って術後の脳血管障害を予防する方法が，Murkin Interventional Protocol として提唱されている：①頭部位置の確認，②動脈血二酸化炭素分圧 ≧ 40 mmHg，③α-stat での管理，④平均動脈圧 > 60 mmHg，⑤潅流指標の増加，⑥脳潅流圧 > 50 mmHg，⑦ヘマトクリット ≧ 20％，⑧拍動流併用，⑨酸素濃度の増加[25, 26]．

小児領域
- 人工心肺を使用し先天性心疾患手術を受けた乳幼児および小児を対象とした研究で，左右シャントがある児では術前の rSO_2 値が低く，術前 rSO_2 値が低いと周術期死亡率が増加すること[27]，術中の低い rSO_2 値は長期予後，手術 1 年後の精神運動発達係数にも影響を与えることが示されている[28]．
- 腎周囲に NIRS を貼付することで腎周囲血流の評価が可能となる．腎周囲の rSO_2 値が術後腎機能障害と関連しており[29]，術後管理において脳 rSO_2 値と体組織 rSO_2 値をモニタリングすることで循環動態を把握でき，低心拍出量症候群の早期診断および介入が可能である[30, 31]．

C. 脳神経外科

内頚動脈狭窄症
- 内頚動脈狭窄症患者に対し，脳梗塞の予防のために内頚動脈内膜剥離術（CEA）や頚動脈ステント留置術（CAS）が行われる．脳梗塞を予防するための手術にもかかわらず，2.5～5.5％ で周術期に脳梗塞をきたす可能性がある（表 1）．
- 脳梗塞の原因には塞栓症や頚動脈遮断に伴う低潅流などが考えられている．頚動脈遮断中の低潅流の予防目的にシャントが留置されることがあるが，塞栓や内頚動脈解離のリスクが伴うため全例に施行することについては議論がある．そこで神経モニタリングを行い，シャント挿入の適応が判断されることになる．
- 術後の過潅流症候群（CHS）の発見にも NIRS は有用である．

$rctSO_2$ 値と頚動脈遮断中の脳潅流

（1）$rctSO_2$ 値のカットオフ値
- 局所麻酔下で CEA が行われた 94 患者のうち 10 名が術後神経症状を示し，その 10 名と神経症状を示さなかった患者群とを比較すると，基準値からの rSO_2 値の低下が大きかったことがわかった．さらに，基準値から 20％ の低下をカットオフ値とすると感度が 80％，特異度が 82.2％ であった[32]．同様

▶CEA：
carotid endarterectomy

▶CAS：
carotid artery stenting

▶CHS：
cerebral hyperperfusion syndrome

術後の CHS の発見にも NIRS は有用である

- に局所麻酔下でCEAを施行した48患者でrSO$_2$値のカットオフ値を20%に設定すると感度, 特異度はいずれも80%となり, カットオフ値に絶対値59%を用いると感度は100%となるが, 特異度は47%に低下することも示されている[33]。
- 全身麻酔下でCEAが行われる場合は局所麻酔下とは違い患者の意識がなくなるため, 神経モニタリングはより重要な役割を担うことになる. 全身麻酔下でCEAを受けた594名を対象に, rSO$_2$値をモニタリングしたところ11.7%をカットオフ値とすると感度, 特異度は75%, 77%となりカットオフ値を20%とすると感度は30%, 特異度は100%であった[34]。
- 局所麻酔と全身麻酔で低灌流を示唆するカットオフ値が異なる. これは, 局所麻酔と全身麻酔では酸素需要や麻酔薬の作用が異なることによると考えられており, 局所麻酔の基準を全身麻酔に当てはめてはいけないし, 逆も然りである.

(2) シャント挿入の判断
- 頸動脈遮断により低灌流の可能性がある場合は, シャントが挿入されることがある. シャント挿入の有無には, ①基準値から20%以上の低下, ②基準値から25%以上の低下または, 血圧を上げても3分以内に変化率が20%以内にならないもの, といった基準が採用されている[35]。

(3) rctSO$_2$値と脳虚血
- NIRSは前額部に貼付されることが多いため, 脳虚血の場所により虚血をうまく反映できないこともあるが, 突然のrctSO$_2$値の大きな変化は脳内に大きなイベントが生じたことを示す指標となる.
- 脳虚血を考える基準を示す[35]：①ベースラインからの10 index pointsの低下, ②絶対値で50%以下, ③基準値から20〜25%以上の低下, ④左右差が25%以上.

> 突然のrctSO$_2$値の大きな変化は脳内に大きなイベントが生じたことを示す指標となる

rctSO$_2$値とCHS
- CHSは200%以上の脳血流の急激な増加により発生し, 頭痛, 高血圧, 痙攣を主症状とする. 脳出血が生じる例もある. 高度の内頸動脈狭窄症例の治療後に発症することが多く, 発症のピークはCEAでは術後6日目, CASでは術後12時間以内といわれている. 術中に加え, 術後もNIRSをモニタリングすることによりCHSを予測することが可能である.

(1) CEAとCHS
- 全身麻酔下でCEAを受けた151名にINVOS™を用いて周術期のrSO$_2$値とCHSの関係を調べた. rSO$_2$値は術前, 内頸動脈遮断前, 遮断後, 術後に計測された. CHSを発症した患者は7名で, 術前と術後のrSO$_2$値の変化は7 (4〜15) であり非CHS群の1 (−6〜7) と比べて有意に増加していた. また, 同研究ではTCDを用いて血流の評価も行っており, こちらもCHSの予測に有用であるとしているが, すべての患者で計測が行えるわけではなく, 計測できない場合はNIRSを使用するのがよいとしている[36]。

(2) CASとCHS
- 局所麻酔下でCASを受けた64名にINVOS™を用いて周術期のrSO$_2$値と

CHSの関係を調べた．rSO₂値は術前，内頚動脈遮断解除直後，3分後に計測された．CHSを発症した患者は2名で，両者とも再灌流後，3分後ともに24％以上増加していた．一方，非CHS群では遮断解除後の変化は1.4 ± 8.3％で3分後は3.0 ± 6.5％でありCHS群では遮断解除後からrSO₂値が増加することが示された．また，CHS発症の予測値として，遮断解除直後で18％，3分後で10％がよいのではないかとしている[37]．

くも膜下出血（SAH）

- SAHの術後合併症の一つに脳血管攣縮がある．脳血管攣縮はSAHの3～5日後に生じ，遅発性脳梗塞の原因になるため早期の予防，発見が重要である．

▶SAH：
subarachnoid haemorrhage

rctSO₂値と脳血管攣縮

- 動脈瘤破裂によるSAHの症例でコイル塞栓術が施行された32名を対象にrSO₂値と脳血管攣縮の関係を調べた報告によると，15名に脳血管攣縮が生じ，脳血管攣縮を起こした患者では動脈瘤と同側のrSO₂値が3.5（2.13～4.03）％低下した．また，脳血管攣縮の程度が重症であった患者はrSO₂値が大きく低下していることもわかった[38]．
- NIRO TRS-20を使用した研究もある．SAH患者14名と年齢をマッチさせた対照群14名とTRS-20の評価項目を比較したところ，脱酸素化Hbは有意に低くrctSO₂値は有意に高かったことより，SAH患者では脳血流が増加していることがわかる．また，SAH患者でCHSを発症した患者と非CHS患者を比較すると，酸素化Hb，総Hb，rctSO₂値が低下しており，脳虚血の状態であると解釈できる．さらに，rctSO₂値のカットオフ値を3.9～6.4％の減少とすると脳虚血の感度は100％，特異度は85.7％となることが示された[39]．

rctSO₂値と遅発性脳梗塞

- 破裂動脈瘤患者164名にINVOS™を貼付した．rSO₂値50％未満が30分持続した場合を脳酸素飽和度低下と定義し，遅発性脳梗塞および3か月後，12か月後の機能予後との関係について調べた．遅発性脳梗塞は94名に発生し，66％が脳酸素飽和度低下を起こしていた．3か月後の機能予後に関係していたのは脳酸素飽和度低下と年齢であったが12か月後の機能予後には年齢のみが関係していた[40]．

d. 胸部外科[35]

- 胸部外科では分離肺換気を使用する機会が多く，酸素需給バランスが崩れる可能性があり，胸部外科全体では約半数が，分離肺換気を必要とする症例では75％の患者が基準値から20％以上のrctSO₂値低下を認める．rctSO₂値低下の危険因子には低酸素血症，側臥位，年齢などがある．
- POCDとの関係も示唆されている．分離肺換気を必要とする胸部外科を受ける75名を対象に術中のrSO₂値とPOCDの関係を調べた研究によると，絶対値が21％以上低下した患者は全体の57％であり，絶対値で60％を下回

表3　周術期脳梗塞の危険因子とオッズ比

	危険因子	オッズ比
年齢	18〜64歳	1
	65〜74歳	2.7〜5.5
	75〜84歳	4.1〜10.9
	85歳以上	6.1〜14.6
既往	脳梗塞	2.4〜14.3
	糖尿病	2.2
	高尿酸血症	3.5
	腎障害	3.0
	心房細動	2.0〜5.5
	虚血性心疾患	2.3
	末梢血管病変	8.0
	慢性閉塞性肺疾患	8.8

(位田みつる, ほか. 麻酔前の評価・準備と予後予測―病態に応じた周術期管理のために. 克誠堂出版; 2012. p.94-100[12] より)

る時間が5分以上あれば3.66（1.06〜12.58）倍POCDのリスクが高くなり, 30分以上の低下がある症例では9.56（1.75〜52.13）倍リスクが増加するとしている[41]．

e. 腹部外科

- 一般外科の症例でも, 脳障害のリスクが高い患者（**表3**）の周術期管理にNIRSは有用である．
- 65歳以上の予定で一般腹部外科手術を受ける60名を調査したところ, 26%でrSO_2値の低下が生じ, rSO_2値が絶対値で50%を下回る時間が長ければ長いほど入院期間が長くなることが示されている[42]．
- RCTも行われており, 手術時間が2時間以上と予想される65歳以上の腹部外科患者122名を介入群（rSO_2値をモニターしベースラインの75%以上に維持）と対照群（rSO_2値はモニターするがデータは盲検化）の2群に分けrSO_2値を調査した．介入群で術中の最小および平均rSO_2値が高いのは言うまでもないが, rSO_2値の低下は同程度であった（20%と23%）．しかし, 対照群でrSO_2値の低下がみられた患者は介入群と比較し手術7日目のミニメンタルステート検査値が有意に低かった．さらに, 術後回復室の滞在期間や入院期間も有意に延長することが示された[43]．

f. 整形外科[1, 35]

- 整形外科手術, とくにビーチチェアポジション（約60°程度の座位）を用いる肩手術でrSO_2値が低下することが知られている．同じ肩手術でも側臥位

の場合はrSO$_2$値の低下がみられないため，体位が多く影響していると考えられる．低下の割合には差があるが，最高で27%の低下が認められ，持続時間も長いものでは60分に及ぶ．rSO$_2$値の低下とPOCDとの関係が示唆されているが，肩手術でのPOCDの発生頻度自体が低いためはっきりとした結論は出ない．一方で，rSO$_2$値が低値であると術後に悪心・嘔吐が増加することが知られている．

（位田みつる，川口昌彦）

文献

1) Ghosh A, et al. Review article: Cerebral near-infrared spectroscopy in adults: A work in progress. Anesth Analg 2012; 115: 1373-83.
2) Thavasothy M, et al. A comparison of cerebral oxygenation as measured by the NIRO 300 and the INVOS 5100 Near-Infrared Spectrophotometers. Anaesthesia 2002; 57: 999-1006.
3) Kishi K, et al. Influence of patient variables and sensor location on regional cerebral oxygen saturation measured by INVOS 4100 near-infrared spectrophotometers. J Neurosurg Anesthesiol 2003; 15: 302-6.
4) Yoshitani K, et al. Effects of hemoglobin concentration, skull thickness, and the area of the cerebrospinal fluid layer on near-infrared spectroscopy measurements. Anesthesiology 2007; 106: 458-62.
5) Davie SN, Grocott HP. Impact of extracranial contamination on regional cerebral oxygen saturation: A comparison of three cerebral oximetry technologies. Anesthesiology 2012; 116: 834-40.
6) Al-Rawi PG, et al. Evaluation of a near-infrared spectrometer (NIRO 300) for the detection of intracranial oxygenation changes in the adult head. Stroke 2001; 32: 2492-500.
7) Kadoi Y, et al. Effects of hypothermic and normothermic cardiopulmonary bypass on brain oxygenation. Ann Thorac Surg 1999; 68: 34-9.
8) Vernick WJ, Oware A. Early diagnosis of superior vena cava obstruction facilitated by the use of cerebral oximetry. J Cardiothorac Vasc Anesth 2011; 25: 1101-3.
9) Santo KC, et al. Near-infrared spectroscopy: An important monitoring tool during hybrid aortic arch replacement. Anesth Analg 2008; 107: 793-6.
10) Aron JH, et al. Cerebral oxygen desaturation after cardiopulmonary bypass in a patient with raynaud's phenomenon detected by near-infrared cerebral oximetry. Anesth Analg 2007; 104: 1034-6.
11) Vretzakis G, et al. Monitoring of brain oxygen saturation (INVOS) in a protocol to direct blood transfusions during cardiac surgery: A prospective randomized clinical trial. J Cardiothorac Surg 2013; 8: 145.
12) 位田みつる，川口昌彦．脳血管障害患者．澄川耕二，編．麻酔前の評価・準備と予後予測―病態に応じた周術期管理のために．東京：克誠堂出版；2012. p. 94-100.
13) Roach GW, et al. Adverse cerebral outcomes after coronary bypass surgery. Multicenter Study of Perioperative Ischemia Research Group and the Ischemia Research and Education Foundation Investigators. N Engl J Med 1996; 335: 1857-63.
14) Newman MF, et al. Longitudinal assessment of neurocognitive function after coronary-artery bypass surgery. N Engl J Med 2001; 344: 395-402.
15) Hori D, et al. Arterial pressure above the upper cerebral autoregulation limit during cardiopulmonary bypass is associated with postoperative delirium. Br J Anaesth 2014; 113: 1009-17.
16) Heringlake M, et al. Preoperative cerebral oxygen saturation and clinical outcomes in cardiac surgery. Anesthesiology 2011; 114: 58-69.

17) Schoen J, et al. Preoperative regional cerebral oxygen saturation is a predictor of postoperative delirium in on-pump cardiac surgery patients: A prospective observational trial. Crit Care 2011; 15: R218.
18) Edmonds HL Jr. Protective effect of neuromonitoring during cardiac surgery. Ann N Y Acad Sci 2005; 1053: 12-9.
19) Orihashi K, et al. Near-infrared spectroscopy for monitoring cerebral ischemia during selective cerebral perfusion. Eur J Cardiothorac Surg 2004; 26: 907-11.
20) de Tournay-Jetté E, et al. The relationship between cerebral oxygen saturation changes and postoperative cognitive dysfunction in elderly patients after coronary artery bypass graft surgery. J Cardiothorac Vasc Anesth 2011; 25: 95-104.
21) Goldman S, et al. Optimizing intraoperative cerebral oxygen delivery using noninvasive cerebral oximetry decreases the incidence of stroke for cardiac surgical patients. Heart Surg Forum 2004; 7: E376-81.
22) Fudickar A, et al. Postoperative cognitive deficit after cardiopulmonary bypass with preserved cerebral oxygenation: A prospective observational pilot study. BMC Anesthesiol 2011; 11: 7.
23) Hong SW, et al. Prediction of cognitive dysfunction and patients' outcome following valvular heart surgery and the role of cerebral oximetry. Eur J Cardiothorac Surg 2008; 33: 560-5.
24) Colak Z, et al. Influence of intraoperative cerebral oximetry monitoring on neurocognitive function after coronary artery bypass surgery: A randomized, prospective study. Eur J Cardiothorac Surg 2015; 47: 447-54.
25) Murkin JM, et al. Monitoring brain oxygen saturation during coronary bypass surgery: A randomized, prospective study. Anesth Analg 2007; 104: 51-8.
26) Harilall Y, et al. The effect of optimising cerebral tissue oxygen saturation on markers of neurological injury during coronary artery bypass graft surgery. Heart Lung Circ 2014; 23: 68-74.
27) Fenton KN, et al. The significance of baseline cerebral oxygen saturation in children undergoing congenital heart surgery. Am J Surg 2005; 190: 260-3.
28) Kussman BD, et al. Relationship of intraoperative cerebral oxygen saturation to neurodevelopmental outcome and brain magnetic resonance imaging at 1 year of age in infants undergoing biventricular repair. Circulation 2010; 122: 245-54.
29) Choi DK, et al. Intraoperative renal regional oxygen desaturation can be a predictor for acute kidney injury after cardiac surgery. J Cardiothorac Vasc Anesth 2014; 28: 564-71.
30) Hansen JH, et al. Impact of afterload reduction strategies on regional tissue oxygenation after the Norwood procedure for hypoplastic left heart syndrome. Eur J Cardiothorac Surg 2014; 45: e13-9.
31) Zulueta JL, et al. Role of intraoperative regional oxygen saturation using near infrared spectroscopy in the prediction of low output syndrome after pediatric heart surgery. J Card Surg 2013; 28: 446-52.
32) Samra SK, et al. Evaluation of a cerebral oximeter as a monitor of cerebral ischemia during carotid endarterectomy. Anesthesiology 2000; 93: 964-70.
33) Moritz S, et al. Accuracy of cerebral monitoring in detecting cerebral ischemia during carotid endarterectomy: A comparison of transcranial Doppler sonography, near-infrared spectroscopy, stump pressure, and somatosensory evoked potentials. Anesthesiology 2007; 107: 563-9.
34) Mille T, et al. Near infrared spectroscopy monitoring during carotid endarterectomy: Which threshold value is critical? Eur J Vasc Endovasc Surg 2004; 27: 646-50.
35) Nielsen HB. Systematic review of near-infrared spectroscopy determined cerebral oxygenation during non-cardiac surgery. Front Physiol 2014; 5: 93.
36) Pennekamp CW, et al. Near-infrared spectroscopy can predict the onset of cerebral hyperperfusion syndrome after carotid endarterectomy. Cerebrovasc Dis 2012; 34: 314-

21.
37) Matsumoto S, et al. Near-infrared spectroscopy in carotid artery stenting predicts cerebral hyperperfusion syndrome. Neurology 2009; 72: 1512-8.
38) Bhatia R, et al. The application of near-infrared oximetry to cerebral monitoring during aneurysm embolization: A comparison with intraprocedural angiography. J Neurosurg Anesthesiol 2007; 19: 97-104.
39) Yokose N, et al. Bedside monitoring of cerebral blood oxygenation and hemodynamics after aneurysmal subarachnoid hemorrhage by quantitative time-resolved near-infrared spectroscopy. World Neurosurg 2010; 73: 508-13.
40) Yousef KM, et al. Transcranial regional cerebral oxygen desaturation predicts delayed cerebral ischaemia and poor outcomes after subarachnoid haemorrhage: A correlational study. Intensive Crit Care Nurs 2014; 30: 346-52.
41) Tang L, et al. Reduced cerebral oxygen saturation during thoracic surgery predicts early postoperative cognitive dysfunction. Br J Anaesth. 2012; 108: 623-9.
42) Casati A, et al; Collaborative Italian Study Group on Anaesthesia in Elderly Patients. Monitoring cerebral oxygen saturation in elderly patients undergoing general abdominal surgery: A prospective cohort study. Eur J Anaesthesiol 2007; 24: 59-65.
43) Casati A, et al. Continuous monitoring of cerebral oxygen saturation in elderly patients undergoing major abdominal surgery minimizes brain exposure to potential hypoxia. Anesth Analg 2005; 101: 740-7.

2

呼吸器系モニター

1. ガスモニター
2-1-1 カプノグラム

- カプノメータとは，主に呼気中の二酸化炭素（CO_2）ガス濃度（分圧）を測定する機器であり，測定された CO_2 ガス濃度を連続的にトレースした波形をカプノグラムとよぶ（図1）[1]．
- カプノグラムは患者の呼吸状態の把握に非常に有用であり，とくに全身麻酔時には必須のモニターであるが，集中治療室で気管挿管された重症患者，挿管されていない術後回復期にある患者，鎮静や睡眠など意識レベル低下時の呼吸モニターとして有用である．
- カプノグラムは，呼吸モニターとしての有用性ばかりでなく，代謝・循環のモニターとしても臨床的有用性が高い．
- カプノグラムに関してのより詳細な情報は，Capnography.com を参照のこと[2]．

> カプノグラムは，気管挿管された重症例，術後回復期例，意識レベル低下時の呼吸モニターとして有用

① カプノグラム波形の生理学的意味

- 呼吸に伴って気道や肺胞内に存在する気体が気道内を移動し，カプノメータのセンサー部分の CO_2 濃度は通常図1に示すように呼吸性に変化する．吸気は第0相，呼気は第I相から第III相に分類され，それぞれ生理学的意味がある[3]．
- 第I相：呼気開始からしばらくは，CO_2 の存在しない解剖学的死腔のガス分圧を測定するため，CO_2 濃度はゼロのままである．
- 第II相：やがて CO_2 を含む肺胞内ガスと CO_2 を含まない解剖学的死腔と生理学的死腔内ガスの混合ガスがセンサーに到達するに至り，CO_2 濃度が急速に上昇する．
- 第III相：死腔内ガスが流出した後に，肺胞内ガスのみがセンサーに到達すれば，CO_2 濃度は肺胞内 CO_2 濃度を反映する．肺胞内 CO_2 濃度が肺内でほぼ均一であれば，カプノグラム波形はほぼ平坦となる．しかし，肺胞内 CO_2 濃度の不均一さや末梢気道抵抗（時定数）の不均一さなどに起因する換気血流不均衡が生理学的にも存在するため，実際には急激に CO_2 濃度の上昇が止まるもののその後もゆっくりと CO_2 濃度は上昇を続ける．また，肺胞内へは常に CO_2 が毛細管から流入し続けることも CO_2 の持続的増加の原因と考えられている．第III相終末の CO_2 濃度は，呼気終末 CO_2 ガス分圧（$P_{ET}CO_2$）とよばれる．
- 第0相：吸気の開始とともにセンサー部分には，呼吸回路死腔内にとどまった CO_2 を含むガスが患者側に流れた後に CO_2 を含まない吸気ガスが流れ込むため，CO_2 濃度は一気にゼロとなる．
- CO_2 ガス呼出様式：呼気は主に胸郭と肺の弾性力が呼出の駆動圧となり，気

> 吸気は第0相，呼気第I相は解剖学的死腔内ガスの呼出で，CO_2 濃度はほぼゼロに近い

> 呼気第II相は死腔内ガス＋肺胞内ガスの混合ガスの呼出で，CO_2 濃度が急速に上昇する

> 呼気第III相は肺胞内ガスの呼出で，ほぼプラトーとなっている

▶ $P_{ET}CO_2$：
end-tidal partial pressure of CO_2

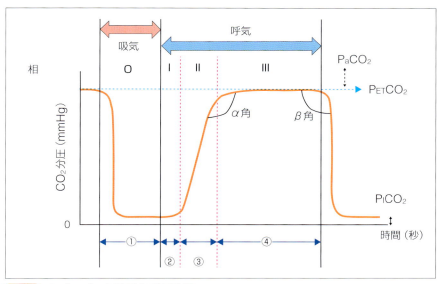

図1 カプノグラム波形と呼吸時相
①吸気ガス，②解剖学的死腔内ガス，③解剖学的・生理学的死腔内ガス＋肺胞内ガス，④肺胞内ガス．
吸気時から第0相が始まり呼気の最初から第I相，第II相，第III相と進む．第I相は解剖学的死腔からのガスであり，ほぼゼロに近い．第II相は急速に立ち上がる曲線で死腔と肺胞とのガスが混合されて呼出される．第III相はほぼプラトーとなっており肺胞からのガスが呼出されている．第II相と第III相との角度をα角，第III相の終わりの部分（吸気が始まる部分）の角度をβ角とよぶ．実際の呼気が第III相の終わりまで続いていないことに注意が必要である．臨床で使用されるカプノメータでは，カプノグラム波形とそれから測定される呼気終末二酸化炭素ガス分圧（$P_{ET}CO_2$），吸気二酸化炭素ガス分圧（P_ICO_2）と呼吸数が表示される．

道抵抗で流量が規定される．自発呼吸時には喉頭（声門部）が積極的にブレーキをかける（呼出速度を調整する）役割をしているのに対し，陽圧人工呼吸時にはPEEPがこれに類似した役割を果たすことになる．

▶PEEP：
positive end-expiratory pressure（呼気終末陽圧）

❷ 測定原理

a．二酸化炭素（CO_2）ガス測定原理

- CO_2 ガス測定にはさまざまな方法があるが，正確性，反応性，測定装置の大きさ，サンプル量，較正の容易さ，センサーの大きさ，他ガスの影響，測定開始までの時間，価格などがその測定原理によって大きく異なる．現在は，低価格化と簡便さ，測定装置の大きさなどから臨床で使用されるほとんどの測定機器で赤外線分光分析法（infra-red spectrography）が用いられている[3,4]．

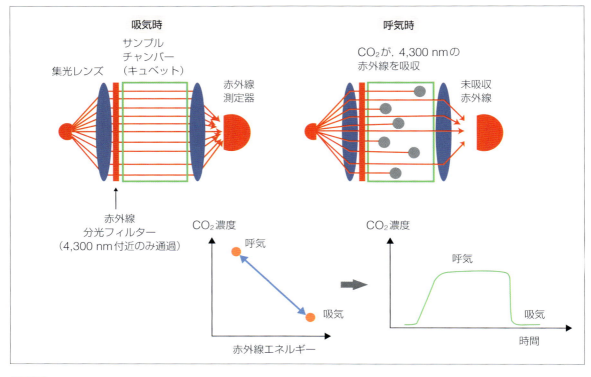

図2 二酸化炭素ガスの赤外線吸収の性質を利用したカプノメータの測定原理

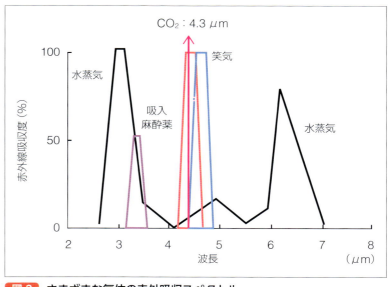

図3 さまざまな気体の赤外吸収スペクトル
CO_2 ガスと N_2O（笑気）ガスの吸光度のピークが近接していることがわかる．水蒸気も CO_2 ガスと同一波長で赤外線を吸収する．笑気以外の吸入麻酔ガスとは離れている．

赤外線分光分析法（infra-red spectrography）（図2）

- 赤外線（波長 0.7 μm～1 mm）を複数の原子をもつ分子に照射すると，赤外線のエネルギーが分子の振動や回転運動に転換され，赤外線のエネルギーが低下する．このとき，分子によって特有の波長の赤外線を吸収するパターン（赤外吸収スペクトル）が存在する（図3）．CO_2 ガス分子は 4,300 nm の波長の赤外線を特異的に吸収するので，この波長の吸光度を測定して気体中の CO_2 ガス濃度を測定する．
- 図2に示すように，光源から発生された光から 4,300 nm 付近の赤外線波長を通過させる赤外線分光フィルターを通った赤外線は，サンプルチャンバー（キュベット）内の CO_2 ガスで吸収される．このときに吸収される赤外線エネルギー量はキュベット内の CO_2 濃度によって変化する．吸気時には CO_2 分子は存在しないので，赤外線測定器では未吸収の赤外線が多く検出され，呼気時には CO_2 で吸収され減衰した赤外線が検出されることとなる．これを CO_2 濃度の時間変化として表示するのがカプノグラムの基本原理である．ただし，CO_2 濃度の絶対値を求めるためには，各社でさまざまな工夫がなされているようである．

マイクロストリーム方式

- 分子相関分光法（molecular correlation spectrography）は，上記の赤外線分光分析法の一つであるが，4,300 nm 前後の非常に狭い特定波長のみをもつ赤外線を用いて吸光度を測定する，いわゆるマイクロストリーム方式という新しい技術である（オリディオン・メディカル）． CO_2 に反応する 4,300 nm 前後の特定波長のみを照射，他ガスの影響を受けにくい
- 笑気や水蒸気など他のガスが存在しても測定精度に影響を受けにくい．
- 光路が短く CO_2 ガス測定のためキュベットの体積を小さくできる利点がある．小さなキュベット（現在 15 μL）へ吸引するサンプリング量は，従来の 150 mL/分から 50 mL/分へと飛躍的に小さくなり反応の遅れも少ない．さらに，低流量によって水蒸気の吸い込み量も少なくなり，それによる誤差やトラブルも少なくなった．ナフィオンチューブで加工されたチューブを回路内に組み込むことによって集中治療室などでの長期使用にも耐えられる仕様になっている． 50 m/L のサンプリング量で測定が可能で反応の遅れも少ない
- とくに自発呼吸患者や挿管された小児・新生児において有用である．新生児用のサンプルポートはスプリングを使用した特殊構造により死腔量が 0.5 mL 以下である． とくに自発呼吸患者や挿管された小児・新生児において有用

b. メインストリーム方式 versus サイドストリーム方式

- 赤外線分光分析センサーの位置によってメインストリーム方式とサイドストリーム方式とに分けられる．臨床使用にあたっては，それぞれの長所・欠点を理解したうえで使用すべきである[5]．
- 同一患者からメインストリーム方式とサイドストリーム方式で得られたカプノグラム波形には，表示されるまでの時間ばかりでなく波形そのものにも多少の違いがある（図4）．

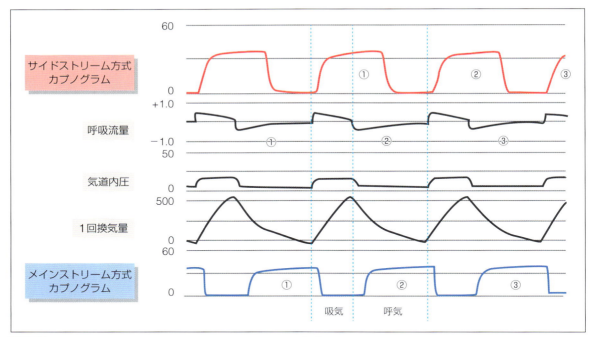

図4 メインストリーム方式 versus サイドストリーム方式
患者監視モニター上に表示されたサイドストリーム方式とメインストリーム方式によるカプノグラム波形．サイドストリーム波形は，実際の呼吸流量波形よりも遅れかつ変化が緩やかである．①②③はそれぞれの波形で対応する呼吸を示す．

■ メインストリーム方式

- CO_2 ガス測定用のキュベットとセンサー部分が患者と呼吸回路のあいだに位置するタイプである．サイドストリーム方式に比較して反応時間が早く，測定誤差も少ない利点がある．
  - 反応時間が早く，測定誤差も少ない
- 呼気ガス中の水滴がキュベットに付くと実際より高値となるため，通常キュベットに接続するセンサー部分には加熱装置が付いており，センサー部が体温よりも高温（39℃）に保たれている．
- センサーが皮膚に長時間接触していると低温やけどの原因となりうる．センサーの重みで挿管チューブが折れ曲がったり，腹臥位でのチューブのずれを招いたりする危険性もある．
  - センサーの重みでチューブが折れ曲がるなどして，ずれを招くおそれがある
- 最新の機器では，水滴の溜まりにくいキュベットの構造を採用したり親水性防曇膜を用いて水滴による測定誤差を小さくしたりすることで加温装置が不要となり，センサー部分の小型・軽量化に成功し，メインストリーム方式の欠点はほぼ克服されている（日本光電社）．

★1 1波長分光方式

透過光をハーフミラーにて分光し，コントロール用のガスセルを通過させ補正値とする方法．

- 1波長分光方式[*1] を採用することで，ネブライザー使用時や高湿度の測定ガスであっても精度が向上し較正も不要となった（日本光電社）．
- 非挿管患者の鼻・口呼吸両方に対応できるサンプルポートと組み合わせることにより，術後の呼吸モニターとしても有用という報告もある[6]．

2-1-1 カプノグラム

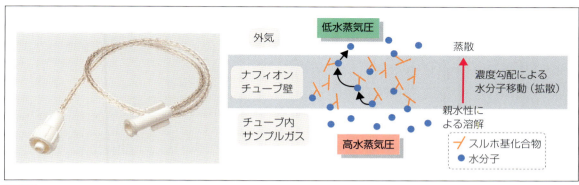

図5 ナフィオンチューブとそれによる水蒸気排出の原理
ナフィオンチューブ内に存在するスルホ基は，水蒸気の圧勾配によって，チューブ管内から外気に向かって水分子を次々と受け渡して，水蒸気を排出することができる．

■ サイドストリーム方式

- CO_2 ガス測定用キュベットと機器本体のセンサーへは呼吸回路から細いチューブを通してサンプルガスが吸引される測定方式である．ガスのサンプリング量によって高流量（400 mL/分以上）と低流量（400 mL/分未満）に分けられるが，通常のサンプリング量は 150 mL/分程度の低流量である．
- メインストリーム方式に比較して反応速度が遅く，とくに新生児など呼吸回数の多いときには低めに表示される場合がある．
- 採取したガスを手術室へ排出することによる環境汚染を防ぐため，排出ガスを呼吸回路か廃棄システムへ流す必要がある．低流量麻酔での回路外排出は，流量不足の原因となりうる．
- サンプルライン内で水滴になると閉塞を引き起こし，センサー部分に結露すると測定が困難となる．
- サンプルラインの起始部にナフィオンチューブ（オムロンコーリン株式会社）（図5）を挿入すると，サンプルガス内の水蒸気をチューブ外に排出し，水滴による閉塞の予防や水蒸気による測定誤差改善に有効である．これはチューブ壁のナフィオン（親水性スルホ基を含む化合物）と水蒸気の強い親和力を利用している．アルコールやアンモニアもナフィオンによって排出される．
- マイクロストリーム方式のサンプリング量は 50 mL/分であり，サイドストリーム方式の欠点を改善することに成功している．

> サンプルライン内で水滴になると閉塞を引き起こすおそれがある

> ナフィオンチューブ挿入は，水滴による閉塞予防や測定誤差改善に有効である

❸ 測定に影響する因子

a. 測定技術に関連する因子

- 笑気ガスの赤外線吸収は 4,500 nm であり，CO_2 ガスの吸収ピーク 4,300 nm と近接している（図3）．赤外線分光フィルターが笑気ガス吸収領域も含む

波長を通過させる場合は，存在する笑気ガスも CO_2 ガスとみなされるので過大評価の原因となる．

- 異なる分子が近接して存在したり衝突するなど，ガスの分子間作用で赤外線吸収のピーク値が広くなる現象（collision-broadening effect）が知られている[7]．臨床的には笑気ガスや酸素の影響が無視できない．とくに笑気ガスの場合は濃度10%あたり1.3%高くなることが実験で示されているが，測定装置内で補正し表示されている[8]．
- 吸入麻酔薬の赤外線吸収領域（3,300 nm 付近）は，CO_2 ガスとは大きく異なるので吸入麻酔薬の存在で影響されることはない．
- 測定装置内に混入した水蒸気も赤外線を吸収し，実際より高値に表示される．キュベット壁への結露も赤外線を反射させ，測定誤差の原因となる．前述のナフィオンチューブ，防曇膜，1波長分光方式などは水蒸気による測定誤差対策である．
- 飽和水蒸気圧は温度によって変化するので，その変化は CO_2 分圧にも影響する．測定時のサンプルガス温度が体温（メインストリーム）であれば理想的であるが，室温（サイドストリーム）まで低下する場合は，CO_2 分圧は約 1〜2 mmHg 過大評価される可能性がある．とくにナフィオンチューブなどで積極的に水蒸気を排除した場合には，この影響はさらに大きくなる．通常これらは補正されて表示されている．

b. 生体内呼気 CO_2 ガス産生，運搬，排出による影響

- カプノグラム波形は，体内での CO_2 ガスの産生（代謝），運搬（循環），排出（呼吸）のすべての過程を反映するものである．
- 通常は CO_2 ガスの産生（代謝）と運搬（循環）は短時間ではほぼ一定であるため，CO_2 ガス分圧の変化は呼吸の変化を反映する．
- 人工呼吸器の条件が一定である場合，CO_2 ガス分圧の変化は，代謝あるいは循環が変動したことを示唆するため，カプノグラムは代謝や循環のモニターにもなりうる．

> カプノグラムは代謝や循環のモニターにもなりうる

❹ 臨床使用の実際

a. 呼吸状態の評価

■ カプノグラム波形を用いた JSA 換気評価分類

▶JSA：Japanese Society of Anesthesiologists

- 日本麻酔科学会（JSA）の「安全な麻酔のためのモニター指針」では，胸郭運動，呼吸音，カプノグラム，1回換気量測定で換気状態を評価することを推奨している．
- 日本麻酔科学会気道管理ガイドライン2014では，とくに麻酔中の換気状態は，機械的人工呼吸あるいは自発呼吸温存のいずれの場合にもカプノグラム波形を用いて半定量的に評価することが強く推奨されている（**表1**）[9]．
① カプノグラム第Ⅲ相を含んだすべての位相が確認できる場合，換気回数

表1 カプノグラム波形で判断する換気状態:日本麻酔科学会気道管理ガイドラインで提唱されている定義

	麻酔施行者が最大限に努力をして換気を行った場合		
換気状態の表現方法	V1	V2	V3
換気の状態	正常	正常ではない	異常
気道確保の難易度	容易	困難	不可能
重篤な低酸素血症へ進展する可能性	なし	通常はない	あり
重篤な高二酸化炭素血症へ進展する可能性	なし	あり	あり
期待できる1回換気量	5 mL/kg 以上	2〜5 mL/kg	2 mL/kg 以下
カプノグラムの波形	第Ⅲ相まで	第Ⅲ相欠落	なし
典型的なカプノグラムの波形	INSP ←→ Ⅰ Ⅱ Ⅲ	INSP ←→	INSP ←→

INSP:吸気相
(日本麻酔科学会. 日本麻酔科学会気道管理ガイドライン 2014〈日本語訳〉より安全な麻酔導入のために. p.1-19. http://www.anesth.or.jp/guide/pdf/20150331-3guidelin.pdf より)

が正常であるなら,換気状態は正常でありV1と定義されている.V1であれば酸素化も換気も正常範囲内に維持できることが期待できる.

②第Ⅲ相のプラトーが認められず,急速に立ち上がる第Ⅱ相の波形のみの場合,換気状態は正常ではなくV2と定義されている.V2であれば,低換気による高二酸化炭素血症進行は予想されるが許容範囲内の酸素化は維持できることが期待できる.

③波形が認められず基線のみの状態は,無呼吸あるいは死腔換気量以下の低換気状態であることを示唆し,V3と定義されている.V3が放置されれば高二酸化炭素血症と低酸素血症が進行することを予測すべき状態である.

- JSA換気評価分類は,フェイスマスクによる換気,声門上器具を介した換気,あるいは気管チューブを介した換気のいずれの場合にも当てはめることができる.
- 新生児や小児,心停止患者,呼吸回路からの大量のリークがある場合,あるいは輪状甲状膜切開などで小口径のチューブを通して換気をしているときなどは,カプノグラムによる換気評価は不正確である.

JSA換気評価分類V1での呼気終末二酸化炭素ガス分圧($P_{ET}CO_2$)の変化・解釈

- 正常肺で適切な呼吸がなされてカプノグラム波形がV1である場合には,カプノグラム波形の第Ⅲ相はほぼ平坦となり,$P_{ET}CO_2$は$PaCO_2$の近似値と考えることができる.代謝・循環に変動がなければ,$P_{ET}CO_2$高値・低値はそれぞれ肺胞低換気・過換気を意味し,この波形の出現回数から呼吸数をモニターできる.

> **ΔPCO$_2$（ΔPCO$_2$ = PaCO$_2$ − P$_{ET}$CO$_2$）の臨床的解釈**
>
> 　P$_{ET}$CO$_2$ と PaCO$_2$ とは相関して変化するが，通常 PaCO$_2$ より P$_{ET}$CO$_2$ が低い．Δ PCO$_2$ は，第Ⅲ相がほぼ平衡に達していれば，通常は 2〜5 mmHg 程度である．心拍出量の低下に伴い，ΔPCO$_2$ は増加する（図6）．
>
> 　心拍出量に変化なく第Ⅲ相がほぼ平衡にもかかわらずΔPCO$_2$ が高値あるいは増加した場合は，肺胞死腔の増加，多くの場合換気血流の不均衡の存在あるいはその増悪と解釈することができる[11]．全身麻酔中であれば無気肺形成を第一に考えるべきである．
>
> ΔPCO$_2$ は，加齢・喫煙・手術体位・胸部手術などで上昇することがある．
>
> 心拍出量増加時や妊婦や新生児では，ΔPCO$_2$ が負の値を示すことがある[12]．
>
>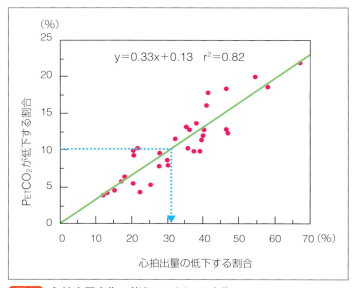
>
> **図6 心拍出量変化に伴う P$_{ET}$CO$_2$ の変化**
> 呼吸の条件が一定である状態では，P$_{ET}$CO$_2$ の変化で，心拍出量の変化を類推することが可能である．たとえば，矢印のように P$_{ET}$CO$_2$ 40 mmHg が 36 mmHg に低下した（10％減少）ときには，心拍出量が約 30％低下したことが予想される．
>
> (Shibutani K, et al. Anesth Analg 1994; 79: 829-33[10]より)

<small>規則的自発呼吸で P$_{ET}$CO$_2$ 高値，呼吸数が少ない場合，麻酔薬での呼吸抑制などを考える</small>

<small>規則的自発呼吸で P$_{ET}$CO$_2$ 低値，呼吸数が多い場合，痛みによる頻呼吸の可能性</small>

- 規則的な大きな自発呼吸ではあるが，P$_{ET}$CO$_2$ が高値，呼吸数が少ない場合には，麻酔薬による呼吸抑制などが考えられる．
- 規則的な自発呼吸ではあるが，P$_{ET}$CO$_2$ が低値，呼吸数が多い場合には，痛みによる頻呼吸の可能性を考える．人工呼吸中は呼吸器の設定により P$_{ET}$CO$_2$ を調節できる．
- 人工呼吸器の設定が同じであるにもかかわらず，体温の上昇・下降，麻酔深度の変化，甲状腺機能亢進，悪性高熱症などによる代謝（CO$_2$ 産生）の変化で，カプノグラムの P$_{ET}$CO$_2$ は変化する．さらに，CO$_2$ ガスを使用する腹腔鏡手術，ターニケットの解除，重炭酸投与によっても P$_{ET}$CO$_2$ は増加する．

- 全身麻酔中にみられる原因不明の頻脈と $P_{ET}CO_2$ の増加は，悪性高熱症を疑うべき臨床的に重要な情報となる．
- 換気量や代謝がほぼ一定である場合に $P_{ET}CO_2$ が変動する場合は，心拍数や1回心拍出量など循環（CO_2 運搬）の変化を考えるべきである（図6）[10]．

■ JSA 換気評価分類 V2 の臨床的解釈

- 第 II 相しか出現せず，平坦な第 III 相は認めない波形（V2）は，自発呼吸であっても人工呼吸であっても通常1回換気量が死腔量以下であることを意味することが多い．呼出流量も小さいので第 II 相の立ち上がりも緩やかである．
- カフ漏れが多く1回換気量が小さい場合にもこれに類似した波形となる．大きめのマスクで人工呼吸を行う場合は死腔が増加するので，同様である．この場合 $PaCO_2$ はモニターに表示される $P_{ET}CO_2$ よりも高値である．

> V2 は，通常1回換気量が死腔量以下であることを意味することが多い

■ JSA 換気評価分類 V3 の臨床的解釈

- カプノグラム波形がフラットな場合，呼気 CO_2 ガスを検出できないことを意味する．
- 通常重大なイベント発生を示唆するので，他の情報と合わせて原因を直ちに診断すべきである．
- 気管挿管操作直後であれば食道挿管である．ただし，心停止患者では，気管挿管されてもカプノグラム波形はフラットであるので，食道挿管と診断してはならない．
- 人工呼吸器は作動しているが気道内圧が上昇せず，麻酔器のベローズが上昇していない場合には，呼吸回路の外れや気管内チューブの事故抜管などを考える．
- 人工呼吸器が作動していなければ呼吸停止．人工呼吸による気道内圧の異常上昇を認めれば気道の完全閉塞を疑う．もちろんこれらの状況は，カプノメータの不具合でも生じる．
- 経管栄養を行う場合，胃管挿入後に胃管に接続したカプノメータで CO_2 を検出できないことで，胸部 X 線による胃管位置確認が不要であるという報告もある．しかし，胃管の屈曲でも CO_2 は検出できないので，この目的に使用することは推奨しない．

> V3 は重大イベント発生を示唆するため，他情報と合わせて原因を直ちに診断すべき

■ 右肩上がりのカプノグラム波形

- 第 II 相と第 III 相とがなす角度（$α$ 角）は，通常およそ $100 \sim 110°$ である．
- $α$ 角の変化は肺の換気血流比の変化を間接的に示しており，気道狭窄や人工呼吸器の設定変更にも影響される．呼吸数増加の場合も $α$ 角が大きくなり，これは機器が頻呼吸に対応できていない可能性が高い．
- 緩やかな第 II 相に引き続き第 III 相を認めるものの第 III 相は平坦でなく右肩上がりである場合には，中枢気道あるいは末梢気道の閉塞による呼出障害を考えるべきである．

> 第 III 相が右肩上がりの場合，中枢気道あるいは末梢気道の閉塞による呼出障害を考える

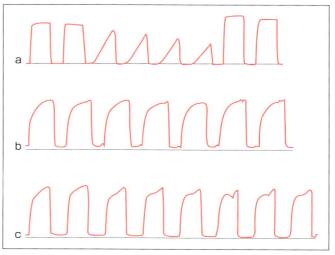

図7 右肩上がりのカプノグラム波形
a：気管チューブが折れ曲がったときのカプノグラム波形の変化を示す．
b：慢性閉塞性肺疾患（COPD）患者のカプノグラムを示す．
c：片肺換気から両側肺換気に移行したときに認められたカプノグラム波形．第Ⅲ相が2相性となり，時定数の異なる大きな2つの肺領域からの CO_2 ガス排出が生じていることが示唆される．

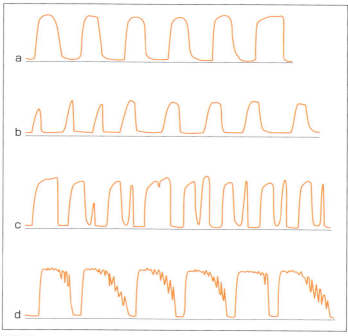

図8 第Ⅲ相が低下あるいは不規則となるカプノグラム波形
a：カフ漏れ時のカプノグラム波形を示す．
b：細すぎるカフなしチューブを挿管された小児でのカプノグラム波形を示す．
c：人工呼吸中の患者で自発呼吸が出現したときのカプノグラム波形を示す．
d：心拍動に一致した変動を認めるカプノグラムを示す．呼吸数の少ないときに認めることが多い．

- 気管チューブの折れ曲がり（図7a），気道内分泌物増加，COPD（図7b），喘息発作など，さまざまな異なる原因で類似したα角の大きな波形となる．α角の大きさは，術前の呼吸機能検査データを反映するという報告もある．この場合も，ΔPCO_2 は生理学的較差 5 mmHg 以上である．
- 呼出障害が片側肺や肺葉，肺区域に限局し，呼気時定数の異なる部分が存在する場合には，それぞれの時定数に基づくカプノグラムが合成された波形となる．たとえば，片肺麻酔直後の両側換気開始時や片側気管支が正常で反対側気管支は閉塞している場合，正常カプノグラムと右肩上がりカプノグラムの合成波形となる（図7c）．
- 片側肺移植患者でも同様の合成波形が報告されているが，呼吸数が増加すると第Ⅲ相が平坦な一見正常カプノグラムに変化する場合がある．このカプノグラム波形は時定数の小さな移植正常肺からの呼気ガスにより形成されている．気腫肺は呼吸数増加により過膨張となり肺胞構築破壊が進行する可能性もあり，この場合必ずしも正常カプノグラム波形維持がこの患者に適切な換気方法でない．

▶COPD：chronic obstructive pulmonary disease（慢性閉塞性肺疾患）

カプノグラム波形の解釈：第Ⅲ相が低下あるいは不規則

- 第Ⅲ相の後半が右肩下がりの波形は，カフ漏れ（図8a）や小児での細すぎるカフなしチューブを使用したとき（図8b）にしばしば遭遇する波形である．これに類似した波形で気胸を発見したという報告もある．カフ漏れでは気道内圧は低下するが，気胸の場合には気道内圧は上昇する．
- 第Ⅲ相が平坦でなく不規則なカプノグラム波形も臨床ではしばしば遭遇する．ほぼ一定の周期で CO_2 濃度が低下する場合は "curare cleft" とよばれ，人工呼吸中の自発呼吸出現を意味することが多い（図8c）．これは自発吸気時にセンサー部分にフレッシュガスが流入し CO_2 濃度が低下するためである．
- CO_2 センサー部分の接続回路でリークが生じたため，類似したカプノグラム波形が生じたとする報告もある．半閉鎖回路で吸気弁の作動不良で呼気途中に吸気弁が開放されても類似の波形となる．
- 呼気終末に呼気流量がゼロとなる場合にはセンサー部分にフレッシュガスが流入するため第Ⅲ相が維持できず徐々に低下する．このとき，心拍動に一致して CO_2 濃度の変化を認めることがある（図8d）．これは cardiac oscillation とよばれる心拍動による気道内圧変化で，1心拍あたり約20〜30 mL 程度の気道内ガスの移動が生ずるためである．

第Ⅲ相後半の右肩下がり波形は，カフ漏れや細すぎるカフなしチューブ挿管でみられる

第Ⅲ相が不規則な場合は，人工呼吸中の自発呼吸出現を意味することが多い

呼吸数が少ないときに心拍動に一致した変動を認める波形がみられることがある

カプノグラム波形の解釈：基線の上昇，不規則な基線

- 通常吸気時には CO_2 を含まないガスを吸入することになるので，カプノグラムの基線はゼロとなる．
- 基線上昇とともに $P_{ET}CO_2$ が上昇するカプノグラム波形を認める場合は，半閉鎖回路ではソーダライム劣化による CO_2 再呼吸を考えるべきである（図9a）．
- ジャクソンリースやベイン回路など非再呼吸式回路を使用し，分時換気量に

基線および $P_{ET}CO_2$ の上昇は，半閉鎖回路でのソーダライム劣化による CO_2 再呼吸を考慮

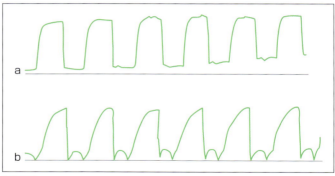

図9 再呼吸を示すカプノグラム波形
a：ソーダライムを抜いた半閉鎖回路での自発呼吸時カプノグラム波形を示す．
b：非再呼吸式回路でフレッシュガス流量が小さい場合のカプノグラム波形を示す．

> 基線の上昇かつ小さなCO_2波形は，非再呼吸式回路でのフレッシュガス流量不足を示す

対し総流量が不足している場合には，吸気時にも呼気ガスを再呼吸するため，吸気時（第0相）基線の上昇とともに小さなCO_2波形を認めるようになる（図9b）．
- 半閉鎖回路であっても吸気弁が作動不良で呼気時に開放するようになると，呼気ガスが吸気側回路に流入するので類似のカプノグラム波形となる．呼気弁の閉鎖不全が生じても再呼吸が生ずるが，このときのカプノグラム波形は，第Ⅱ相と第0相の傾きが緩やかとなると報告されている．

鎮静患者に対するモニター
- 術後の回復室や集中治療室では，非挿管患者に対する過剰な鎮静による上気道閉塞や低換気・無換気をモニターし未然に防ぐことが重要である．
- 非挿管患者や術後患者の抜管後の呼吸のモニターにおいてカプノメータは無呼吸をパルスオキシメータよりも早く検出できる．
- 鎮静時や抜管後は鼻呼吸と口呼吸とが混在することも多く，投与酸素や外気による希釈や呼吸経路の変化を低換気と誤って解釈する可能性がある．
- 前述のように，メインストリーム方式でもサイドストリーム方式でも，さらにはネブライザーを使用していても，非挿管下に長時間の安定した測定が可能なカプノモニターが使用可能である．これらの機種は，アダプターの改良によって鼻呼吸と口呼吸のどちらも呼吸として測定できるため，無呼吸に対する感度と特異度が高い．

b．代謝・循環の評価

$P_{ET}CO_2$の変化から読み取れる循環動態の変化
- 食道挿管の診断ばかりでなく，心肺蘇生中の胸骨圧迫の評価，自己心拍再開の早期診断のためにもカプノグラムが有用であることが認識され，2010年

に改訂されたアメリカ心臓協会のガイドライン（AHA G2010）をはじめ，各国の蘇生指針にカプノグラムの重要性が明記されるようになっている．
- 換気量や代謝がほぼ一定である場合に$P_{ET}CO_2$が変動する場合は，心拍数や1回心拍出量など循環（CO_2運搬）の変化を考えるべきである（図6）．
- 心停止状態では，呼気CO_2ガスを検出できないため$P_{ET}CO_2$はゼロである．心拍出量増加に伴い$P_{ET}CO_2$は徐々に増加してくるので，$P_{ET}CO_2$の値で心臓マッサージや蘇生の有効性を非侵襲的に判断することも可能である[13]．
- 肺動脈が空気や血栓などで閉塞した場合も，$P_{ET}CO_2$は急速に低下するため，これらのリスクが存在する患者や手術での肺動脈塞栓の信頼できるモニターとなる．ただし，CO_2ガスによる肺動脈塞栓の場合には，一過性に$P_{ET}CO_2$は増加し，その後閉塞領域が拡大すれば低下する．
- 循環不全がある場合には，たとえカプノグラムの第III相が平坦であっても，換気血流の大きな不均衡のため$P_{ET}CO_2$は，$PaCO_2$よりかなり低値で近似値とならない．

▶AHA：
American Heart Association

換気量や代謝がほぼ一定で$P_{ET}CO_2$が変動する場合は，循環の変化を考えるべき

$P_{ET}CO_2$の変化から読み取るべき代謝の変化

- 低体温や高体温など代謝が抑制あるいは亢進すると全身で産生されるCO_2が減少あるいは増加するので，心拍出量と換気量が一定であれば，$P_{ET}CO_2$はそれぞれ減少または増加する．
- 代謝亢進をきたす悪性高熱症発症を疑う初期症状として，原因不明の$P_{ET}CO_2$上昇は非常に重要である．

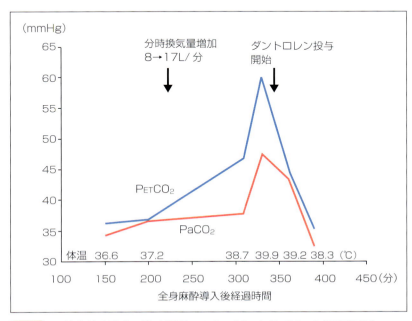

図10　悪性高熱症発症・治療過程での$P_{ET}CO_2$と$PaCO_2$の経時的変化
(Kwetny I, et al. Anesth Analg 2006; 102：815-7[14]より)

$P_{ET}CO_2$ 高値の場合，体温上昇前でも悪性高熱症を疑う

- $P_{ET}CO_2$ が高値の場合には，体温上昇前であっても悪性高熱症を疑うべきである（図10）．興味深いことに ΔPCO_2（$\Delta PCO_2 = PaCO_2 - P_{ET}CO_2$）は初期の段階からマイナスとなり，$P_{ET}CO_2$ 上昇に対して換気量を増加させると $PaCO_2$ の増加が抑制され，ΔPCO_2 はさらに増加するようである[14]．

（佐藤　晋，磯野史朗）

文献

1) Mogue LR, Rantala B. Capnometers. J Clin Monit 1988; 4: 115-21.
2) Shankar KB. http://www.capnography.com/new/
3) 篠塚典弘，磯野史朗．カプノグラム―測定原理と臨床での有用性．佐藤重仁，ほか編．周術期モニタリング．東京：克誠堂出版；2012.
4) Mandal NG. Measurement of gas concentrations: Oxygen, carbon dioxide, nitrogen, nitrous oxide and volatile anaesthetic agents. Anaesthesia & Intensive Care Medicine 2008; 9: 559-63.
5) Block FE Jr, McDonald JS. Sidestream versus mainstream carbon dioxide analyzers. J Clin Monit 1992; 8: 139-41.
6) Kasuya Y, et al. Accuracy of postoperative end-tidal Pco2 measurements with mainstream and sidestream capnography in non-obese patients and in obese patients with and without obstructive sleep apnea. Anesthesiology 2009; 111: 609-15.
7) Arieli R, et al. Infrared CO_2 analyzer error: An effect of background gas (N_2 and O_2). J Appl Physiol 1999; 86: 647-50.
8) Kennell EM, et al. Correction factors for nitrous oxide in the infrared analysis of carbon dioxide. Anesthesiology 1973; 39: 441-3.
9) Japanese Society of Anesthesiologists. JSA airway management guideline 2014: To improve the safety of induction of anesthesia. J Anesth 2014; 28: 482-93.
10) Shibutani K, et al. Do changes in end-tidal PCO_2 quantitatively reflect changes in cardiac output? Anesth Analg 1994; 79: 829-33.
11) Fletcher R, et al. The concept of deadspace with special reference to the single breath test for carbon dioxide. Br J Anaesth 1981; 53: 77-88.
12) Shankar KB, et al. Arterial to end tidal carbon dioxide tension difference during caesarean section anaesthesia. Anaesthesia 1986; 41: 698-702.
13) Kalenda Z. The capnogram as a guide to the efficacy of cardiac massage. Resuscitation 1978; 6: 259-63.
14) Kwetny I, Finucane BT. Negative arterial to end-tidal carbon dioxide gradient: An additional sign of malignant hyperthermia during desflurane anesthesia. Anesth Analg 2006; 102: 815-7.

2-1-2 麻酔ガスモニター

1. ガスモニター

- 吸入麻酔薬を使用した全身麻酔を行う際に，麻酔ガスモニターを使用することは，適切な麻酔深度を把握するため臨床的に有用である．しかし，吸入麻酔薬の体内各組織の取り込みと排泄は，組織の特性，使用する麻酔薬，患者の体型や心機能などに影響されるので，表示される麻酔ガス濃度の数値を鵜呑みにせず，各時点での分布やその後の推移を考えながら解釈すべきである．
- 麻酔ガスモニターは，吸入麻酔薬気化器の故障や不適切使用による人為的エラーを予防するモニターとしても重要である．言うまでもなく，吸入麻酔薬の過量投与は，高度低血圧や心停止，死亡の原因となり，過小投与は術中覚醒の原因となり，麻酔科医の管理に大きく依存する回避可能な偶発症である．

> 適切な麻酔深度を把握するために臨床的に有用である

> 吸入麻酔薬気化器の故障や人為的エラーを予防するモニターとしても重要である

① 測定原理

- 麻酔ガスの測定には，赤外線分光分析法や水晶振動子法，質量分析装置やRaman光散乱を利用した方法など，さまざまな方法が試みられてきたが，最近では精度が高く測定も安定するようになった赤外線分光分析法が主流となっている．
- 麻酔ガスは赤外線波長に対してそれぞれ吸光特性をもっており，光学フィルターによる吸光度の違いから濃度を計測するのが，麻酔ガスモニターの原理である．しかし，この違いは二酸化炭素ガスほど明らかではなく，笑気を除いた吸入麻酔薬には幅広い共通の吸収域が存在する．近年のさまざまな技術的・理論的発展により，各吸入麻酔薬を正確に区別し測定することが可能である．
- 原理的にはカプノメータ同様にメインストリーム方式とサイドストリーム方式が可能であるが，現在臨床使用されている麻酔ガスモニターは，サイドストリーム方式であり，呼吸回路から，成人では150〜200 mL/分，小児・新生児では50 mL/分程度のサンプルガスを持続的に吸引し測定する．センサー部分を加温することで，安定した測定が可能となる．
- 現在は，笑気，ハロタン，エンフルラン，イソフルラン，セボフルラン，デスフルランの体積濃度（vol%）の測定が可能である．測定誤差はこの順で大きくなり，セボフルランで表示値の10〜15％，デスフルランでは15〜18％である．最近では，測定する麻酔ガスを手動選択しなくとも自動選択する機種が増えている．麻酔ガス濃度測定専用単体機種も存在するが，患者監視モニター上に吸気と呼気終末麻酔ガス濃度を表示し，臨床での利便性・活用性が拡大している（図1）．

▶本章「2-1-1 カプノグラム」（p.84）を参照

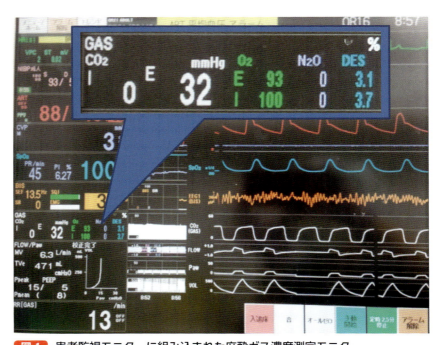

図1 患者監視モニターに組み込まれた麻酔ガス濃度測定モニター

デスフルラン（DES）の呼気（E），吸気（I）ガス濃度が，それぞれ 3.1％，3.7％と表示されている．

❷ 測定値を解釈する場合に考慮すべき因子

- 現在使用されている吸入麻酔薬の気化器はかなり正確に指定した濃度の麻酔薬を供給することができる．一方麻酔ガスモニターは10〜18％もの測定誤差が生じる比較的精度の劣る測定である．誤差が生ずる大きな原因は，測定原理である赤外線吸光領域が比較的広くかつ吸入麻酔薬のあいだにオーバーラップがあること，などと考えられる．
- にもかかわらず，麻酔ガスモニターが臨床で広く活用されているのは，麻酔ガスの正確な測定数値よりも，麻酔ガス濃度を連続的にモニターすることで全身麻酔管理の質や安全性を向上できるからである．
- したがって，麻酔科医は，麻酔ガス濃度の測定精度に影響する因子を理解するよりも，その値を解釈するうえで考慮すべき因子についての理解を深めるべきである．
- 本項では，Gas Man®（http://www.gasmanweb.com/）を用いて，身長170 cm，体重70 kg，換気量4 L/分，新鮮ガス流量6 L/分，心拍出量5 L/分の設定で薬物動態シミュレーションを行い，麻酔ガス濃度をどのように解釈すべきか検討した．しかし，これはあくまでもシミュレーションであることも念頭におくべきである．

_{麻酔科医は，測定値を理解するうえで考慮すべき因子についての理解を深めるべき}

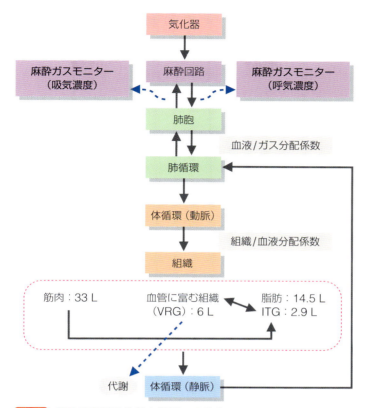

図2 吸入麻酔薬の生体内組織への分布
ITG：大網や腸間膜周囲など血流に富んだ脂肪組織.

a. 全身麻酔導入時

- 気化器で設定された濃度の麻酔ガスは，麻酔回路→肺胞→血液→組織→血液→肺胞→麻酔回路の循環を繰り返す．この間，移動や取り込み・排泄に伴い生体内各部位の濃度が変化する（**図2**）[1].
- 麻酔ガスモニターで測定するのは，吸気麻酔ガス濃度（吸気側麻酔回路内濃度）と呼気麻酔ガス濃度（肺胞内濃度）である．
- 肺胞内に存在する麻酔ガスは，その麻酔ガスの血液／ガス分配係数に従って，肺循環血液内へと拡散し，体循環で組織に運ばれる．血液に溶けにくい性質の麻酔ガスは肺胞内に高濃度でとどまり，血液に高濃度の麻酔ガスを供給することができる．**図3**の5分後の肺胞内濃度は，デスフルラン（0.42）＞セボフルラン（0.63）＞イソフルラン（1.43）とカッコ内に示す血液／ガス分配係数の小さい順に大きくなる．
- 血管が豊富な組織（VRG：vessel rich group〈脳・肝臓・腎臓など〉）は，組織容量は約6Lと体重の10％程度であるが心拍出量の75％の血液が供給され，組織周囲の血液内麻酔ガス濃度が最も早く増加する．上記3種類の麻酔薬いずれも約10分程度で肺胞内濃度とVRG組織濃度が平衡に達する．

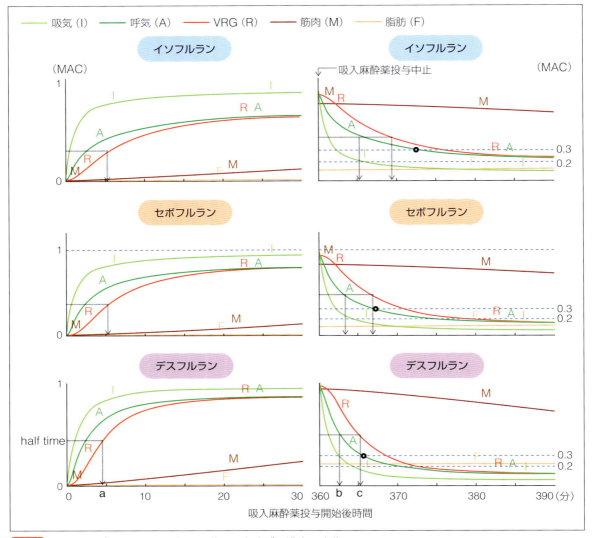

図3 Gas Man®*による生体内各組織での麻酔ガス濃度の変化のシミュレーション

身長170 cm，体重70 kg，新鮮ガス流量6 L/分，換気量4 L/分，心拍出量5 L/分，気化器の設定麻酔ガス濃度1 MACと設定した．吸入麻酔薬投与は6時間で終了した．

VRG：vessel rich group（脳・肝臓・腎臓などを含む組織）．導入，覚醒過程時の麻酔ガス濃度変化は用いる吸入麻酔薬によって大きく異なる．

a：half time：肺胞内と組織内の平衡濃度の50％を達成する時間，b：呼気麻酔ガス濃度が50％低下する時間，c：VRG組織濃度を平衡時の50％まで低下させる時間．

＊http://www.gasmanweb.com/

表1 吸入麻酔薬の生体内組織への分布に関与するパラメータ

		VRG	筋肉	脂肪	ITG
組織の容量と血流					
体積（L）		6	33	14.5	2.9
組織血流量（mL/分）		1,806	1,485	348	365
組織100 mLあたり血流量（mL/分）		30.1	4.5	2.4	12.6
薬物動態パラメータ					
組織/血液分配係数	イソフルラン	1.6	2.5	50	50
	セボフルラン	1.7	2.6	52	52
	デスフルラン	1.3	1.73	29	29
half time（分）	イソフルラン	4	40	1480	277
	セボフルラン	4	40	1539	288
	デスフルラン	3	27	858	161

組織や吸入麻酔薬により異なる．
half time：肺胞内と組織内の平衡濃度の50％を達成する時間，VRG：vessel rich group（脳・肝臓・腎臓など），ITG：inter-tissue diffusion group（大網や腸間膜周囲など血流に富んだ脂肪組織）．

(Eger EI II, et al. Anesth Analg 2005; 100: 1020-33[1])より)

脳内麻酔ガス濃度増加に伴い意識レベル低下がすみやかに起こり，麻酔深度が増加することになる．

- 組織内麻酔ガス濃度の変化は，血流ばかりでなくそれぞれの麻酔薬に対して組織特有の組織/血液分配係数で予測可能である．肺胞内と組織内の平衡濃度の50％を達成する時間（half time）として表現すると直感的に理解しやすい（表1）．
- VRGのhalf timeは，デスフルランが約3分と最も短いが，いずれの麻酔薬も5分以内である．つまり，投与開始から一定の麻酔深度に到達するまでの時間には大きな差はないことになるが，気道刺激性の問題などからセボフルラン以外は急速に麻酔ガス濃度を上昇させることができないため，吸入麻酔薬単独で麻酔導入をすみやかに深くできるのはセボフルランである．
- 筋肉や脂肪組織のhalf timeは麻酔導入時間より長く，導入時の麻酔ガス濃度の変化には大きな影響は与えない．

b. 吸入濃度と呼気濃度の乖離

- 前述のように麻酔ガスの吸入を開始してから約10分間は，血流の豊富な組織に急速かつ大量に麻酔ガスが取り込まれるため，呼気終末濃度は吸入濃度よりかなり低い状態が続く（図3）．
- 血流が豊富な組織において血液と組織が平衡に達した後は，筋肉への取り込みが主となる．筋肉は，VRGと比較して組織/血液分配係数は大きな違いはないが，血流に対して容積が大きいため，血液と平衡に達するのに2〜4時間かかる．脂肪組織は，組織/血液分配係数が大きくhalf timeから予想されるように，麻酔ガスはさらに長時間にわたって脂肪組織に取り込まれ

吸入麻酔薬単独で麻酔導入をすみやかに深くできるのはセボフルラン

> 呼気終末濃度はわずかではあるが常に吸入濃度より低い状態が持続する

る．したがって，一定濃度の吸入麻酔薬を投与している場合，よほど長時間手術でない限り呼気終末濃度はわずかではあるが常に吸入濃度より低い状態が持続する．
- 分時換気量が増加すると麻酔薬の供給が増大し肺胞濃度が上昇することで両者の差は小さくなる．また，導入時の心拍出量低下により血中への取り込みが低下すると肺胞濃度が増加し両者の差は小さくなる．
- 血液／ガス分配係数が小さいほど，吸入濃度と呼気濃度の差は吸入開始後早く小さくなる．

c. 呼気麻酔ガス濃度と脳内濃度の乖離

- さまざまな因子で麻酔ガスの呼気濃度と効果部位である脳内濃度（VRG組織内濃度）とのあいだには乖離が生じる．呼気麻酔ガス濃度から脳内濃度を予測するためには，麻酔ガスの動態を理解することが不可欠である．

> 麻酔深度は，導入時は呼気麻酔ガス濃度より浅く，覚醒時は呼気麻酔ガス濃度より深い

- 呼気麻酔ガス濃度は，吸入麻酔薬投与開始後10分間と覚醒時には一致しないことを認識すべきである．つまり，麻酔維持の状態では，呼気麻酔ガス濃度は麻酔深度を表すことになるが，導入時には呼気麻酔ガス濃度よりも麻酔深度は浅く，覚醒時には呼気麻酔ガス濃度よりも深い状態である．シミュレーションの結果では，この両者の違いは，イソフルラン，セボフルラン，デスフルランの順に大きくなるようである．
- 血流の短絡がある先天性心疾患や肺気腫，無気肺などでは麻酔薬の肺胞分圧が上昇し，動脈血分圧が低下するため，呼気麻酔ガス濃度で推測した値よりも，実際の効果部位濃度は低くなる．

d. 覚醒時（図3）

- 吸入麻酔薬投与を終了すると，吸気麻酔ガス濃度はすみやかに低下するが，呼気麻酔ガス濃度の低下速度は，主に血液／ガス分配係数，投与時間，換気量や患者背景などで決定される．

▶MAC：
minimum alveolar concentration（最小肺胞濃度）

- 図3は，6時間の長時間手術後に1 MACの吸入麻酔薬の投与を終了した場合のシミュレーションである．呼気麻酔ガス濃度を50％低下させるのに要する時間は，主に換気量に依存し，換気量4 L/分の設定ではどの麻酔薬であってもほぼ5分以内である[2]．しかし，VRG組織濃度を平衡時の50％まで低下させるには，イソフルランでは導入時 half time の約2倍であるが，デスフルランは導入時と大きな差がない．つまり，デスフルランはVRG組織濃度低下も覚醒もすみやかではあるが，覚醒過程初期に呼気麻酔ガス濃度と効果部位濃度の差が最も大きい．
- 長時間の吸入によりとくに容量の大きな筋肉内には麻酔ガスが大量に蓄積され，麻酔ガス吸入中止後持続的に血液中に移動し呼気ガス濃度低下を妨げる原因となる．脂肪組織にも長時間吸入により蓄積されるが，half time は最も短いデスフルランであっても858分であるので，VRG組織内濃度を大きく変化させ覚醒を遅延させる大きな原因とはなりにくい．
- 予測覚醒時間は，デスフルラン，セボフルラン，イソフルランの順に長くな

る．とくにイソフルランでは，手術時間が長くなるにつれて覚醒時間が長くなる．
- シミュレーションの条件で，MAC-awake を 0.3 MAC と仮定すると，この時点では，呼気ガス濃度よりも VRG 組織濃度が高い．デスフルランとセボフルランでは約 20 分以内に両者の濃度は一致するが，イソフルランはこの乖離が長く継続する．
- MAC-awake にも個体差があり，さらに 0.2 MAC まで呼気麻酔ガス濃度を低下させようとすると，イソフルランでは 30 分以内には不可能であり，セボフルランでも 15 分程度かかり，その後の濃度低下も期待できない．デスフルランでは，0.2 MAC 以下への濃度低下も容易である．
- MAC-awake 以下の呼気麻酔ガス濃度となり覚醒・抜管した後も，とくにイソフルランは，長く低濃度麻酔ガスが VRG 組織にも存在し続ける．低濃度麻酔薬残存により，低酸素換気応答の抑制[3]や残存筋弛緩増強効果[4]も報告されている．

e．肥満の影響（図 4）

- 肥満患者では，機能的残気量が小さいため，吸入麻酔ガス濃度の変化はすみやかに肺胞内の濃度を変化させうるが，とくに大網や腸間膜周囲など血流に富んだ脂肪組織（ITG）が非肥満者よりも多いため，結果的には呼気麻酔ガス濃度も VRG 組織内濃度も上昇に時間がやや長くかかる．しかし両者の差自体は非肥満者と大きな違いはないので，呼気麻酔ガス濃度は麻酔深度をよく反映しているものと考えられる．
- 肥満患者では，覚醒過程では確かに VRG 組織濃度低下を妨げ覚醒を遅延させるが，一般的に考えられているほど大きな影響はない[5]．half time の非常に大きな脂肪組織へ蓄積された麻酔ガス濃度は VRG 組織濃度より，さらには MAC-awake 値よりも低値であり，これが覚醒遅延の原因とは考えにくい．half time 以上の長時間手術後に組織内麻酔ガス濃度が高まった ITG と筋肉内から麻酔ガスが血液内へ戻るために VRG 組織濃度低下を妨げていることが原因と考えるほうが合理的であろう．
- 肥満による覚醒時間延長は，図 4 のシミュレーション結果にみられるように，half time のより短いデスフルランで小さい．臨床研究においてもデスフルランは，肥満患者と非肥満患者で覚醒過程や覚醒の質に差を認めないと報告されている[6,7]．
- 呼気炭酸ガス分圧を一定に維持したまま，分時換気量を増加させると肥満患者であってもイソフルラン麻酔後の覚醒時間が短縮したとする臨床研究結果から考えると，肥満患者の覚醒遅延は単に脂肪／血液分配係数の大きさで説明できるものではないことを支持する[8]．

f．心拍出量の影響

- 心拍出量が低下した患者では，肺胞内から血液への移動が遅延し，肺胞内濃度上昇が促進されため麻酔導入も促進されているように誤解される．しか

> イソフルランは，長く低濃度麻酔ガスが VRG 組織にも存在し続ける

> 肥満患者の覚醒遅延は，一般的に考えられているほど大きな影響はない

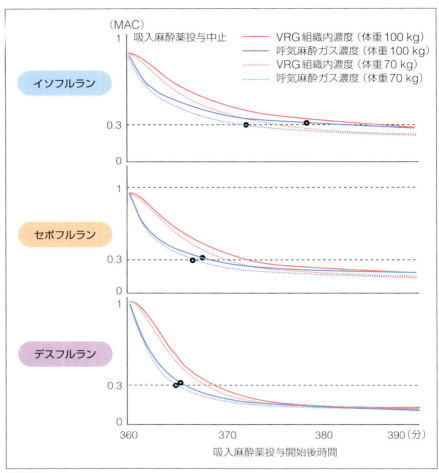

図4 体重 70 kg と 100 kg の違いを Gas Man®* を用いてシミュレーションした呼気麻酔ガス濃度と VRG 組織内濃度の変化

体重以外は図 3 と同じ設定とし，イソフルランとデスフルランで比較した．
* http://www.gasmanweb.com/

> 導入時には測定される麻酔ガス呼気終末濃度よりも麻酔深度は浅いと考えるべき

し，VRG 組織内濃度上昇に時間がかかるため，導入時には測定される麻酔ガス呼気終末濃度よりも麻酔深度は浅いと考えるべきである．

- 覚醒過程でも吸入濃度低下に対する肺胞内濃度低下はすみやかであるが，VRG 組織濃度低下に時間がかかる．つまり，心拍出量低下時には呼気麻酔ガス濃度がより低値とならないと覚醒は期待できない．

g. 測定部位による違い

- サイドストリーム方式のサンプリングラインが長いと応答時間が延長するなど，測定値に影響が出る可能性がある．
- サンプリングしたガスを回路内に戻す機能がないモニターでは，回路内の濃度変化やガス容量低下をきたす場合があり，とくに低流量麻酔では注意が必要である．

❸ 臨床使用の実際

a. 吸入濃度の確認：麻酔ガス供給に関連するミスを防ぐ

- 麻酔ガスのモニタリングでは，吸入濃度と呼気濃度が表示される．吸入濃度は，吸気に麻酔器から供給される濃度であり，設定した濃度が維持されているかの指標となる．気化器のトラブルなどはまれであるが，近年主流となりつつある低流量麻酔では，設定した濃度より供給濃度が低下する場合があるため，吸入濃度の確認にも一定の意義があると考えられる．
- 術中に一時的に麻酔ガス濃度を変更した際に，元に戻し忘れるというミスも少なからずある．とくに濃度を上げたまま放置され麻酔薬過量投与による心停止や死亡も起きている．吸入麻酔濃度の確認は，このような人為的ミスの早期発見にもつながる．

> 吸入麻酔濃度の確認は，麻酔ガス供給に関連する人為的ミスの早期発見にもつながる

b. 呼気終末濃度の確認：麻酔深度の予測

- 吸入麻酔薬使用中の麻酔深度を予測することは麻酔ガスモニタリングの重要な目的である．前述のように，平衡状態を仮定すれば，吸入麻酔薬呼気終末濃度は，効果部位である吸入麻酔薬脳内濃度の指標となり，麻酔深度のモニターとなりうる．
- 麻酔科医が，麻酔ガス呼気終末濃度の情報を実際の臨床現場で応用するには，それぞれの麻酔ガスの MAC や MAC-awake，MAC intubation などの値を把握する必要があるが，これらも表示する患者監視モニターもある．ま

> 吸入麻酔薬呼気終末濃度は，脳内濃度の指標となり，麻酔深度のモニターとなりうる

 Column BIS モニターとの比較

　麻酔ガスの脳内濃度を予測することで，全身麻酔の深度を適切に維持し，安全性と質を高める効果が期待される．最近の研究では，同様の目的で使用されている BIS モニターと比較し，その有用性は変わらないと報告されている．

　呼気終末濃度のアラームを 0.5 MAC 以下[★1]に設定することで，BIS モニターを使用するのと同様の術中覚醒防止効果があると報告されている[9]．この方法は，簡便かつ比較的安価であり，監視モニター上でアラームを設定できる長所もある．しかし，MAC の概念そのものに個体差が含まれるので，BIS 同様術中覚醒を 100% 予防できるものではない．

　心臓血管外科の全身麻酔において，術中に BIS 値を 40 から 60 に維持した群と呼気終末の麻酔ガス濃度を 0.7～1.3 MAC に維持した群とのあいだには，抜管時期に有意差はなかったと報告されている[10]．術後覚醒の質や早期抜管に対しても有用であるかもしれない．

　呼気終末の麻酔ガス濃度をモニタリングすることは，BIS モニターを使用する場合と同様の効果があり，それぞれの麻酔ガスの特性や薬物動態を把握することで，よりいっそう有用性を高められると考えられる．

▶BIS：
Bispectral Index

★1
若年者，帝王切開術，夜間の手術など術中覚醒ハイリスク群では 0.7 MAC 以下．

た,最新の麻酔器では,指定した麻酔ガス呼気終末濃度を自動的に維持することが可能なものもある.近年では声門上器具の挿入や抜去を行う際の最適な呼気終末濃度についての研究も報告されている[11].

(椎名香代子,磯野史朗)

文献

1) Eger EI II, Saidman LJ. Illustrations of inhaled anesthetic uptake, including intertissue diffusion to and from fat. Anesth Analg 2005; 100: 1020–33.
2) Bailey JM. Context-sensitive half-times and other decrement times of inhaled anesthetics. Anesth Analg 1997; 85: 681–6.
3) Pandit JJ. The variable effect of low-dose volatile anaesthetics on the acute ventilatory response to hypoxia in humans: A quantitative review. Anaesthesia 2002; 57: 632–43.
4) Isono S, et al. Differential effects of vecuronium on diaphragm and geniohyoid muscle in anaesthetized dogs. Br J Anaesth 1992; 68: 239–43.
5) Lemmens HJ, et al. Obesity modestly affects inhaled anesthetic kinetics in humans. Anesth Analg 2008; 107: 1864–70.
6) La Colla G, et al. Effects of morbid obesity on kinetic of desflurane: Wash-in wash-out curves and recovery times. Minerva Anestesiol 2007; 73: 275–9.
7) McKay RE, et al. Effect of increased body mass index and anaesthetic duration on recovery of protective airway reflexes after sevoflurane vs desflurane. Br J Anaesth 2010; 104: 175–82.
8) Katznelson R, et al. Increased lung clearance of isoflurane shortens emergence in obesity: A prospective randomized-controlled trial. Acta Anaesthesiol Scand 2011; 55: 995–1001.
9) Helwani MA, Saied NN. End-tidal anesthetic concentration audible alert setup to minimize intraoperative awareness. J Clin Anesth 2015; 27: 87–9.
10) Villafranca A, et al. The impact of bispectral index versus end-tidal anesthetic concentration-guided anesthesia on time to tracheal extubation in fast-track cardiac surgery. Anesth Analg 2013; 116: 541–8.
11) Shim YH, et al. Optimal end-tidal sevoflurane concentration for the removal of the laryngeal mask airway in anesthetized adults. Anesth Analg 2005; 101: 1034–7.

1. ガスモニター

2-1-3 経皮血液ガスモニター

- 現在，経皮的に測定可能なガス成分としては，酸素分圧（PO_2）と二酸化炭素分圧（PCO_2）がある．
- 動脈血を直接測定する動脈血酸素分圧（PaO_2）・動脈血二酸化炭素分圧（$PaCO_2$）と区別するため，経皮的（transcutaneous）に測定されたガス分圧はそれぞれ経皮的酸素分圧（$tcPO_2$）・経皮的二酸化炭素分圧（$tcPCO_2$）と表記されることが多い．
- 現在，臨床で利用できる主な経皮血液ガスモニターを表1に示す．センサーが $tcPCO_2$ のみ，$tcPO_2$ のみ，$tcPCO_2$ と $tcPO_2$ の組み合わせ，$tcPCO_2$ と末梢動脈血酸素飽和度（SpO_2）の組み合わせの4種類存在する．いずれも新生児から成人まで使用可能であるが，新生児では $tcPCO_2$ と $tcPO_2$ を一体化したセンサーで測定することが多く，成人では $tcPCO_2$ と SpO_2 を一体化したセンサーで測定する場合が多い[1]．
- 経皮血液ガスモニターは非侵襲的かつ連続的測定が可能であるが，低温熱傷のリスクの問題や反応時間や正確性などの限界もあるという特徴を理解したうえで，動脈血血液ガス分析，パルスオキシメータ，カプノメータなどの他のモニターとの併用を考慮すべきである．

> 新生児は $tcPCO_2$ と $tcPO_2$，成人は $tcPCO_2$ と SpO_2，とそれぞれ一体化センサーで測定することが多い

1 測定原理と特長

- 経皮血液ガスモニターを理解するには，皮膚の構造と機能を理解すべきである．皮膚は，構造的に真皮層と表皮層に大別される（図1）．表皮層内に乳頭状に突出する真皮乳頭内には毛細血管係蹄（ループ）が多く存在し（1 mm 内に約 10 個），真皮は血管に富んでいるが，その血管は表皮層には存在しない．毛細血管係蹄は，動脈側では約 7 μm，静脈側で約 10 μm であり，赤血球が1列で通れる太さである．加温により血管を拡張することで血流を増加させ，静脈側酸素分圧を高め，動脈血化することが可能である[2]．
- 厚さ約 0.3 mm の表皮には血管が存在しないので，表皮内の細胞代謝は真皮から拡散してくる酸素を利用する．皮膚表面の表皮角質層は外界からのバリアとして重要ではあるが，細胞が存在せず代謝は行われないため，経皮的に酸素や炭酸ガスが浸透するには大きな障壁となる．表皮の厚さも部位や個体差，年齢による影響も大きいので，経皮ガス透過性は一定ではない．
- 37℃の経皮的な酸素や炭酸ガスの透過性を成人の前腕で測定した結果では，それぞれ 6.2，77（$\times 10^{-9}$ mL/sec cm^2 mmHg）であり，窒素（1.9）に比較すると透過性はよい．43℃に加温された皮膚では，これらの透過性係数は，それぞれ，12，130，4.8 まで増加したと報告されている[3]．
- 経皮血液ガスモニターのセンサーには，動脈血血液ガス分析装置で用いられ

表1 臨床使用されている経皮血液ガスモニター機器の特徴

	TCM CombiM/TCM4 (Radiometer社)	TCM/TOSCA (Radiometer社)	PO-850A (新生電子)	iP9200 (コーケンメディカル)	センテックデジタルモニタシステム (SenTec社)
測定項目	$tcPCO_2$：5〜200 mmHg $tcPO_2$：0〜800 mmHg	$tcPCO_2$：5〜200 mmHg SpO_2：0〜100% 脈拍数：25〜240 bpm	$tcPCO_2$：0〜200 mmHg $tcPO_2$：0〜800 mmHg	$tcPCO_2$：1〜199 mmHg $tcPO_2$：0〜999 mmHg	$tcPCO_2$：0〜200 mmHg SpO_2：1〜100% 脈拍数：30〜250 bpm
センサー温度	TCM CombiM：37〜44℃（0.5℃刻み） TCM4：37〜45℃（0.5℃刻み）	37〜44℃（0.5℃刻み）	37〜45℃（0.5℃刻み）	37〜45℃（0.5℃刻み）	39〜42℃
センサー貼り換え時間（目安）	早期産児：4時間（43℃） 新生児：4時間（44℃） 小児：$tcPCO_2$のみの測定であれば上記と同様．$tcPO_2$を測定する場合は43〜44℃で皮膚の状態を観察しながら装着時間を判断	1歳未満：12時間（42℃） 1歳以上：12時間（42℃），8時間（43℃），4時間（44℃）	38℃：4〜6時間 43.5℃：4時間（成人で6〜8時間可能）	38℃：4〜6時間 42〜43℃：2時間	8時間
較正時間	数分	数分	3分	15分	6〜7分
平衡時間	$tcPCO_2$：15〜20分 $tcPO_2$：3〜7分	$tcPCO_2$：15〜20分 $tcPO_2$：3〜7分	$tcPCO_2$：5分 $tcPO_2$：10〜15分	10分	5分
センサーの反応応答時間	TCM CombiM（センサ84）$tcPO_2$：25秒，$tcPCO_2$：64秒以下 TCM4（E5480センサ）$tcPO_2$：26秒，$tcPCO_2$：83秒	$tcPCO_2$：60秒以下	$tcPCO_2$：30秒 $tcPO_2$：19秒（43.5℃）	30秒	75秒
その他	新生児・小児のニーズに合わせて設計	ポリソムノグラフEMBLAとの接続が可能		2点キャリブレーション	

較正時間：電源を入れてから，実際に使用するまで．平衡時間：センサーを取り付けてから，値が安定するまで．いずれも，センサーの温度や皮膚の状態で変化する可能性がある．
$tcPCO_2$：経皮的二酸化炭素分圧，$tcPO_2$：経皮的酸素分圧，SpO_2：末梢動脈血酸素飽和度．

経皮血液ガスモニターのセンサーには，測定部位皮膚の加温装置が組み込まれている

ているものと原理的には同じ電極が組み込まれているが，大きく異なるのは測定部位の皮膚を加温する装置が一緒に組み込まれている点である．この方法は，1971年Eberhardらによって発明された[1]．

- 皮膚を加温すると真皮内の毛細血管が拡張し血流が増えるため，毛細血管内の血液は動脈血化するとともに，血液内のO_2やCO_2が通常以上の速度で皮膚を透過して電極に到達する．PaO_2や$PaCO_2$の変化はすみやかに皮膚表面

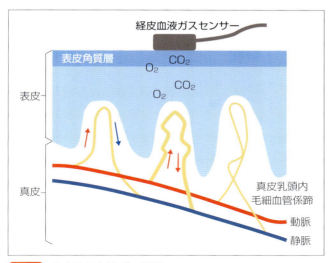

図1 皮膚内の血液ガス移動

の PO_2 と PCO_2 に反映されるようになる．

- 経験的に皮膚を43～44℃まで加温すると，PaO_2 と $tcPO_2$，$PaCO_2$ と $tcPCO_2$ とのあいだに一定の関係が最も安定して構築できることがわかっている．つまり，$tcPO_2$ や $tcPCO_2$ を測定することで，PaO_2 と $PaCO_2$ を臨床的に意味のある誤差の範囲内で正確に推測することが可能になるのである．
- $tcPCO_2$ から $PaCO_2$ を推測するのみの場合には，43℃以下の加温であっても安定した計測が可能である．
- 経皮血液ガスモニターは，この測定原理から動脈血血液ガス分析と比較して正確性には劣るが，非侵襲的かつ連続的な動脈血血液ガスがモニターできる点が大きな特長である．

皮膚の43～44℃の加温で，PaO_2 と $tcPO_2$，$PaCO_2$ と $tcPCO_2$ の関係が最も安定

動脈血血液ガス分析と比較して正確性には劣るが，非侵襲的かつ連続的測定が可能である

a. 経皮的酸素分圧（$tcPO_2$）

- 加温により血流が増加するとともに，加温によるヘモグロビン酸素解離曲線の右方移動が起こり，真皮内に酸素が遊離しやすくなる．この効果で，組織内 PO_2 は温度が1℃上昇するごとに約6％上昇する．
- たとえば，37℃の動脈血 PaO_2 が 100 mmHg の場合，44℃まで加温され動脈血化した毛細血管内のヘモグロビンから酸素が遊離すると毛細血管内の PO_2 は 145 mmHg（100＋100×0.42）程度まで増加すると考えられる．血流の豊富な皮下組織や真皮では酸素消費以上に酸素が供給され，これらの組織内 PO_2 も 145 mmHg で平衡に達する．しかし，血流のない表皮においては，表皮細胞の酸素消費により 125 mmHg まで低下し，表皮角質層内では酸素は消費されないものの拡散の過程で 95 mmHg まで低下することとなる．結局，皮膚表面のセンサーに達したときの PO_2 つまり $tcPO_2$ は 95 mmHg となる（図2）．PaO_2 が 80 mmHg に低下した場合は，$tcPO_2$ は同様の過程ですみやかに 75 mmHg へと変化する．

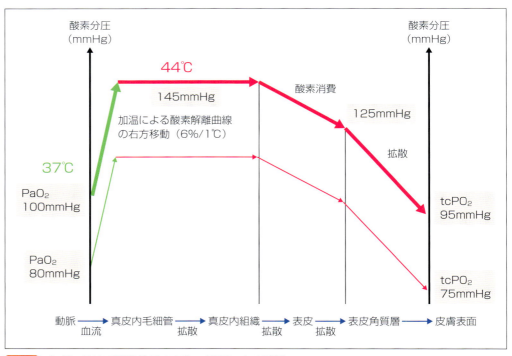

図2 皮膚における酸素分圧の変化：加温による影響
PaO_2：動脈血酸素分圧，$tcPO_2$：経皮的酸素分圧．

- 皮膚を加温しない場合は，皮膚組織内での酸素消費と拡散で $tcPO_2$ は測定困難なレベルまで大きく低下し，かつ PaO_2 の変化に追従できるほど鋭敏ではなくなってしまう．つまり $tcPO_2$ は PaO_2 のモニターとはなりえない．
- 皮膚表面の PO_2 測定は，原理的には血液ガス分析装置と同様なクラーク電極を用いる（図3）．酸素の透過性に優れたプラスチック膜が皮膚表面と接し，皮膚表面の酸素分子は電極内部液内に拡散する．電極間に一定の電圧をかけると，それぞれの電極で酸化還元反応が生じて電極間に電流が流れる．電流の大きさは，反応に使用できる酸素に依存するので，測定された電流から $tcPO_2$ を算出する．

b．経皮的二酸化炭素分圧（$tcPCO_2$）

- 加温しない場合には，経皮的に透過する炭酸ガスは主に静脈血二酸化炭素分圧を反映するが，加温による毛細血管係蹄静脈側の動脈血化により，$PaCO_2$ を反映することとなる．
- 加温により $PaCO_2$ は温度が1℃上昇することに4.5％上昇する．さらに，CO_2 は皮膚での代謝により5 mmHg増加する．つまり，体温が37℃のときには，43℃の電極での二酸化炭素分圧の測定値は，$PaCO_2 \times (100+4.5\times6)/100+5$ mmHg と推定される．機器に表示される $tcPCO_2$ の値はこの換算式をもとに電極での測定値を37℃での $PaCO_2$ に温度補正して表示される．た

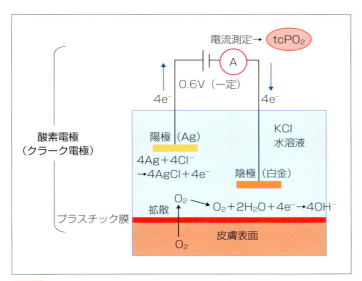

図3 経皮的酸素分圧（tcPO$_2$）測定原理
tcPO$_2$：経皮的酸素分圧

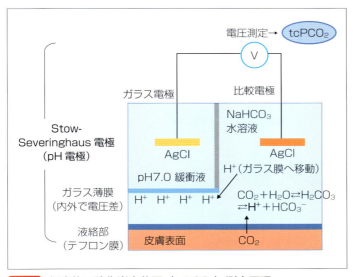

図4 経皮的二酸化炭素分圧（tcPCO$_2$）測定原理
tcPCO$_2$：経皮的二酸化炭素分圧

とえば，（測定値−5）／1.27 mmHg を tcPCO$_2$ として表示する[1]．機器によってはより精度の高い異なる関数が用いられる．

- 測定には Stow-Severinghaus 電極（図4）とよばれるテフロン膜（あるいは多孔性セラミック）で覆われた pH 電極と原理的に同等のセンサーを使用する．テフロン膜は炭酸ガス透過性がよく，pH 電極外側の電解質液（NaHCO$_3$ 溶液）で CO$_2$+H$_2$O ⇌ H$_2$CO$_3$ ⇌ H$^+$+HCO$_3^-$ の反応が起こり，放出された H$^+$ により pH 電極外側の pH が変化する．H$^+$ は，電解質液中をガ

ラス電極のガラス薄膜表面に移動・集合し，ガラス電極内部への H^+ の移動はないのでガラス薄膜内外に H^+ 濃度の差，つまり pH の差が生ずる．この pH の差は，正負両極間に生ずる電位差から求めることができる．皮膚表面の pH がわかれば，Henderson-Hasselbalch 式を用いて $tcPCO_2$ を算出することができる．

- 炭酸ガスの経皮的透過性は酸素よりも大きいので，$tcPCO_2$ は $tcPO_2$ よりも低めの加温でも安定した測定が長時間可能となる．$tcPCO_2$ 測定が平衡状態に達するには約 4 分かかると報告されている．45℃で 15 分加温後に 42℃で維持すると，12 時間程度の連続測定が可能である．$PaCO_2$ の変化が $tcPCO_2$ に反映されるのは，製品パンフレットよりやや長く約 1〜2 分後である[4,5]．

> $tcPCO_2$ は $tcPO_2$ よりも低めの加温で安定した測定が得られる

2 測定に影響する因子

- 皮膚を透過してくるガスを測定するため，皮膚の厚みや浮腫などの局所の影響，末梢循環不全，血管収縮などの影響を受ける．血管作動薬については，末梢の血管収縮の程度によっては測定値に影響を与えないとの報告がある．ほかにも不適切な較正，気泡混入やメンブランの損傷など機器の状態が影響を与えることもある．具体的には，以下の注意が必要である．

① 図 1 にあるように 44℃前後に加温すると，新生児では $tcPO_2$ は PaO_2 にほぼ等しくなることが経験的にわかっている．しかし，加齢に伴い皮膚の血流低下や皮膚が厚くなると，$tcPO_2$ は実際の PaO_2 よりも低い値となる（表 2）．したがって，$tcPO_2$ は PaO_2 を反映するものの等しいわけではないと認識すべきである．

② 電極と皮膚のあいだに空気があると測定が不正確（$tcPO_2$ 値は高値となり，$tcPCO_2$ は著しく低値）となるので，電極と皮膚を密着させる．

③ 室温は 21〜23℃に維持する．

> $tcPO_2$ は PaO_2 を反映するものの等しいわけではないと認識すべき

> 正確な測定値を得るため，電極と皮膚のあいだに空気が入らないよう密着させる

表 2 $tcPO_2$ 指数（$tcPO_2/PaO_2$）に影響を与える因子

	$tcPO_2$ 指数 ($tcPO_2/PaO_2$)
未熟児	1.14
新生児	1.0
小児	0.84
成人	0.8
高齢者（65 歳以上）	0.7
心係数 2.2 L/分/m² 以上	0.8
心係数低下時（1.5〜2.2）	0.5
心係数高度低下時（1.5 以下）	0.1

$tcPO_2$：経皮的酸素分圧，PaO_2：動脈血酸素分圧．

④測定前の喫煙，カフェイン摂取は行わない．
⑤患者を安静状態に保ち，体動による影響を排除する．
⑥耳朶，前額部，鎖骨下の胸部，上腕などを選ぶのが望ましい．太い皮下静脈，皮膚潰瘍，びらん部位，骨の上や体毛の多い部分は測定に適さない．
⑦使用前の皮膚の加温（44℃前後）と較正のため，測定値が安定するまでは15〜20分が必要である．
⑧使用時の電極の温度や皮膚の状態によっては，皮膚加温による低温熱傷が生じる．血液ガス分析値との相関で最適測定温度は42〜45℃とされている．温度が高いほど応答時間が速くなり，測定誤差も少ないが，低温熱傷の危険性は増えるため電極の貼り替えを定期的かつ頻回に行う必要がある．$tcPCO_2$ は $tcPO_2$ よりも低い温度で信頼できる測定が得られる．温度が低いと測定開始時 $tcPCO_2$ 値がオーバーシュートしやすい[6]．

> 低温熱傷のリスクを避けるため，電極の貼り替えを定期的に行う必要がある

❸ 臨床使用の実際

a．経皮的酸素分圧（$tcPO_2$）

- 動脈採血が不要であり連続測定可能なメリットに加えて，とくにパルスオキシメータでは分解能が悪くなる比較的高い PaO_2 レベルでの有用性が高い．
- 新生児では $tcPO_2$ 測定の臨床的有用性は広く認識され，PaO_2 レベルが病態に大きく関与する未熟児網膜症予防や肺血流コントロールなどの目的で，それぞれの病態に適した PaO_2 で管理するために使用されている．
- 成人では PaO_2 を過小評価しやすく，かつ反応時間が遅いことを考えると，急性期患者の全身の酸素化の評価としてはパルスオキシメータのほうが優れている[7]．
- 心拍出量が低下した患者での信頼性は大きく低下することも報告されている[8]（表2）．
- 下肢虚血の診断や治療効果判定，四肢切断部位決定，創傷治癒の評価，遊離皮弁の血流評価，高圧酸素療法の効果判定など，局所の酸素分圧を評価する場合に有用である．

> 心拍出量が低下した患者での信頼性は大きく低下することが報告されている

b．経皮的二酸化炭素分圧（$tcPCO_2$）

- 臨床的に，非侵襲的かつ連続的に $PaCO_2$ を推測できる方法としては，$EtCO_2$ と $tcPCO_2$ 測定があるが，一方がより有用ということではなく，病態・おかれた状況に応じて使い分け，あるいは同時に使用すべきである（表3，図5〈Column 参照〉）．
- 気管挿管下に陽圧人工呼吸管理が行われている成人患者では，$EtCO_2$ 測定が $tcPCO_2$ 測定よりも簡便なため臨床的には有用と考えられる．
- 採血や $EtCO_2$ 測定が困難で，呼吸・循環動態が $PaCO_2$ に大きく依存する新生児の酸素療法や人工呼吸管理時の指標として，$tcPO_2$ 測定とともにNICUでは，$tcPCO_2$ が日常的に使用されている．

> $EtCO_2$ と $tcPCO_2$ 測定は，病態・おかれた状況に応じて使い分け，あるいは併用すべき
>
> ▶$EtCO_2$：
> end-tidal carbon dioxide saturation（呼気終末二酸化炭素濃度）
>
> ▶NICU：
> neonatal intensive care unit（新生児集中治療室）

表3 経皮炭酸ガスモニターとカプノグラムの比較：$PaCO_2$ 推測の精度と臨床的有用性

	正確性（$PaCO_2$）		臨床的有用性	
	$EtCO_2$	$tcPCO_2$	$EtCO_2$	$tcPCO_2$
気管挿管下人工呼吸	◎	○	◎	△
非挿管下の人工呼吸				
全身麻酔導入時	△	◎	◎	△
NIPPV治療中	△	◎	△	◎
気管挿管下でも$EtCO_2$と$PaCO_2$との解離が予想				
呼出障害：気管支痙攣，COPD	×	◎	◎	◎
換気血流不均衡：無気肺，気胸，血胸	△	◎	◎	◎
非挿管下の自発呼吸時				
睡眠時：COPD，OSA，チェーン・ストークス	△	◎	○	◎
鎮静下，術後，睡眠時の無呼吸検出モニター	○	○	◎	×
モヤモヤ病患者の出産時，術後	○	◎	◎	◎
脳死判定：無呼吸テスト時の補助	○	◎	◎	◎
末梢循環不全・血管拡張薬使用	○	△	◎	○

$EtCO_2$：呼気終末二酸化炭素濃度，$PaCO_2$：動脈血二酸化炭素分圧，$tcPCO_2$：経皮的二酸化炭素分圧，NIPPV：非侵襲的陽圧換気，COPD：慢性閉塞性肺疾患，OSA：閉塞性睡眠時無呼吸．

> ### Column 経皮炭酸ガスモニターの生体肺移植での使用例（図5）
>
> 19歳男性，血液疾患治療後の肺線維症により慢性呼吸不全を呈していた．
>
> 全身麻酔導入前 $PaCO_2$ 64 mmHg，$tcPO_2$ 74 mmHg，INVOS™で測定した脳内酸素飽和度（rSO_2）79/75％であった．気管挿管後調節呼吸中は $PaCO_2$ 83 mmHg，$tcPO_2$ 93 mmHg まで増加したが，呼吸器の設定を工夫することで，$tcPCO_2$ を導入前値まで改善できた．開胸し胸郭コンプライアンスが低下すると $tcPO_2$ は51 mmHg まで低下したが，同時に rSO_2 62/59％へと低下を認めたため，換気量を低下させ $tcPCO_2$ を増加させると rSO_2 を回復させることができた．しかし，体外式膜型人工肺（ECMO）開始直後に $tcPO_2$ が43 mmHgへ低下すると同時に rSO_2 も53/58％まで低下したため，ECMO回路内に炭酸ガスを負荷することで $tcPCO_2$ と rSO_2 の急激な変化から回復することができた．本症例では，$PaCO_2$ と $tcPCO_2$ に差はあるものの，トレンドとしての使用は非常に有効であり，脳内血流コントロールにも有用であった．
>
>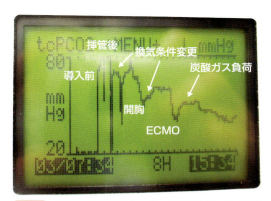
>
> 図5 経皮炭酸ガスモニターの使用例：生体肺移植
>
> ECMO：extracorporeal membrane oxygenation

- 成人の場合は，$EtCO_2$ と $PaCO_2$ が解離する場合や非挿管下で $PaCO_2$ の連続モニターが必要な場合に，$tcPCO_2$ が使用されることが多い．
- $EtCO_2$ が $PaCO_2$ を反映しない病態（カプノグラムで平坦な第 III 相を認めない呼出障害時，低呼吸や無呼吸時，換気血流不均衡が存在するとき），あるいは $EtCO_2$ 測定が不可能な状況（高頻度振動換気使用時など）では，$tcPCO_2$ 測定は $PaCO_2$ を推測するために臨床上きわめて有用なモニターである．しかし反応時間が遅いため $tcPCO_2$ のモニタリングでは無呼吸や低呼吸などの呼吸イベントの発見が遅れる可能性がある．
- 換気血流不均衡が存在する場合は，$PaCO_2$ と $EtCO_2$ の較差が増大することが知られており，$EtCO_2$ は $PaCO_2$ を正確に推測する精度は低下することになるが，両者を測定することで換気血流不均衡の存在を疑うことができるので臨床的には有用である．
- 深い鎮静下や睡眠時に $PaCO_2$ の変化をより正確にモニターするためには，$EtCO_2$ より $tcPCO_2$ 測定が優る[9,10]．しかし，深鎮静や睡眠時の低呼吸や無呼吸イベントの（早期）発見と治療効果判定のためには，$tcPCO_2$ 測定よりカプノグラム波形の評価が臨床的にはより有用と考えられる．

（菅沼絵美理，磯野史朗）

文献

1) Eberhard P. The design, use, and results of transcutaneous carbon dioxide analysis: Current and future directions. Anesth Analg 2007; 105: S48–52.
2) 福島奏資．毛細血管顕微鏡による微小循環の臨床的研究―諸種血液疾患における爪廓微小血管の毛細血管顕微鏡的研究．ousar.lib.okayama-u.ac.jp/file/17588/88_305.pdf
3) 伊藤 聡，ほか．成人皮膚のガス透過係数の計測．医用電子と生体工学 1987; 25: 227–31.
4) 香川草平．経皮的 CO2 ガスモニター―歴史，測定原理とその臨床応用．日臨麻会誌 2014; 34: 117–23.
5) 葛田憲道，ほか．経皮的動脈血炭酸ガス分圧（TcPCO2）は 1 ないし 2 分前の PaCO2 を反映している．麻酔 2012; 61: 638–42.
6) Kagawa S, et al. Initial transcutaneous PCO2 overshoot with ear probe at 42℃. J Clin Monit Comput 2004; 18: 343–5.
7) Sauty A, et al. Differences in PO2 and PCO2 between arterial and arterialized earlobe samples. Eur Respir J 1996; 9: 186–9.
8) Tremper KK, Shoemaker WC. Transcutaneous oxygen monitoring of critically ill adults, with and without low flow shock. Crit Care Med 1981; 9: 706–9.
9) De Oliveira GS Jr, et al. Detection of hypoventilation during deep sedation in patients undergoing ambulatory gynaecological hysteroscopy: A comparison between transcutaneous and nasal end-tidal carbon dioxide measurements. Br J Anaesth 2010; 104: 774–8.
10) Storre JH, et al. Transcutaneous monitoring as a replacement for arterial PCO(2) monitoring during nocturnal non-invasive ventilation. Respir Med 2011; 105: 143–50.

2-2 人工呼吸器モニター

❶ なぜ麻酔科医は人工呼吸をモニタリングしなければならないのか？

- 正直なところ，これまで周術期の人工呼吸管理は技術の進歩にもかかわらず，あまり注目されていなかった．集中治療領域の呼吸不全に対する人工呼吸管理法は，2000年ごろからARDS networkをはじめとしたさまざまなRCTによって検討されてきており，現在もなお，さまざまな呼吸管理法が研究，比較されている．一方，周術期の人工呼吸管理法に関しては，間質性肺炎や慢性閉塞性肺疾患などの病的肺だけでなく，正常肺の周術期の人工呼吸管理の指針すらないのが現状である．
- しかしここ数年で，周術期の呼吸管理が患者の予後に影響を与える可能性が示唆されるようになってきた[1]．周術期に限らず呼吸管理法のなかで注目・比較されているのは1回換気量や気道内圧であるが，これらを正確にモニタリングできていないとそもそも適切と考えられる人工呼吸管理が何であれ実践することが不可能となる．
- そこで本項では，麻酔科医が今後さまざまなエビデンスが得られたとしても最善の呼吸管理を実践できるよう，換気量や気道内圧のモニタリングについて，そしてそれらから得ることのできる呼吸生理学的評価について解説する．

▶ARDS：
acute respiratory distress syndrome（急性呼吸促迫症候群）

▶RCT：
randomized controlled trial

換気量や気道内圧の正確なモニタリングが最善の呼吸管理の実践につながる

❷ 換気量の測定

- 現在多くの麻酔器，人工呼吸器における換気量の測定は流量計（フローセンサ）を用いて行われている（図1）．
- 流量計は呼気またはYピースの患者側の1か所もしくは呼吸回路の吸気側，呼気側の2か所に装着されている．換気量の測定には呼気側の流量計で得られた換気量を用いる．
- これは吸気側で測定される換気量（吸気側にある流量計で得られる換気量）は人工呼吸器回路にリークがあった場合，実際に患者が吸気した換気量よりリークの分だけ多く示すので，低換気もしくは換気停止した状態を感知できないためである．
- しかし呼気側の流量計で測定した換気量は，人工呼吸器もしくは患者に（気胸など）リークが生じている場合は実際に患者が吸気した換気量より少なく表示してしまい，過剰な換気量を送気してしまう可能性があるため注意が必要である．

リークが生じている場合は，過剰または過小な換気量を送気してしまう可能性があり注意が必要

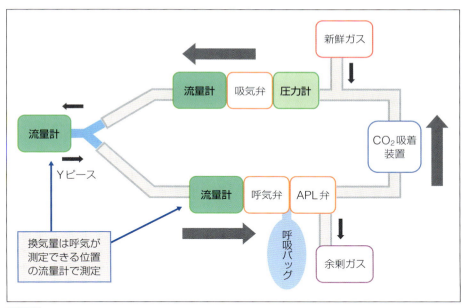

図1 流量計と圧力計の位置
APL: adjustable pressure limiting.

a. 流量計の種類

■ 熱線式フローセンサ（図2）
- 熱線式フローセンサは，トランスデューサ内の白金線が加熱（ドレーゲル社のものだと180℃）されて流れた気体により冷却されることで白金線の電気抵抗が低下し，流れる電流が多くなることを感知して流量を測定する．
- 利点として気道抵抗が少ないことがあげられるが，白金線が汚れていたり加湿による水滴が付着したり白金線が劣化したりすることにより測定値に誤差が生じることから，定期的にキャリブレーションを行う必要がある．

利点として気道抵抗が少ないことがあげられる

■ 差圧式フローセンサ（図3）
- 呼吸回路中に抵抗をつくり，その前後の圧較差から流量を測定する．
- その仕組みから，一見すると気道抵抗になって呼吸管理に影響を与えるように思われるが実際には流路抵抗は非常に小さい値なので，呼吸管理上それほど大きな影響はない．
- 見た目が大きく異なるオリフィス型とバリアブルオリフィス型があるが，測定原理に関しては同様である．
- 微細な圧力の変化を利用して測定するため，圧力計にトラブルが生じると流量の測定結果に誤差が生じる．

フローセンサ内の圧力計にトラブルが生じると測定結果に誤差が生じる

■ 超音波式フローセンサ（図4）
- ガスの流れる方向と，流れる方向と逆の方向での超音波の伝搬速度の差を用

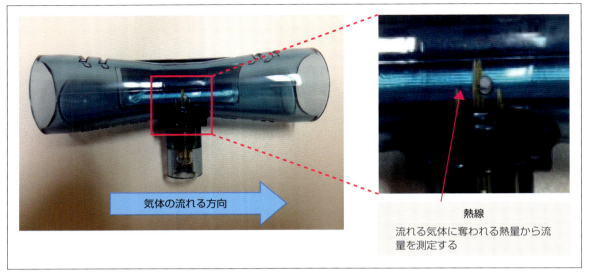

図2　熱線式フローセンサ

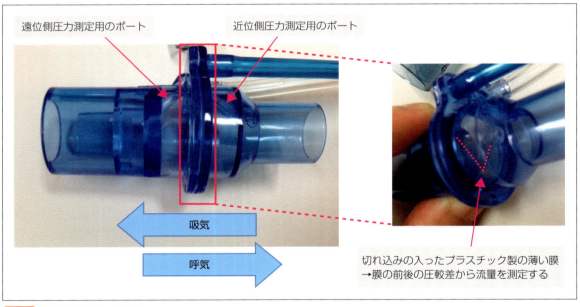

図3　差圧式フローセンサ

いた方式と，ドプラー効果を利用した方式の流量計があるが，人工呼吸器，麻酔器には前者の方式が利用されている．

- 理論上抵抗はないが，流れる気体の状態で誤差が生じることがあり，純酸素と空気での比較では3％，乾燥した30℃の気体と水蒸気圧44 mmHg，40℃の気体では5.3％の誤差が生じるとされる[2]．

> 流れる気体の状態で誤差が生じることがある

2-2 人工呼吸器モニター

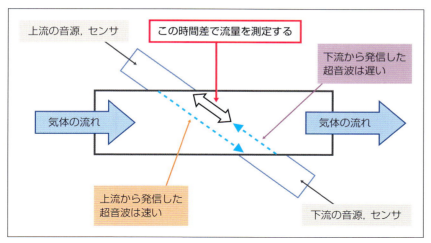

図4 超音波式フローセンサ

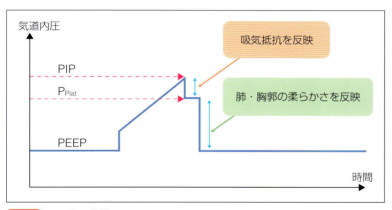

図5 圧－時間曲線
吸気抵抗と肺・胸郭のコンプライアンスがわかる．
PIP：最高気道内圧，P_{Plat}：プラトー圧，PEEP：呼気終末陽圧．

❸ 呼吸機能モニター

- さて，前述の換気量計に加えて圧力計はほぼすべての麻酔器に使われているので，そこから呼吸機能をどのようにモニタリングしていくかを解説する．

a. 術中の呼吸モニタリング

■ 圧－時間曲線 （pressure time curve）
- 人工呼吸中の最も基本的なモニタリング項目の一つ．患者の呼吸機能を知ることができ，多くの麻酔器でグラフィックモニターの一環として表示される．気道内圧だけでなく，さまざまな情報を得ることができる（図5）．

121

呼吸機能を評価するにあたっての大前提

(1) 定常流型の従量式換気で測定すること

- 1回換気量を設定する意味での従量式換気というだけではない．漸減波を用いた従量式換気や，最近の麻酔器では換気量保証型の従圧式換気ではまったく意味がないので，必ず定常流型の従量式換気で測定する．

(2) end inspiratory plateau（EIP）を設定すること

- 0.5秒ないし1呼吸サイクルの5〜10％程度の時間を設定する．

(3) 患者の自発呼吸がないこと

- 自発呼吸がある状態では吸気努力により圧力が変化してしまうので，たとえSIMVにして吸気トリガーさせていても正確な評価はできない．
- 麻酔薬で自発呼吸を消失させても筋弛緩薬で自発呼吸を消失させても，どちらでも構わない．

圧-時間曲線からわかること

- 縦軸が気道内圧で，横軸が時間となる．この曲線からわかるのは，①静的肺・胸郭コンプライアンス，②吸気抵抗，③肺の過膨張・虚脱，である．

(1) 静的肺・胸郭のコンプライアンス

- 単位圧力に対して得られる換気量（1回換気量をEIPのときの気道内圧からPEEPを引いた値で割った値）で"肺・胸郭の膨らみやすさ"を表す．グラフィックモニターに表示される機種もあるが，多くの麻酔器では自分で計算する必要がある．

(2) 吸気抵抗

- 簡易的には最高気道内圧（peak inspiratory pressure：PIP）とEIPのときの気道内圧（P_{Plat}）との差でみることができる．パッと見で気道抵抗の高さはわかり，治療効果をみるうえで経時的変化を追うことができる．
- 具体的に吸気抵抗を計算する場合は，以下の式で求められる．

$$吸気抵抗（cmH_2O/L/秒）=（PIP-P_{Plat}）/ 吸気流量$$

- 通常は10 cmH$_2$O/L/秒以下である．吸気流量は1回換気量を吸気時間で割ることで算出できる．
- 吸気抵抗が上昇した場合の圧-時間曲線の変化を図6に示す．

(3) 肺の過膨張・虚脱

- 吸気相の気道内圧の上がり方で判断することができる．
  ① 通常：肺・胸郭のコンプライアンスが変化しないので，直線的に気道内圧が上昇する（図5）．
  ② 過膨張：過膨張に伴い肺・胸郭コンプライアンスが低下してくるので，下に凸となり徐々に気道内圧の上がり方が大きくなる（図7a）．
  ③ 虚脱：肺の虚脱が大きい場合吸気相のあいだに肺胞が開放してくることによって徐々に肺・胸郭コンプライアンスが上昇してくるので，上に凸となり徐々に気道内圧の上り方が小さくなる（図7b）．
- 実はこの圧-時間曲線で現在の人工呼吸の設定での呼吸機能はほぼ評価しきることができる．通常の呼吸機能に問題がない症例では，上記（1）〜（3）で問題がなければこれ以上の評価は必要ないと考えられる．

呼吸機能評価は①定常流量型の従量式換気で測定する，②EIPを設定する，③患者の自発呼吸がないことが大前提

▶SIMV：
synchronized intermittent mandatory ventilation（同期式間欠的強制換気）

▶PEEP：
positive end-expiratory pressure（呼気終末陽圧）

圧-時間曲線から①静的肺・胸郭のコンプライアンス，②吸気抵抗，③肺の過膨張・虚脱がわかる

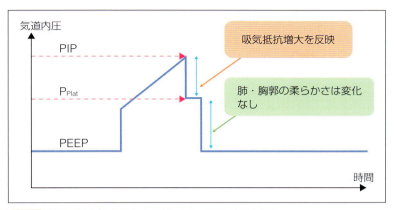

図6 吸気抵抗が上昇した場合の圧–時間曲線の変化
PIP：最高気道内圧，P_Plat：プラトー圧，PEEP：呼気終末陽圧．

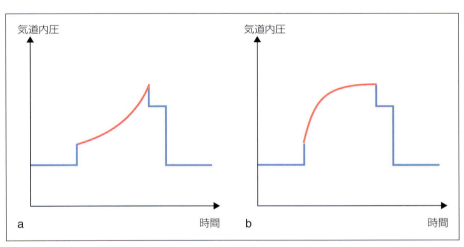

図7 圧–時間曲線からみた肺の過膨張（a），虚脱（b）

流量–時間曲線（flow-time curve）（図8）

- 気道の評価を行うのに適している．

流量–時間曲線からわかること
- この曲線からわかるのは，①気道の分泌物，液体の貯留，②呼気の気道抵抗，である．

(1) 気道の分泌物，液体の貯留
- 流量–時間曲線に"ギザギザ"が生じることで突き止めることができる．Yピースより患者側に分泌物などの液体がある場合は吸気，呼気時に"ギザギザ"を生じる．近年使用が広がってきているデスフルランで行われている低流量麻酔では主に吸気側に水がたまりやすく，この場合は吸気時に"ギザギザ"を生じる．

(2) 呼気抵抗
- 呼気流量が大きくなる，小さくなるあるいは呼気時間の短長で変化をとらえ

> 流量–時間曲線からわかるのは，①気道の分泌物，液体の貯留，②呼気抵抗

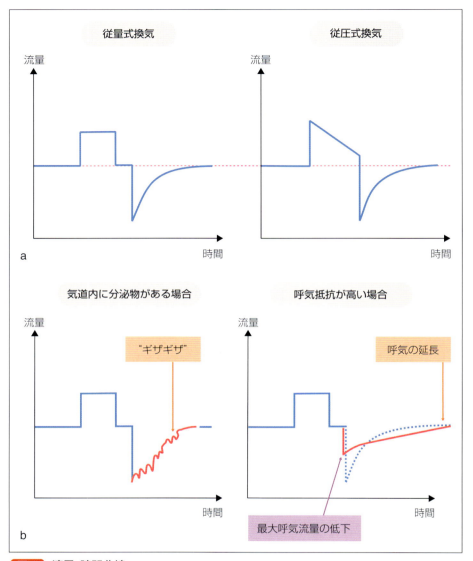

図8 流量-時間曲線

a：従量式換気と従圧式換気とでは吸気時の流量-時間曲線が異なる．最近は AutoFlow®（ドレーゲル社）など，従量式のように換気量を設定するが実際には従圧式の換気が行われる麻酔器もある．
b：流量-時間曲線からわかる気道内の分泌物，呼気抵抗の上昇．

ることができる．
- 具体的な値は，圧-時間曲線から得られた P_{Plat}，PEEP と流量-時間曲線から得られる最大呼気流量を用いて，以下の式で求められる．

呼気抵抗（cmH_2O/L/秒）＝（P_{Plat} − PEEP）/ 最大呼気流量
- 通常は吸気抵抗より高くなる．

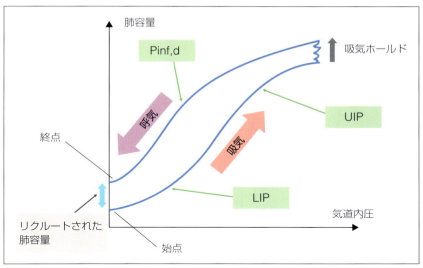

図9 圧-容量曲線
Pinf,d: inflection point of the deflation limb, UIP: upper inflection point, LIP: lower inflection point.

■ 圧-容量曲線（pressure-volume curve：P-V curve）（図9）

- 呼吸機能に問題がある症例で次に必要なのは，患者の肺を人工呼吸の設定でどのように変化させることができるかを評価することである．これを評価するには圧-容量曲線を作成する必要がある．比較的新しい人工呼吸器では1回換気量ごとに圧-容量のループ（pressure-volume loop）を表示するものがあるが，それとはまったく異なるものである．

圧-容量曲線を作成するにあたっての大前提
（1）患者の自発呼吸がないこと
- 圧-時間曲線作成時と同様，圧-容量曲線を作成するにはより長い時間がかかるので確実に呼吸を止める必要がある．

（2）呼吸回路のリークがないこと
- リークがあると肺容量の変化の測定が困難となり，リクルートメントの効果の評価ができなくなる．

（3）循環血液量に余裕があり循環動態が安定していること
- 胸腔内圧上昇に伴う前負荷の低下に対応できるだけの循環血液量を保っていないと，評価中に循環虚脱を生じて患者を危険にさらしてしまうので，注意が必要である．

圧-容量曲線を作成する方法
- super syringe 法と occlusion 法があるが，一般的には super syringe 法の一つである constant slow flow 法を人工呼吸器で行う．
- constant slow flow 法は，以下の全行程で 60〜80 秒ほどかかる．
  ①患者の自発呼吸を止める．
  ②気道内圧を 0 cmH$_2$O にする．

> 圧-容量曲線作成の大前提は，①患者の自発呼吸なし，②呼吸回路のリークなし，③循環血液量に余裕があり循環動態が安定

③ 10 L/分以下のゆっくりとした定常流または 2 cmH₂O/秒程度の一定の気道内圧の上昇率で気道内圧が 40 cmH₂O になるまで肺を膨らませていく．
④ 40 cmH₂O で 10〜40 秒間ホールドする．
⑤ ZEEP，もしくはもともと設定していた PEEP まで 10 L/分以下のゆっくりとした定常流または 2 cmH₂O/秒程度の一定の気道内圧の低下率で呼出させる．

▶ ZEEP：
zero end-expiratory pressure

圧–容量曲線からわかること

- この曲線からわかるのは，①吸気時に虚脱していた肺胞が開放されるポイント（lower inflection point：LIP），②開放できる肺胞が伸展しきって過膨張が始まるポイント（upper inflection point：UIP），③リクルートされた肺の容量，である．
- 肺胞が虚脱もしくは過伸展していると肺コンプライアンスが低下，虚脱していた肺胞が開放されてくると肺コンプライアンスが上昇する，と想定されている[3]．

圧–容量曲線からわかるのは，① LIP，② UIP，③リクルートされた肺の容積

圧–容量曲線と圧–時間曲線を組み合わせる

- 圧–容量曲線を作成するためには constant slow flow 法を施行できる機能を持ち合わせた比較的新しい（高価な）人工呼吸器が必要となるが，現在のところその機能を持ち合わせた麻酔器はない．圧–容量曲線作成時には PEEP 0 cmH₂O のときに肺を虚脱させてしまったり[4]，40 cmH₂O 程度の高い気道内圧に達したときに循環虚脱をきたしたりすることがあるので，呼吸循環をしっかりモニタリングして行う必要がある．
- 実際に麻酔科医自身が圧–時間曲線を作成することはあまりないと思われる

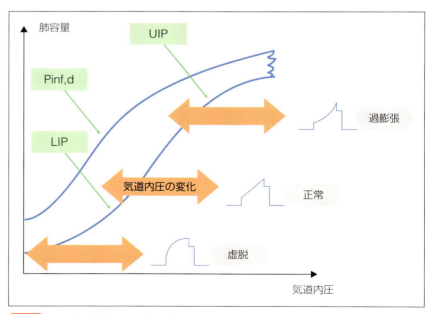

図10　圧–容量曲線と圧–時間曲線の関係
Pinf,d: inflection point of the deflation limb, UIP: upper inflection point, LIP: lower inflection point.

2-2 人工呼吸器モニター

> **Column** 呼吸モニタリングとしての評価の限界
>
> エビデンスの蓄積はなかったものの，数年前まで，UIP を挟む気道内圧で換気を行うと肺の過膨張を生じ，LIP を挟む気道内圧で換気を行うと肺胞の虚脱と開放による肺損傷（shear stress）を生じるため，PIP は LIP 以下，PEEP は UIP 以上で人工呼吸管理を行うとよいと考えられていた．
>
> しかし近年この考え方に疑問がもたれるようになった[5,6,7]．すなわち，①圧-容量曲線の呼気相に着眼すると，吸気相とは形が異なり，そもそも吸気と呼気では肺の状態がかなり異なる，②肺コンプライアンスが最も高い区間が最も肺胞が過伸展も虚脱もしていない気道内圧であり，呼気で肺胞が虚脱し始めるのは LIP ではなくこの肺コンプライアンスが最も高い区間の低圧側である，と考えられるようになった[5,7]．
>
> この考えをもとに，PEEP に関しては LIP ではなく，呼気相で肺コンプライアンスが低下するポイント（inflection point of the deflation limb）にセットするのがよいという説が唱えられている[7]．しかしこの説にも，肺全体を single compartment とした場合の考え方であってコンプライアンスの高い区域と低い区域が混在している実際の肺を反映しきれていない，などの問題点がある．気道内圧と換気量の組み合わせでできる比較的シンプルな呼吸モニタリングとしてはここまでの評価が限界かもしれない．

が，それでも麻酔科医として呼吸モニタリングするためにこの圧-時間曲線を理解しておく必要がある．
- 前述の圧-時間曲線と圧-容量曲線を組み合わせてみると 図10 のようになる．

胸郭コンプライアンス

- 吸気は肺と胸郭といった別々の臓器を同時に膨らませているので，圧-時間曲線で得られる肺・胸郭コンプライアンスはそれを合わせた値になる．これでは肺に問題があるのか胸郭に問題があるのかがわからないので，肺・胸郭コンプライアンスに問題がある症例では胸郭コンプライアンスを測定する必要が生じる．
- 胸郭コンプライアンスを測定するには，①患者の自発呼吸がないこと，②食道内圧の測定ができること（胸腔内圧≒食道内圧）が前提となる．
- 具体的な測定方法としては，通常の換気量で換気し，吸気時に上昇する食道内圧を測定する．得られた換気量と食道内圧の変化から，以下の式で求められる．

    胸郭コンプライアンス（mL/cmH$_2$O）＝1回換気量／食道内圧の変化量
- 通常は 200 mL/cmH$_2$O 以上で，筋鈎など手術による腹部・胸郭の可動制限や肥満，側弯などの胸郭患者側の要因によって低下する．
- 食道内圧の測定には食道内圧計の挿入部位が適切であることが重要であり，呼気で一時的に呼吸回路を閉塞させ（expiratory hold），腹部を押したとき

> 肺・胸郭コンプライアンスに問題がある場合は，胸郭コンプライアンスを測定

に気道内圧と食道内圧の変化が一致する位置に食道内圧計を調節する．しかし，この expiratory hold の機能はすべての人工呼吸器についている機能ではないので，簡易的には胸部X線写真で食道内圧計が心臓の裏にあり，また，食道内圧計で心臓の拍動を検出できることで適切な位置にあることを確認する[3]．

- ここまで全身麻酔中の呼吸モニタリングについて手順と評価法を解説した．これらのモニタリングは自発呼吸がないこと，循環動態を安定させていることが前提となっている．手術手技の影響を考慮する必要があるが，全身麻酔中は詳細な呼吸の評価を行うには打ってつけの状況である．呼吸不全が予想される症例では積極的に呼吸状態を評価して術後管理に生かすとよい．

b. 術後の呼吸モニタリング

- 全身麻酔中は多くの場合，自発呼吸を止めて人工呼吸管理を行うが，抜管するしないは別としても，術後は重症な呼吸不全ではない限り自発呼吸を出して管理することになる[8]．
- 自発呼吸がある状態での人工呼吸管理では，患者の吸気トリガー，呼気トリガー，auto-PEEP，経肺圧（trans pulmonary pressure：P_L）を，前述の圧－時間曲線，流量－時間曲線，圧－容量曲線，胸郭コンプライアンスに加えて，モニタリングする．

■ 患者の吸気トリガー

- 人工呼吸器が吸気トリガーしているかどうかを確認する．
- 比較的新しい麻酔器や一般的に使用されている人工呼吸器には吸気をトリガーしたときにマーカーが表示されるのでそれで確認することもできるが，最も大事なのは適切に吸気トリガーがなされていることを患者の胸郭や横隔膜の動きをみて確認することである．

> 適切に吸気トリガーがなされていることを患者の胸郭や横隔膜の動きをみて確認する

■ 呼気トリガー（図11）

- 従圧式（pressure control）換気や従量式（volume control）換気の場合，吸気流量をみて吸気時間の過不足を確認する．
- pressure support 換気の場合は，吸気流量が最大吸気流量の設定された比率（多くの麻酔，人工呼吸器の初期設定は25％前後）になったときに呼気に切り替わるので最大吸気流量が大きく，肺・胸郭コンプライアンスが低い場合は吸気時間が非常に短くなってしまう．

■ auto-PEEP（図12）

- 自発呼吸がない状態での呼吸管理でも生じるが，その存在は吸気トリガーに最も影響する．
- auto-PEEP の測定方法は，以下のとおりである．
  ①呼気流量が次の吸気開始前に基線（0 L/分）に戻らないことで auto-PEEP の有無を確認する．

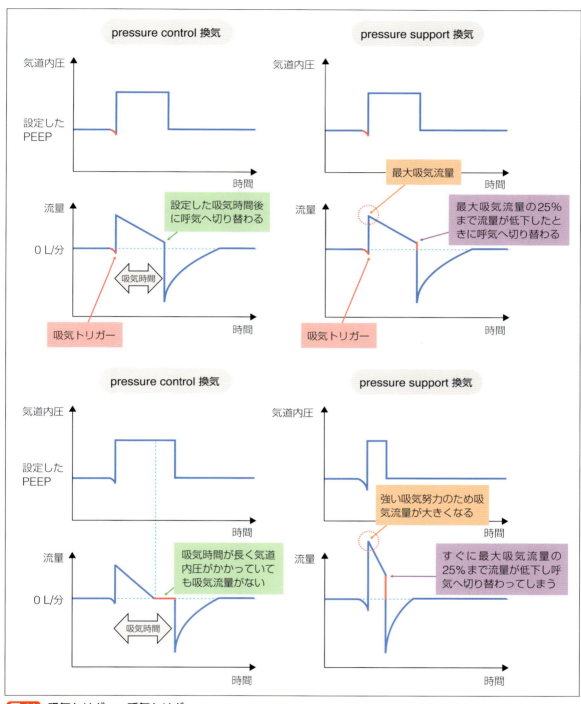

図11 吸気トリガー，呼気トリガー

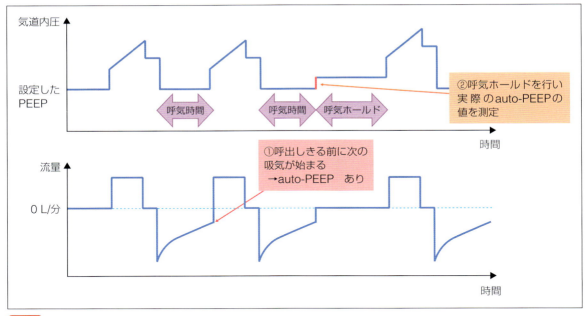

図12 auto-PEEP の測定
流量−時間曲線で auto-PEEP を認識し，呼気ポーズを行って実際の auto-PEEP の値を測定する．

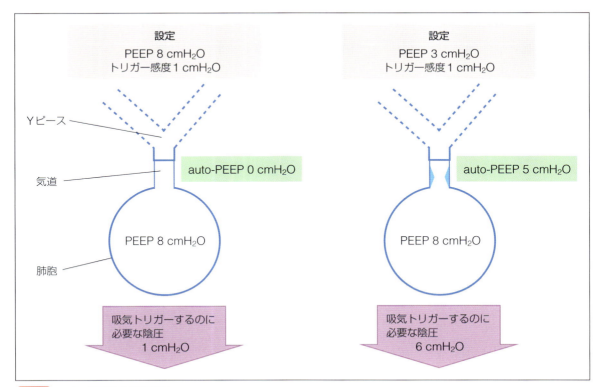

図13 auto-PEEP と吸気努力
どちらも肺胞に PEEP 8 cmH$_2$O がかかっているが，auto-PEEP を生じているほうが吸気トリガーに必要な吸気努力が大きくなる．

②自発呼吸がない場合は，呼気終末期に気道を閉塞し設定気道内圧を測定．PEEPとの差がauto-PEEPの値になる．
- 自発呼吸がある場合は，吸気努力が始まってから実際に吸気トリガーがされるまでの食道内圧の変化量がauto-PEEPの値になる．
- auto-PEEPが存在する場合は吸気トリガーするために余計に吸気努力が必要となる（図13）．

> auto-PEEPがある場合は吸気トリガーするために余計に吸気努力が必要となる

経肺圧（P_L）（図14）
- 呼吸不全の強い症例の人工呼吸管理のモニタリングで最近注目されてきている[7,9]．
- 肺保護的な人工呼吸を行ううえで，これまでは1回換気量，最高気道内圧を目安にした研究がされてきており，その結果に基づいて最高気道内圧またはプラトー圧が30 cmH₂Oを超えない低容量換気が多くの呼吸不全症例で行われている[10,11]．
- 吸気努力が強いと非常にコンプライアンスの低い肺であっても低い気道内圧で比較的大きな1回換気量が得られることがある．このような状況では気道内圧のモニタリングだけでは肺にかかっているストレスを見逃してしまう．また高いPEEPを設定していても肺胞をリクルートメントするのに必要十分な圧力がかかっていない，または逆に肺胞に過剰な圧がかかっている可能性がある．

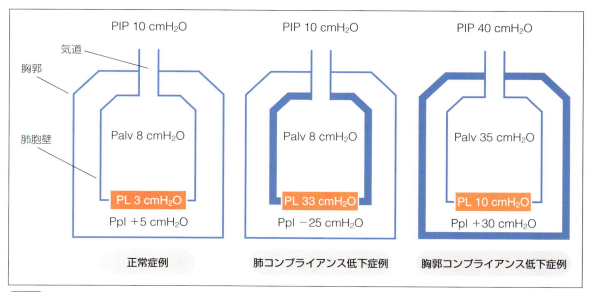

図14　経肺圧（P_L）のシェーマ
気道内圧と1回換気量だけでは肺にかかっているストレス（経肺圧：P_L）を推定することはできない．
設定は，PEEP 5 cmH₂O, Vt 8 mL/kg/mL．
PIP：最高気道内圧，Palv：肺胞内圧，P_L：経肺圧，Ppl：胸腔内圧．PIP，Palv，P_L，Pplともに吸気終末期の気道内圧．

- このような状況では，従来のモニタリングでは一見低い気道内圧で肺保護的な人工呼吸を行っているつもりでもかなりの圧力が肺胞にかかっていることになる．
- 経肺圧のモニタリングは理屈としては非常に魅力的であり，比較的低侵襲に行える呼吸モニタリングで今後その使用が広がってくると考えられるが，まだ実際にどれくらいの値で人工呼吸管理をすればよいのかはわかっていない．
- そこで OSCILLATE study control group で使用された PEEP/F_IO_2 table で設定した high PEEP 低容量換気の人工呼吸器の設定を行う方法と，経肺圧の値を元に PEEP の設定を行う人工呼吸管理法とを比較する多施設 RCT が 2014 年からアメリカで行われている（表1）[12,13]．この RCT の結果次第では経肺圧のモニタリングが今よりさらに広がっていく可能性がある．

> 呼吸モニタリングとして経肺圧のモニタリングの使用が広がる可能性がある

▶OSCILLATE：
The Oscillation for Acute Respiratory Distress Syndrome (ARDS) Treated Early

表1 The Esophageal Pressure-Guided Ventilation 2 (EPVent 2) trial に使用される経肺圧（P_L）を用いた PEEP の設定（a）とコントロール群の PEEP/F_IO_2 table（b）

a. 経肺圧（P_L）を指標に PEEP を設定

F_IO_2	0.3	0.4	0.5	0.5	0.6	0.6	0.7	0.7	0.8	0.8	0.9	0.9	1
P_L (cmH$_2$O)	0	0	0	2	2	3	3	4	4	5	5	6	6

SpO_2 が 88〜93% になるように F_IO_2 を設定．
必要な F_IO_2 に合わせて"呼気終末期の"経肺圧が表の組み合わせになるように PEEP を調節．

b. F_IO_2 を指標に PEEP を設定

F_IO_2	0.3	0.3	0.3	0.4	0.4	0.4	0.4	0.4	0.5	0.5	0.6	0.7	0.8	0.8	0.9	1	1
PEEP (cmH$_2$O)	5	8	10	10	12	14	16	18	18	20	20	20	20	22	22	22	24

SpO_2 が 88〜93% になるように F_IO_2 を設定．
必要な F_IO_2 に合わせて表の組み合わせになるように PEEP を調節．

❹ 症例呈示

症例1

症例：70歳，女性．
現病歴：喘息で加療中．
所見（図15）：大動脈弁置換術中人工心肺離脱時に a の所見となっているのに気がつく．人工心肺中であったためにこれ以外の所見なし．①吸気抵抗が高い，②呼気抵抗も高い，③肺も虚脱気味．
対応：喘息発作疑い気管支拡張薬投与，PEEP を上げ b の所見まで改善得られてから人工心肺離脱した．

症例2

症例：80歳，男性．身長 160 cm，体重 65 kg．
現病歴：冠動脈バイパス術後5日目呼吸不全悪化．胸部 X 線写真，喀痰グラム染色で肺炎と診断．
所見：人工呼吸：PS 8，PEEP 12 cmH$_2$O F_IO_2 0.6．夕回診時に図16のバイ

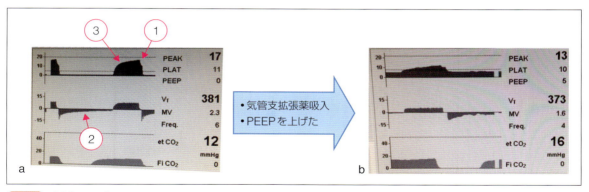

図15 症例1の所見

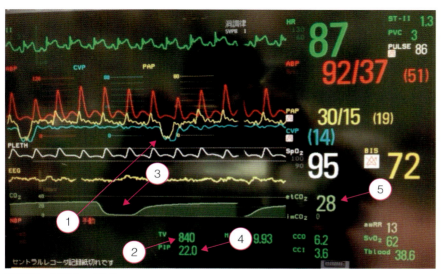

図16 症例2の所見

タル所見．気道閉塞の所見なし．
①吸気時に中心静脈圧と肺動脈圧が低下，②Vt 840 mLと多い，③吸気時間が短い，④PIPは20 cmH$_2$O前後とそれほど高くない，⑤やや過換気．
呼吸状態の評価：肺コンプライアンスが低下した肺に強い吸気努力がかかり，比較的低い気道内圧で大きな1回換気量が入っている状態．直接経肺圧は測定しなかったが，肺に多大なストレスがかかっていると判断した．
対応：SIMVに設定変更，鎮静を深くした．

5 おわりに

- 麻酔器に採用されている人工呼吸器は日々進歩してきており，実にさまざまな人工呼吸モードを使用できるようになってきた．通常であれば，これらの

優れた（手間のかかる？）人工呼吸を必要とする症例に全身麻酔をかけることは一部の特殊な環境でない限りまれである．しかし日々進歩し続けている医療技術のおかげで以前は全身状態が悪く手術の適応とならなかった，周術期に呼吸不全をきたしてしまうかもしれない症例に麻酔をかける可能性は今後高くなってくると考えられる．

- このような状況ですべての麻酔科医に求められるのは"この呼吸状態は大丈夫なのか？""なんらかの介入が必要なのか？"の判断ができることである．麻酔中に圧–容量曲線や経肺圧を用いた呼吸の評価ができなくとも，比較的簡単な圧–時間曲線や流量–時間曲線をその他の臨床所見と組み合わせれば，判断能力を格段にあげることができる．
- また現段階では，前述のとおり周術期の呼吸管理に関してエビデンスが不十分な状況にある．今後さまざまな研究により多様な周術期の呼吸管理法が提案されてくると考えられる．それらの呼吸管理法を正しく解釈して実践するには，個々の麻酔科医が呼吸のモニタリングに関して正しく理解することが重要となる．
- 今回はあえて具体的な数値，管理目標はあまり提示しなかったので直接読者の臨床業務の支えとはならないかと思われるが，読んでいただくことで呼吸モニタリングについて理解していただき，より優れた周術期呼吸管理を追及，実践していく元となればと思う．

（小野寺悠，中根正樹，川前金幸）

文献

1) Sutherasan Y, et al. Protective mechanical ventilation in the non-injured lung: Review and meta-analysis. Crit Care 2014; 18: 211.
2) Schena E, et al. Flow measurement in mechanical ventilation: A review. Med Eng Phys 2015; 37: 257-64.
3) Demory D, et al. Recruitability of the lung estimated by the pressure volume curve hysteresis in ARDS patients. Intensive Care Med 2008; 34: 2019-25.
4) Henzler D, et al. Repeated generation of the pulmonary pressure-volume curve may lead to derecruitment in experimental lung injury. Intensive Care Med 2005; 31: 302-10.
5) Hess DR. Respiratory mechanics in mechanically ventilated patients. Respir Care 2014; 59: 1773-94.
6) Maggiore SM, Brochard L. Pressure-volume curve: Methods and meaning. Minerva Anestesiol 2001; 67: 228-37.
7) Gattinoni L, et al. Selecting the 'right' positive end-expiratory pressure level. Curr Opin Crit Care 2015; 21: 50-7.
8) Alhazzani W, et al. Neuromuscular blocking agents in acute respiratory distress syndrome: A systematic review and meta-analysis of randomized controlled trials. Crit Care 2013; 17: R43.
9) Gulati G, et al. Pleural pressure and optimal positive end-expiratory pressure based on esophageal pressure versus chest wall elastance: Incompatible results. Crit Care Med 2013; 41: 1951-7.
10) Ventilation with lower tidal volumes as compared with traditional tidal volumes for acute lung injury and the acute respiratory distress syndrome. The Acute Respiratory Distress Syndrome Network. N Engl J Med 2000; 342: 1301-8.

11) Brower RG, et al. Higher versus lower positive end-expiratory pressures in patients with the acute respiratory distress syndrome. N Engl J Med 2004; 351: 327–36.
12) Ferguson ND, et al. High-frequency oscillation in early acute respiratory distress syndrome. N Engl J Med 2013; 368: 795–805.
13) Fish E, et al. The Esophageal Pressure-Guided Ventilation 2 (EPVent2) trial protocol: A multicentre, randomised clinical trial of mechanical ventilation guided by transpulmonary pressure. BMJ Open 2014; 4: e006356.

3

循環器系モニター

3-1 動脈圧

❶ 侵襲的動脈圧モニター

- カテーテルを動脈に留置して行う直接血圧モニターは，リアルタイムに一拍ごとの血圧を"正確"（Column 参照）に表示できる．とくにショック，不整脈，頻脈などの循環動態が不安定な状況や心血管系の予備能が少ない患者の麻酔管理や集中治療では不可欠なモニターである．また血液ガス分析をはじめ血液検査のための採血がいつでも行えるというメリットも大きい．

> 直接血圧モニターは循環動態が不安定な状況や心血管系の予備能が少ない場合に不可欠

a. 動脈圧波形の確認

- 収縮期圧，拡張期圧，平均圧がデジタルで表示されるために，これを基に薬物，輸液，輸血投与などによる循環調節が行われる．

Column　動脈圧の測定

カテーテルを動脈内に留置する侵襲的動脈圧モニターは，適切なモニタリングキットを用いて空気などを除去した状態であれば最も"正確"な血圧測定法である．しかし，その血圧はカテーテルが留置された部位の動脈圧を測定しており，心臓近くの大血管内の圧（大動脈圧あるいは大腿動脈圧）と同じでないことに注意をしなければならない．動脈圧波形は心臓から離れるにつれて尖った形（収縮期圧は高くなる，図1の例を参照）となり，また開心術直後や敗血症などの末梢血管拡張状態では橈骨動脈圧は中心動脈圧を過小評価することがよく知られている．血圧測定にはほかにマンシェット法とオシレーション法が用いられるが，測定部位が異なることと測定原理が異なることから3者での測定値は同じとならないのは当然である（いずれが正しいという話ではない）．

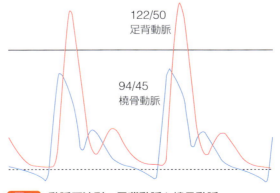

図1 動脈圧波形：足背動脈と橈骨動脈

3-1 動脈圧

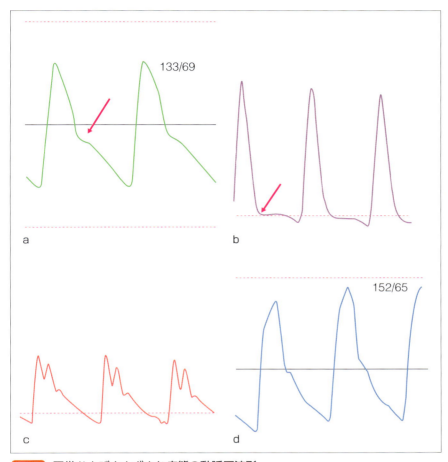

図2 正常およびさまざまな病態の動脈圧波形
a：とくに疾患を有しない患者の動脈圧波形（橈骨動脈）．急峻な立ち上がりとピークに達した後の緩やかな下降そして大動脈弁閉鎖による大動脈切痕（←）が認められる．
b：敗血症の血管拡張をきたした患者の動脈圧，大動脈切痕（←）が拡張期圧近くになっており三角形の形をしている．
c：肥大型心筋症による左室流出路狭窄の患者で三峰性のピークをきたしている．この患者では輸液とβ遮断薬投与により三峰性のピークは消失した．
d：重症大動脈弁狭窄症の患者．立ち上がりが遅く（遅脈），収縮期後半に圧がピークとなっている．

- 末梢血管拡張あるいは血管収縮，大動脈狭窄症，大動脈流出路狭窄でも特徴的な動脈圧波形からそれらが示唆されることがあるので，日常臨床では，数値だけでなく波形の確認も忘れてはいけない．図2に病態に特徴的な動脈圧波形を示す．

b．呼吸性変動の確認

- 動脈圧とくに収縮期圧は呼吸性に変動しており，呼吸性変動の確認も大切である．自発呼吸で収縮期圧は吸気相に低下するが，10 mmHg以上低下する場合を奇脈とよび，これに加えて，低血圧，中心静脈圧の上昇がある際には

各病態に特徴的な動脈圧波形があるので，数値だけでなく波形の確認を忘れない

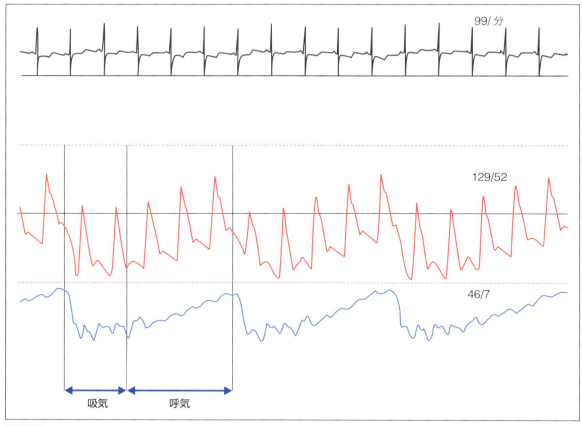

図3 喘息発作中の動脈圧（中段）と中心静脈圧（下段）

呼気相で胸腔圧の上昇により，中心静脈圧，収縮期動脈圧は大きく増加（105mmHgから129mmHg）している（定義上は奇脈である）．発作の消失とともに呼吸性変動はなくなる．

呼吸性変動の確認も大切で，喘息発作などは呼気相で動脈圧と中心静脈圧の上昇が著明

▶PPV：
pulse pressure variation

▶SVV：
stroke volume variation

心タンポナーデの徴候である．また喘息発作などでは，呼気相で胸腔圧の過大な上昇により動脈圧と中心静脈圧の上昇が著明となる（**図3**）．
- 一方，人工呼吸中（陽圧呼吸）と自発呼吸では動脈圧の変動は反対となる．すなわち吸気相で動脈圧が上昇する．
- 出血性ショックなどの循環血液量過少状態では動脈圧の呼吸性変動が大きくなることから，脈圧変動（PPV），1回心拍出量変動（SVV）などを計算するモニターも商品化され，ダイナミックパラメーターとして循環血液量管理の指標として用いられる（**図4**）．
- 以下に動脈圧から計算されるダイナミックパラメーターを示す．

$$SVV = \frac{SV_{max} - SV_{min}}{SV_{mean}}$$

ここでSVV：1回拍出量変動で，SV_{max}，SV_{min}，SV_{mean} は，それぞれ1呼吸サイクル（あるいは数十秒間）内での最大，最小，平均1回拍出量である．
- 同様に，

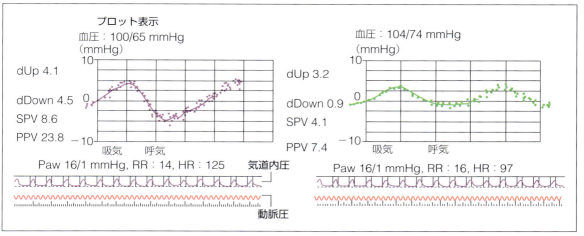

図4 人工呼吸器装着中の患者のダイナミックパラメーターの変動

手術中の患者で気道内圧と動脈圧を入力し，60秒間の動脈圧を吸気開始直前に時間軸をそろえてプロットし，平均値を計測した（a：1,500 mL 出血時，b：1200 mL 輸血後）．輸血によりダイナミックパラメーターが小さくなっていることがわかる．
SPV：収縮期圧変動，PPV：脈圧変動，Paw：気道内圧，RR：呼吸数，HR：心拍数
(Fujita Y, et al. On-line monitoring of systolic pressure variation. Anesth Analg 2003; 96: 1529–30 より)

$$PPV = \frac{PP_{max} - PP_{min}}{PP_{mean}}$$

ここで PPV：脈圧変動で，PV_{max}，PV_{min}，PV_{mean} は，それぞれ1呼吸サイクル（あるいは数十秒間）内での最大，最小，平均脈圧である．脈圧と1回拍出量が比例関係にあることから SVV と PPV は，ほぼ同じ値となる．

- 収縮期圧のみについて考えると，下記の式となる．

$$SPV = \frac{SP_{max} - SP_{min}}{SP_{mean}}$$

SPV：収縮期圧変動で，SP_{max}，SP_{min}，SP_{mean} は，それぞれ1呼吸サイクル（あるいは数十秒間）内での最大，最小，平均収縮期脈圧である．

- SVV，PPV については，1呼吸サイクル内ではなく数十秒間の変動を評価する場合には気道内圧の入力が不要である．これ以外に，吸気相での血圧上昇（dUp）を測定することも可能である（図4参照）．

▶SPV：
systolic pressure volume

C. 測定原理

- 血圧は圧トランスデューサにより電気信号（電圧）に変換される．トランスデューサのダイアフラム（受圧面）が血圧の変化により変位（ひずみ）をきたすことで生じる電気抵抗の変化を，ホイートストンブリッジの原理を用いて一定の（入力）電圧の負荷下で出力する（図5）．
- 今日では半導体トランスデューサが用いられディスポーザブルであり，フラッシュデバイスと一体化されている．

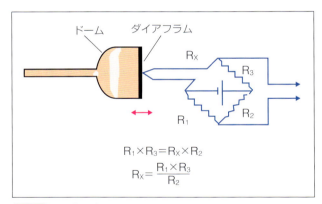

図5 ひずみゲージ式圧力トランスデューサの模式図
臨床使用されている圧トランスデューサはディスポーザブル製品であり，半導体を用いており，フラッシュデバイスと一体化されている．

d. 測定に影響する因子

- カテーテルの留置された部位での血圧を測定しているという意味では，通常の動脈圧測定キットを用いていることで臨床的には十分な精度で正確に測定される．
- 動脈圧の測定では，心臓からの距離が離れるに従って動脈圧波形は丸みが少なくなり尖った形状となり，収縮期圧は高くなることを忘れてはならない．
- 一方，血管拡張状態（敗血症，開心術後など）では，流速が早く血圧は低下する．カテーテル留置部より末梢側を用手圧迫して血流を途絶させることで流速成分によるエネルギーをなくして血圧を測定することが勧められる[1]．

> 心臓からの距離が離れるに従って動脈圧波形は尖った形となり，収縮期圧は高くなる

e. 臨床使用の実際

- 橈骨動脈にカテーテルを留置するのが一般的であるが，血圧低下などで不可能な場合には，上腕動脈あるいは大腿動脈へのカテーテル留置が行われる．後者の場合には循環動態が改善次第，橈骨動脈への留置に変更することが望ましい．
- カテーテル留置は従来は拍動を触知し触診によるガイドで行われたが，超音波ガイド下に行われることが多くなった．また，カテーテル留置にガイドワイヤを用いる方法も勧められる．カテーテル留置に際しては，感染防止の観点から眼鏡装着を含め，清潔操作が望ましい．
- 動脈カテーテル留置手技，カテーテル留置による合併症についての議論は他書を参考にしていただきたい（Clemont G, Theodore AC. Arterial catheterization techniques for invasive monitoring. http://www.uptodate.com）．

血圧モニタリングシステム[*1]

準備
- ディスポーザブルトランスデューサ（フラッシュデバイスと一体化されている），耐圧チューブと生理食塩水による加圧回路がセット化されている．これを動脈に留置されたカテーテルに接続する．
- まず回路を加圧バッグに取り付けたヘパリン添加生理食塩水[*2]で満たし，回路内に気泡のないことを確認する．とくにトランスデューサ，三方活栓などの接続部に気泡はとどまりやすいので，セットには余分な三方活栓や延長チューブなどは付けるべきではない．気泡があると，オーバダンプあるいは時にはアンダーダンプされた波形となる．

ゼロ点校正
- トランスデューサの三方活栓を大気に開放し，ゼロバランスボタンを押すことでゼロ点校正がなされる．これにより大気圧を基準（0 mmHg）とした血管内圧が測定される．ゼロドリフトを考慮し，少なくとも一日に1回のゼロ点校正が望ましい．
- かつてはゼロ点校正に加えて，既知の圧（たとえば100 mmHg）を与えることで2点校正を行っていたが，今日のトランスデューサではこの操作は不要であり，感染防止の観点から2点校正は勧められない．

トランスデューサの位置
- トランスデューサは心臓胸壁前面から5 cmの高さに位置させて固定する．

急速フラッシュテスト（図6）
- 血圧の変化を正しく反映するためには圧測定システムの周波数特性が重要で，急速フラッシュテストを行うことで，システムの周波数特性を知ることができる．表示される血圧波形の信頼性に疑いをもつ場合には，気軽に実施できる検査方法である．
- 固有振動数は15 Hz以上であればよく，減衰〈ダンピング〉係数は振動をどれだけ早く吸収することができるかを示す（図6）．
- 動脈圧をモニターしながらフラッシュデバイスを母指と示指にて約1秒間圧迫し解除する．
- モニター上に矩形波が出る．圧は3回以内の振幅の後に元の動脈圧波形にもどる．カテーテル先端が血管壁に接触している場合にもアンダーダンプとなる．
- フラッシュテストを行ったときに，グラフからシステムの固有振動数（fn）と振幅比（A2/A1）を求めてプロットする[2)]．

感染防止
- 96時間ごとにトランスデューサシステムの交換を行い，ドレッシングは発汗などがある際には交換する．中心静脈カテーテルと同様に毎日のカテーテル刺入部位の観察は必要であるが，定期的なカテーテル交換やドレッシングの貼り替えは推奨されない．感染防止の観点からは閉鎖式セットが進められるが，チューブが長くなることは周波数特性の観点からは好ましいことではない．

[*1] 単位について
水銀の比重は1.36（1 mmHg = 1.36 cmH$_2$O）であることから，1 mmHg = 1.36 cmH$_2$Oの式でmmHgより水柱（cmH$_2$O）に変換できる．

[*2]
2単位/mL，ヘパリン起因性血小板減少症（HIT）患者ではヘパリンの代わりに，アルガトロバン（スロンノン®HI）を用いる．

▶HIT：heparin-induced thrombocytopenia

少なくとも一日に1回のゼロ点校正が望ましい

▶本章「3-2 中心静脈圧」（p.148）参照

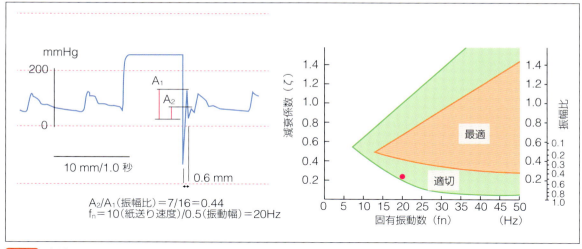

図6 急速フラッシュテスト（fast flash test）とGardnerのチャート

フラッシュデバイスを開放し，そのときの圧を記録することで動脈圧測定システム（留置されたカテーテルを含む）のダイナミックレスポンス（振幅・周波数特性）を確認できる．本例では，固有振動数20 Hz，振幅比0.44（減衰〈ダンピング〉係数0.24）であり，右のGardnerのチャートにプロットすると，適切な位置にあることがわかる（●）．理想的なモニタリング・ラインは，固有振動数が15 Hz以上あり，減衰係数は0.7に近いものが良い．フラッシュデバイス開放時の圧（300 mmHg）は，加圧バッグの圧＋加圧バッグとデバイス間の落差である．表示されている血圧波形に疑問がある際には，気軽にフラッシュテストを行い，ダイナミックレスポンスを確かめるべきである．

❷ 非侵襲的動脈圧モニター（NIBP）

▶NIBP：
non-invasive blood pressure

- 上肢あるいは下肢の中枢側にカフを巻き，まず送気によりカフ圧を収縮期以上（30 mmHg以上が推奨されている）に上昇させて動脈血流を途絶させ，徐々に低下させながらカフ末梢（上肢では上腕動脈）で脈を再開させることで血圧を測定する．
- 脈を感知する方法として，触診，聴診，指尖脈波，ドプラー法，オシレーション法がある．

a．聴診法による血圧測定

- 聴診法では聴診器をカフ末梢の動脈直上に置き，血流再開時の拍動音であるコロトコフ音を聴取することで収縮期圧と拡張期圧を決定する．
- 測定者間の経験により差が大きく，これを少なくするためには5相から成るコロトコフ音を理解することが重要である（図7，表1）．

測定者間の誤差を少なくするために，5相から成るコロトコフ音を理解する

b．オシレーション法による血圧測定

- 血圧計には①水銀血圧計，②アネロイド血圧計，③自動オシレーション血圧計が用いられるが，①は水銀の毒性，②は携帯に便利であるが定期的な校正が必要なことから，用いられる機会が少なくなっている[★3]．

★3
水銀血圧計が歴史的に永く用いられてきたことから現在でも血圧にはmmHgの単位が使われている．

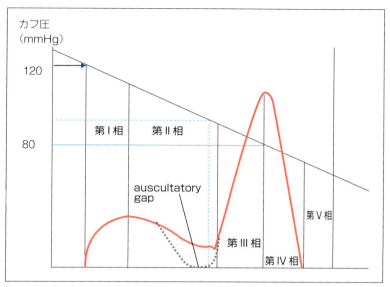

図7 コロトコフ音と血圧の関係を示す模式図

表1 コロトコフ (Korotkoff) 音の5相

相	聴診音	説明
第I相	カフ圧を徐々に下げていくと脈拍に同期した勢いのある高い音（tapping）が聴取される．カフ圧をこれより数mmHg低くすると末梢で脈拍が触知される．拍動音が聴取されて，最大となるまでの間隔をいう	第I相の開始が収縮期圧となる
第II相	やがて聴診される拍動音は次第に低く柔らかくなる．時に聴取できなくなることがある（これをauscultatory gapという）	auscultatory gapがある患者では拡張期圧あるいは，十分にカフ圧を上昇させた場合には収縮期圧と誤認することがある
第III相	その後，拍動音は再び大きく高くなる（ノック音）．拍動音が最大となるまでの間隔（thumping）	
第IV相	拍動音は急激に小さくなる（muffled）	拡張期圧（小児）
第V相	拍動音が完全に聴診されなくなった時点	拡張期圧（成人）．貧血，大動脈弁逆流などの患者では第V相がないことがあり，その際には第IV相を拡張期圧とする

- ③は脈波による振動を検出することで血圧を測定する方法で，マイクロプロセッサーを用いることで自動的に加圧と測定，圧のデジタル表示を行うことができ，NIBPの標準的方法となっている．その原理を図8に示す．
- ポンプを用いてカフに送気を行い，あらかじめ決められた目標値にまでカフを加圧し，次いでステップ状にカフ圧を下降させながら，カフに伝わる振動（オシレーション）をセンサーが感知することで，収縮期動脈圧，平均動脈圧，拡張期動脈圧，さらには脈拍数を決定する．

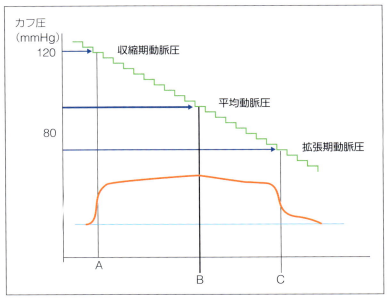

図8 オシレーション式自動血圧測定の模式図

表2 上腕周囲径と適切なカフの大きさ

	上腕周囲径	カフの大きさ
成人	小，22〜26 cm	12 × 22 cm
	中，27〜34 cm	16 × 30 cm
	大，35〜44 cm	16 × 36 cm
（大腿）	脚，45〜52 cm	6 × 42 cm
新生児		4 × 8 cm
乳児		6 × 12 cm
小児		9 × 18 cm

小児の血圧を下肢で測定する際には，成人用のカフを用いる．
(http://www.aafp.org/afp/2005/1001/p.1391.html より)

- 平均動脈圧は感知された振動の振幅が最大となる際の血圧である．収縮期圧と拡張期圧はそれぞれ振幅の変化率が最大および最小となる点としているが，平均動脈圧と収縮期圧から拡張期圧を計算するなどの工夫もなされている．
- 日本光電の製品ではカフ圧上昇時にも測定を行うことで測定時間が短縮するとともに，血圧が高いために加圧が不十分で再測定が必要となることをさけている．
- オシレーション法ではメーカーによる定期的な校正が必要である．

c. 測定に影響する因子

- NIBP では，いずれの方法においても正確な血圧測定には適切なカフサイズを選択し（表2），上腕動脈がカフの正中になるように巻きつけることが重要である．
- カフ（マンシェットそのものではなく，中にあるゴム袋）の幅と長さの比は1：2，幅は腕周囲径× 0.4 が標準（周囲径 27〜34 cm で 16 × 30 cm のカフ）である．幅の狭いカフではカフ圧が上腕動脈に正確に伝わらずに，血圧は高く表示されることになる．

◼ 聴診法
- 前述したように，5相から成るコロトコフ音の性状を理解することが重要である（図7，表1）．

◼ オシレーション法
- 直接的動脈圧測定と異なり空気で圧が伝搬される NIBP では，トランスデューサの位置（本体に組み込まれている）は血圧には影響しないが，マンシェットを取り付ける位置（上腕動脈あるいは下腿）は心臓と同じ高さに位置させなければならない．

d. 臨床使用の実際

- オシレーション式自動血圧計は麻酔中の血圧測定法として標準的に使用されている．
- 腕の周囲径に合わせて適切なサイズのカフを選択する（表2）．
- 動脈の拍動を触知し，マンシェットを1横指入る程度の強さで上腕中央部に装着する．
- 測定間隔を決めることで，一定の間隔で自動測定を繰り返す．

（作田由香，藤田喜久）

> NIBP では適切なカフサイズを選択し，上腕動脈がカフの正中になるように巻きつける

文献

1) Pauca AL, et al. Reliability of the radial arterial pressure during anesthesia. Is wrist compression a possible diagnostic test? Chest 1994; 105: 69–75.
2) Gardner RM. Direct blood pressure measurement--dynamic response requirements. Anesthesiology 1981; 54: 227–36.

3-2 中心静脈圧

① 測定に影響する因子

- 一般には平均値が用いられ，手術中には心臓への前負荷（右室充満圧）すなわち循環血液量が過量であるか過小であるかの判断，心機能に障害のある患者では心機能の指標として用いられている．
- 絶対値よりも時間経過（トレンド）あるいは薬物や輸液後の評価が臨床判断には有用である．
- 中心静脈圧（CVP）は心サイクル，呼吸サイクルによって（数mmHgあるいはそれ以上）変動している．

▶CVP：
central venous pressure

② 臨床使用の実際

- ①直接動脈圧測定と同様に，三方活栓を介してトランスデューサを大気に開放することで，ゼロ点校正（0 mmHg）を行う★1．②トランスデューサを心臓と同じ高さに位置させる．
- 生体情報モニターにはCVP波形と平均値が表示される．モニター上のCVPの感度を大きくして心電図波形を参照してCVP波形の心サイクルによる変化，すなわちピークa, c, v, 谷x, yを確認することを勧めたい（）．これによりカテーテル先端が中心静脈内にあることの確認のみならず，不整脈，三尖弁逆流の有無あるいは右室梗塞の診断の参考となる．
- また中心静脈は胸腔にあることから，CVPは胸腔内圧の変化にも大きく影響される．その例として，喘息発作中の患者のCVPがあげられる．
- 人工呼吸の患者では，胸腔内圧が最も低くなる呼気終末で測定すべきである．
- さまざまなCVP波形を図2に示す．

★1
従来，仰臥位の患者で第4肋間と中腋窩線との交点とされてきたが，右房上縁をゼロとすべきであり，成人では胸骨のレベルより5 cm背側の高さが正しい位置とされる．

▶喘息発作中の患者のCVPについては本章「3-1 動脈圧」図3（p.140）参照

ピークa, c, v, 谷x, yの確認は，不整脈や三尖弁逆流，右室梗塞の診断の参考となる

> **Column 肝頚静脈逆流現象（hepatojugular reflux）**
>
> 右上腹部（肝臓）を手で圧迫すると頚静脈が怒張し，圧迫を解除すると頚静脈の怒張が消失する現象で，右室梗塞や肺高血圧などでの右心不全でみられる．この現象は，頚静脈怒張に代えて中心静脈圧を観察することでより明瞭に確認できる．

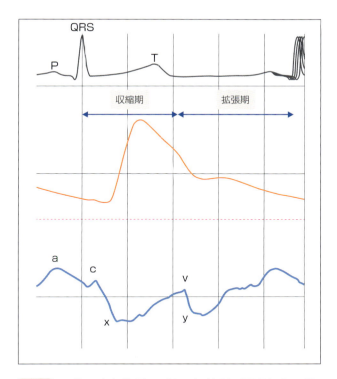

図1 正常の中心静脈圧（CVP）波形（下段）（51歳，男性）

（コンピュータ処理をすることでCVP波形を拡大して表示している．）

CVP波形は，a，c，vのピークとx，yの下行脚から構成される．

"a"：心房収縮による心房圧上昇であり，心電図P波が先行する．心サイクル中，最も高値である．ドプラ心エコー図法ではこれに一致して左室流入A波が確認される．

"c"：心電図QRSに続き，心室等容収縮期での三尖弁閉鎖に相当する．これに続きⅠ音（SⅠ）が聴取される．

"v"：心室拡張期が開始することで（等容拡張期），右室圧が急激に低下し三尖弁が開放されることで生じる．ほぼ心電図T波の終わりに一致する．心音ではⅡ音（SⅡ）に先行する．

"x"：収縮期に心房は拡張するためにCVPは低下する．

"y"：拡張早期に血液が開放した三尖弁から右房に流入することで中心静脈圧はさらに低下する．ドプラ心エコー図法では左室流入E波が確認される．

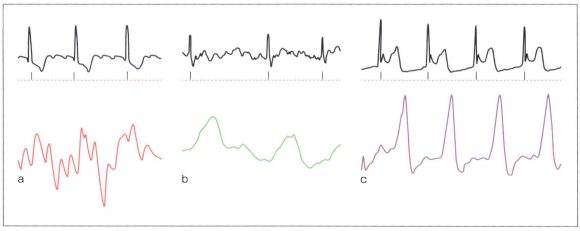

図2 さまざまな病態の中心静脈圧（CVP）波形

a：a波消失．心房細動，心房粗動でみられる．QRSに先行して認められるべきa波がない．この例は，心房粗動であり速い波動（約280回/分）が確認される（心電図でF波）．心房細動では速い波動はみられない．

b：c-v波．右室から右房への逆流のためにc波に始まりv波まで圧上昇が続く．これはとくに右室梗塞，感染性心内膜炎などの急性期の変化で著明である．この例は右室梗塞によるもので，心房細動を伴っている（a波がない）．

c：著明a波．キャノン波ともいい，三尖弁狭窄（三尖弁心内膜炎，血栓，カルチノイド症候群など），接合部調律，心房期外収縮，房室結節リエントリ性頻拍症などでみられる．キャノン波は三尖弁が閉鎖した状態で，心房収縮が起こることでみられ，上室性頻脈の鑑別診断に用いることができる．これは接合部調律であり，QRSの後に著明a波が認められる．

（作田由香，藤田喜久）

3-3 心拍出量

- 心拍出量（cardiac output：CO）は1分間に心臓から駆出される血液量であり，1回心拍出量（stroke volume：SV）と心拍数の積で求められ，正常値は4〜8 L/分である．COは，全身臓器の機能維持に十分な血流量の維持と各臓器から分泌，合成，代謝されるさまざまな物質を全身に循環させるために十分な量が必要である．
- 低CO状態ではホメオスタシスの維持が困難となり，すみやかな是正が求められる．このため麻酔科医は麻酔中や集中治療室で患者一人一人に対して全身および各臓器への循環が十分であるかどうかを判断し不十分であればそれを補う処置を必要とされる．
- COモニタリングはわれわれに対してそのための有力なデータを与えてくれる．近年，コンピューター技術の発達とともに，とくに低侵襲COモニター装置がめざましく発展している．われわれ麻酔科医は各COモニタリング装置の測定原理，信頼限界，同時に計算されるパラメーターについても熟知しておく必要がある．

> COモニタリングは患者の全身および各臓器への循環が十分か判断するうえで有用

❶ 侵襲的COモニター（熱希釈式肺動脈カテーテル）

a. COの測定

- 熱希釈法によるCOモニターは今日ではCOモニタリングのゴールドスタンダードであり，新しいCOモニタリング装置は本法と比較，相関性が検討される．
- 熱希釈法は指示薬希釈法から発達し，以下のStewart-Hamiltonの公式で表すことができる．

$$CO = \frac{I}{\int_0^\infty C_i \cdot dt}$$

I：注入した試薬量，C_i：注入された試薬の各時点での濃度．

- かつてはインドシアニングリーンなどの色素を用いて上記の式よりCOを計算していたが，反復使用による再現性の低下，採血の多さなどの問題点があった．熱希釈式肺動脈カテーテルでは，先端に熱電対温度計（サーミスター）をつけることで血液温を正確に測定可能となり，熱希釈法が色素希釈法にとって代わった．これは反復測定が可能で，正確なCOが測定される．
- 熱希釈法では，COの計算に上記の公式を変換し以下の式を用いる．

$$CO = \frac{(T_B - T_I) \cdot K}{\int_0^\infty \Delta T_B(t) \cdot dt}$$

T_B：血液温度，T_I：注射液温度，K：冷水液容量，冷水の比重と比熱，血液

の比重と比熱より得られる定数.
- 実際の CO の測定には，氷冷または室温の 5％糖液を注入用側孔ルーメン（中心静脈ルーメン）から急速投与し，肺動脈内の血液温度の変化を先端のサーミスターが測定して得られる熱希釈曲線をもとに，専用のコンピューターにより自動計算される．CO にはばらつきが大きいことからこの操作を 3 回繰り返し，その平均値を採用する.

注意点
- 肺動脈カテーテルによる CO 測定では，右心系とくに中心静脈ルーメン開口部から肺動脈内の先端までのあいだに血流の異常（三尖弁逆流や肺動脈逆流）がある場合，熱希釈法による CO の測定は不正確となる．同様に心内シャントのある患者では CO を正しく測定できない．また人工心肺バイパス離脱の直後での測定は過小評価することが多い．これは心肺バイパスによる復温過程で得た熱が再分布するためと考えられている.

> 三尖弁逆流や肺動脈逆流がある場合，心内シャントのある患者では CO の測定は不正確

- 小柄な患者ではカテーテルの挿入長が比較的短いために中心静脈ルーメン開口部が右房内に届かず，肺動脈カテーテルの血液温の低下が遅延し，CO が過小評価されることにも注意をしなければならない.

> 小柄な患者では CO が過小評価されることに注意する

b. 熱希釈式肺動脈カテーテルの進歩

連続 CO モニタリング

- 今日では従来の方法に代わり，肺動脈カテーテルの中枢側（右室に位置する）に熱線フィラメントを巻き一定間隔で右心内の血液を加温し，カテーテル先端のサーミスターで温度変化を測定することで一定の間隔で CO を測定し連続表示する熱希釈式肺動脈カテーテルが一般的である．これにより冷水の注入による手間だけでなく感染のリスクが低減される.
- 注意しなければならないのは計算アルゴリズム上，表示される CO は 3〜6 分前に測定した CO を平均したものであることである．このために連続 CO モニタリングであっても急激な CO 変化を正確に追随しないことに留意しなければならない.

> 連続 CO モニタリングであっても急激な CO 変化には追随しない

混合静脈血酸素飽和度と CO モニタリング

- 光ファイバーが組み込まれた肺動脈カテーテルでは連続的に混合静脈血酸素飽和度（$S\bar{v}O_2$）を測定する.
- Fick の原理から

$$\dot{V}O_2 = CO \cdot (SaO_2 - S\bar{v}O_2) \cdot Hb \cdot 1.36$$

したがって,

$$S\bar{v}O_2 = SaO_2 - \left(\frac{\dot{V}O_2}{CO \cdot Hb \cdot 1.36}\right)$$

SaO_2：動脈血ヘモグロビン酸素飽和度，$\dot{V}O_2$：酸素消費量（mL O_2/分），Hb：ヘモグロビン濃度.

> ▶$S\bar{v}O_2$：
> mixed venous oxygen saturation

- SaO_2，$\dot{V}O_2$，Hb は長い時間では一定ではないので，単純な CO のモニタリングとして $S\bar{v}O_2$ の連続モニタリングは有用ではないが，短時間内であれば

これらの変数は一定であり，$S\bar{v}O_2$ の変化から急激な CO の変化を推定できる．また前記公式が示すように，$S\bar{v}O_2$ のモニタリングは生体の循環，呼吸，組織の酸素需給バランスを反映するモニタリングといえる．このことから重症患者管理に $S\bar{v}O_2$ 連続モニターは有用である．

> $S\bar{v}O_2$ 連続モニタリングは重症患者管理に有用

■ 右室駆出率モニタリング

- このモニタリングシステムは右室機能に焦点を当てたシステムであり，とくに右心不全が病態の中心であると考えられる，重症慢性閉塞性肺疾患（COPD）や肺高血圧，右室梗塞などの症例に使用される．
- 専用の肺動脈カテーテルを使用し心拍に同期して熱線フィラメントを加温することで，コンピューターにより右室駆出率と右室1回心拍出量さらには右室拡張終期容量が算出される．

> ▶COPD：
> chronic obstructive pulmonary disease

❷ 非侵襲的 CO モニター

- 前述したように侵襲的 CO モニタリングは重症患者管理に重要な情報を与えるが，肺動脈カテーテル挿入による侵襲性，合併症，コスト，留置による感染のリスク，さらにはこれを用いた全身管理により患者アウトカムの向上が図られたという明確な根拠がないことから，今日では使用される機会が減少している[1]．これに代わって侵襲性が低く CO のモニタリングが可能なシステムが多く開発され，急速に普及している．

> 侵襲性が低い CO モニタリングシステムが多く開発され，急速に普及している

a. 動脈圧波形解析による CO 測定

■ 動脈圧 CO（APCO）

APCO の原理

- APCO（FloTrac™，エドワーズライフサイエンス）は脈圧が1回心拍出量（SV）に比例し，大血管コンプライアンスに反比例するという原理から，動脈圧波形をもとに CO を連続測定している．
- FloTrac™ は動脈に留置されたカテーテルを介して得られる動脈圧信号を 10 msec 間隔で 20 秒間取り込み，動脈圧波形の標準偏差（SD）を算出し，以下の式より CO を計算する．

$$APCO = PR \cdot SV$$
$$APCO = PR \cdot \chi \cdot SD$$

APCO：動脈圧波形による CO，PR：脈拍数．

- 脈圧の代わりに SD を用い，χ（補正係数）を乗することで，動脈圧波形から SV を計算する．χ は患者固有情報（年齢，性別，身長，体重）と PR，平均動脈圧，動脈圧波形の尖度，歪度から導いて決定される補正値（単位変換も含む）であり，60秒ごとにアップデートされている．

> ▶APCO：
> arterial pressure-based cardiac output

FloTrac™ の特徴

- 較正がなく，橈骨動脈に留置されているカテーテルを専用のビジレオモニタ

― (図1) に接続するだけで，動脈圧と同時にCOの連続モニタリングが可能であり簡便である．

- SV，COに加え，輸液反応性の指標である呼吸性の1回心拍出量変動（SVV）も下記の式より算出される．

$$SVV = \frac{SV_{max} - SV_{min}}{SV_{mean}}$$

SV_{max}：30秒間での最大SV，SV_{min}：30秒間での最小SV，SV_{mean}：30秒間での平均SV．

- SVVは13%以上であればFrank-Starling曲線の急勾配の部分であることを示唆し，SVVが10%未満と低い場合は曲線の平坦部分である可能性を推測できる．
- フロートラックシステムは，このようにCOの連続モニタリングに加えて前負荷の推測にも有用で，従来用いられている指標（HR，MAP，CVP，PADP，PCWP）と比べて感度および特異度が高く，輸液反応性の指標として有用であると報告されている[2]．
- 良い適応として，食道や肝臓の高侵襲手術，肺全摘や膵頭十二指腸切除などの長時間かつ輸液の最適化が難しいと考えられる症例，腎機能障害で尿量がモニタリングの一つとして使用できない症例などがあげられる．
- SVVは心房細動など不整脈を有する患者では不正確であり，自発呼吸中の患者，心臓手術などの開胸中などでは適応がない．ソフトウェアの改良も行われており，現在では不整脈時のSVVの測定精度が向上している．

経肺熱希釈法（TPTD）

- 専用のサーミスター付動脈カテーテルを留置することで，熱希釈法による間欠的CO測定（校正）および胸腔内体液分布解析と動脈圧波形解析（動脈圧波形よりSVを計算し連続的CO表示）を組み合わせたものである．

▶SVV：
stroke volume variation

▶HR：
heart rate

▶MAP：
mean arterial pressure

▶CVP：
central venous pressure

▶PADP：
pulmonary artery diastolic pressure

▶PCWP：
pulmonary capillary wedge pressure

▶TPTD：
transpulmonary thermo-dilution method

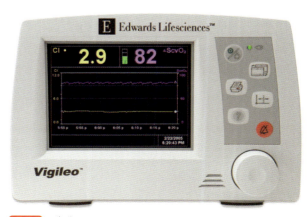

図1 ビジレオモニター
（資料提供：エドワーズライフサイエンス）

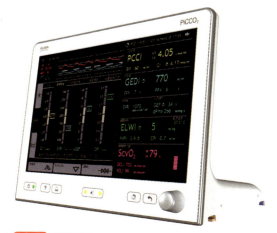

図2 PiCCO₂
（資料提供：マッケ・ジャパン）

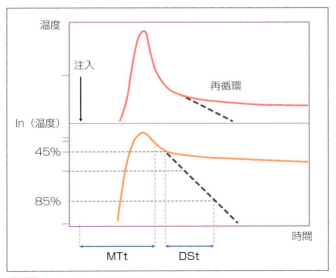

図3 PiCCO の熱希釈曲線と MTt, DSt

上段は熱希釈曲線，下段はその対数を示す（縦軸は血液温を表し，スケールを逆にしてある）．
平均通過時間（MTt）：指示液（熱量）の半分量がサーミスターを通過する時間．最大温度下降時間（DSt）：温度下降が85%から45%になるまでの時間で，最も温度低下が急峻な部分である．これは中心静脈カテーテル（注入部位）と動脈カテーテル（温度センサー）間で最も大きな腔，すなわち肺（肺血管と肺血管外水分）での温度低下を反映していると考えられる．
MTt：mean transit time, DSt：down slope time.

- 中心静脈カテーテルから間欠的冷水注入を行い，大腿動脈あるいは上腕動脈カテーテルで熱希釈曲線を得る．本原理を用いた装置としては PiCCO や EV1000 がある．本項では PiCCO（図2）について述べる[3]．

PiCCO の熱希釈曲線

- 熱希釈曲線を得るための冷水注入部位と温度センサー間には心臓と肺を含む胸腔があることから，熱希釈曲線により CO に加えて，心臓，肺の血液量と肺血管外水分量と他の派生パラメーターを，平均通過時間 MTt と最大温度下降時間 DSt より計算している．以下にその計算過程の概略を示す（図3）．
  ① 熱希釈曲線より CO を計算する．
  ② 熱希釈曲線より平均通過時間と最大温度下降時間を計算する．
  ③ 胸腔内熱容積と肺熱容積を計算し両者の差より全拡張終期容量を計算する．
  ④ 全拡張終期容量のうち 25% が肺血管内にある血液量であるとみなし，他のパラメーターを計算する．

PiCCO で測定される項目

- PiCCO で測定あるいは計算される項目，用語を表1と図4に示す．

表1 PiCCO で測定される項目

項目	式	説明
胸腔内熱容積（ITTV）	ITTV＝MTt・CO	厳密には注入部分から温度感知部分までの容積
肺熱容積（PTV）	PTV＝DSt・CO	肺（肺血液量＋肺血管外水分量）に相当する容積
全拡張終期容量（GEDV）	GEDV＝CO・(MTt−DSt)＝ITTV−PTV	胸腔内熱容積から肺熱容積を引いたもので主に心臓と血管内の血液量に相当する（＝RAEDV＋RVEDV＋LAEDV＋LVEDV）
胸腔内血液量（ITBV）	ITBV＝1.25・GEDV 　GEDV と ITBV の直線関係は，これまでの研究の報告をもとにしている	
肺血液量（PBV）	PBV＝0.25・GEDV 　同様に，肺血液量（PBV）と GEDV との直線関係より計算	肺血管（動脈，静脈，毛細血管）に含まれる血液量で，GEDV の 25％とみなされている
肺血管外水分量（EVLW）	EVLW＝ITTV−ITBV	
肺血管透過性係数（PVPI）	PVPI＝EVLW/PBV	肺血管外水分量と肺血液量の比
心機能係数（CFI）	CFI＝CO/GEDV 　CO と前負荷（圧ではなく血液量）の比であり，心機能を表すと考えられる	
SVV*		

* SVV については，他項を参照されたい．
ITTV：intrathoracic thermal volume, PTV：pulmonary thermal volume, GEDV：global end-diastolic volume, ITBV：intrathoracic blood volume, RAEDV：right atrial end-diastolic volume（右房拡張終期容量），RVEDV：right ventricular end-diastolic volume（右室拡張終期容量），LAEDV：left atrial end-diastolic volume（左房拡張終期容量），LVEDV：left ventricular end-diastolic volume（左室拡張終期容量），PBV：pulmonary blood volume, EVLW：extravascular lung water, PVPI：pulmonary vascular permeability index, CFI：cardiac function index.

PiCCO による CO 連続モニター

（1）計算のアルゴリズム

- 動脈圧波形のうち収縮期波形部分より SV を求めて CO を計算する．

$$CO = Cal \cdot HR \cdot \int \left(\frac{P(t)}{SVR} + C(p) \cdot \frac{dP}{dt} \right) dt$$

Cal＝熱希釈法で計算された値から得られる校正係数，HR＝心拍数，SVR＝全身血管抵抗．P(t)＝駆出期の動脈圧波形，C(p)＝大血管コンプライアンス．SVR は平均動脈圧と熱希釈法で計算された CO より，そして C(p) は拡張期の動脈圧の変化より個々の患者ごとに計算される値である．

▶SVR：systemic vascular resistance

（2）モニタリング上の注意点

- 熱希釈法により校正を行うことで平均値の係数ではなく患者ごとの補正係数を決めるという点で優れているが，不整脈，IABP などの機械的循環補助により連続測定される CO や派生パラメーターの値は不正確となる．
- また熱希釈法による校正がどれだけの間隔で必要かについては未定である．急激な循環変動の際には熱希釈法による再校正が望ましい．

▶IABP：intraaortic balloon pumping（大動脈内バルーンパンピング）

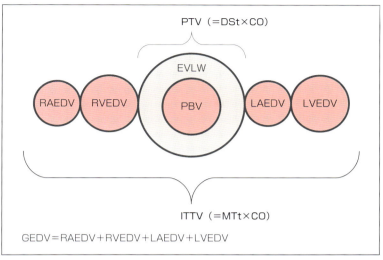

図4 PiCCOが仮定している胸腔の血液・体液区分
ITTV：胸腔内熱容積，PTV：肺熱容積，EVLW：肺血管外水分量，PBV：肺血液量，RAEDV：右房拡張終期容積，RVEDV：右室拡張終期容積，LAEDV：左房拡張終期容積，LVEDV：左室拡張終期容積．

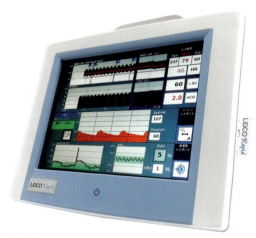

図5 LiDCO Rapid
(資料提供：アルゴンメディカルデバイスズジャパン)

LiDCO plus および LiDCO Rapid

- LiDCO plus はリチウムによる指示薬希釈法を用いた間欠的 CO 測定と動脈圧波形解析による連続 CO モニターであり，LiDCO Rapid（図5）は前者の機能を除いたものである[★1]．
- LiDCO Rapid[V2] ではさらに，オシレーション式 NIBP と指での血圧波形取得を組み合わせることで，無侵襲（動脈カテーテル留置なし）で動脈圧波形を得て，連続 CO モニタリングを可能としている．

★1
LiDCO plus は日本では発売されていない．

リチウム指示薬希釈法

　中心静脈路あるいは末梢静脈路より少量の塩化リチウムを投与し，同時にリチウムセンサーを接続した動脈カテーテルより血液を専用のポンプで持続採血することで，正確な指示薬希釈曲線を得て，CO（および平均循環時間より胸腔内血液量）を計算する．

　指示薬として投与される際のリチウムの血中濃度は，向精神薬として投与されるリチウム治療域濃度の 1/240 であり生理的活性はないと考えられるが，逆にリチウムを服用している患者では測定される値が影響され，また非脱分極性筋弛緩薬によってもリチウム電極は影響を受ける．

 連続 CO モニタリング

　動脈圧波形からの CO 計算アルゴリズムは，PiCCO あるいはビジレオのそれとは異なる．1 拍ごとの動脈圧波形をあらかじめ組み込んであるコンプライアンス数値（動脈圧にも関係）を基に動脈容量（血液量）の変化に変換し，その 1 拍ごとの血液量の変化を autocorrelation という手法を用いて，SV（未校正）に変換している．

　そして，リチウムによる指示薬希釈法による CO 測定が行われる場合には絶対値で校正され，そうでない場合には年齢，身長，体重により校正値が与えられ SV に変換されて，連続 CO モニタリングが行われる．さらに，SVV をはじめ，PPV，SPV なども同時に計算，表示される．

b. 呼気（二酸化炭素）再呼吸法を利用した CO

■ NICO

▶NICO：noninvasive cardiac output

- NICO は部分的二酸化炭素再呼吸による非侵襲的 CO モニタリングシステムで，専用の再呼吸回路を人工換気中の回路に接続することで得られる二酸化炭素生産量（V_{CO_2}）の変化と，呼気終末二酸化炭素分圧（$P_{ET}CO_2$）の変化から CO を測定する．
- 専用回路は CO_2 フローセンサーと CO_2 測定器，再呼吸バルブと呼気が流入するループで形成されている．バルブが一定の間隔で開閉することで呼気がループに流入し，再吸入する仕組みとなっている．

NICO の原理[4)]

- Fick の原理を CO_2 に当てはめると下記の式が成立する．

$$\dot{V}CO_2 = CO \cdot (C\bar{v}CO_2 - CaCO_2)$$

$\dot{V}CO_2$：CO_2 産生量，$CaCO_2$：動脈血 CO_2 含量，$C\bar{v}CO_2$：混合静脈血 CO_2 含量．

- CO 測定中（CO_2 再呼吸の間）の CO が一定であると仮定すると，上記公式から，その変化分として次の式が成立する．

$$\Delta\dot{V}CO_2 = CO \cdot (\Delta C\bar{v}CO_2 - \Delta CaCO_2)$$

- 次に，NICO での再呼吸を行う時間は 35 秒と短く，かつ全身の CO_2 の貯蔵コンパートメントが大きいため再呼吸中の $C\bar{v}CO_2$ に変化がないと仮定すると，

$$\Delta \dot{V}CO_2 = CO \cdot (-\Delta CaCO_2)$$

- $CaCO_2$ と肺毛細血管の CO_2 含有量（$CcCO_2$）は等しく，また CO_2 のガス交換に関与するのは肺循環であることから

$$\Delta \dot{V}CO_2 = PCBF \cdot (-\Delta CcCO_2)$$

PCBF：肺血流量

- 次に，CO_2 再呼吸中の死腔率が一定であると仮定すると，$CcCO_2$ は呼気 CO_2 に比例することから，

$$\Delta CcCO_2 = S \cdot \Delta P_{ET}CO_2$$

S：二酸化炭素解離曲線の傾き，となり，

$$\Delta \dot{V}CO_2 = PCBF \cdot (S - \Delta P_{ET}CO_2)$$
$$PCBF = \Delta \dot{V}CO_2 / (S - \Delta P_{ET}CO_2)$$

となる．CO は PCBF と肺内シャントの和であるため，下記の式となる．

$$CO = \frac{PCBF}{1 - \dfrac{\dot{Q}_S}{\dot{Q}_T}}$$

ここで，$\dot{Q}_S/\dot{Q}_T$ はシャント率であり，NICO センサーは SpO_2 の値より計算している．

- NICO は CO_2 再呼吸中の CO，$\Delta C\bar{v}CO_2$，死腔率が一定であると仮定したうえでの CO モニターである．NICO による CO と肺動脈カテーテルによる CO の測定との良い相関が示されている．

▶PCBF：
pulmonary capillary blood flow

測定の実際

- 専用の回路を人工呼吸器による換気をしている患者の挿管チューブに接続するのみで測定でき，非常に簡便である．
- モニタリング中は 60 秒間基準値となる CO_2 を測定した後 35 秒間バルブが開き，再呼吸を行う．ループ内へ呼気が流入することで $\dot{V}CO_2$ は低下し，$P_{ET}CO_2$ は増加する．これらの変化が $\Delta \dot{V}CO_2$ と $\Delta P_{ET}CO_2$ である．

注意点および限界

- 挿管中のみモニタリングが可能である．
- 換気が安定している状態で CO 算出の精度が高まり，逆に，自発呼吸のある患者では，CO_2 の再呼吸により努力換気が促され換気量が不安定になるため計算値が不安定になり，また実際に CO も変化が生じる可能性がある．
- 分時換気量，1 回換気量が少ないと過小評価の可能性がある[5]．急性呼吸促迫症候群（ARDS）などシャント率が増加する症例では CO を過小評価することが指摘されている．
- 再呼吸により CO_2 が上昇するため，脳外科患者などの CO_2 増加が病態に悪影響を及ぼす患者への使用は注意すべきである．
- Fick の原理から CO を算出しているため，腹腔鏡手術など体内の CO_2 を外

▶ARDS：
acute respiratory distress syndrome

部から増加させる状態では計算式は成り立たない.

c. 心電図とSpO₂脈波を用いた非侵襲連続COモニタリング

- 本装置(esCCO:estimated continuous cardiac output)は日本光電が開発したもので,心電図のR波から指尖SpO₂波形の立ち上がりまでの脈波伝播時間(pulse wave transit time:PWTT)とSVが逆相関にあることに注目して,心電図とSpO₂脈波からCOに変換している.
- 動脈圧波形を必要とせず,文字通り無侵襲CO連続モニタリングシステムである.臨床研究で他の方法によるCOとの良好な関係が報告されているが,絶対値への変換あるいは校正が課題である.

d. インピーダンスCOモニター

- インピーダンスCOモニターは,呼吸サイクル,心サイクルに応じて変化する胸郭電気インピーダンスの信号を心電図信号と組み合わせることで,非侵襲的な心機能(pre-ejection period, ventricular ejection time)モニタリングのみならずSVとCOを計算する(図6).
- インピーダンス法で得られたCOと熱希釈法で得られたCOとの良好な相関も報告されているが,呼吸サイクル,心サイクルより正確にSVを抽出することの困難性は十分に克服されていない.

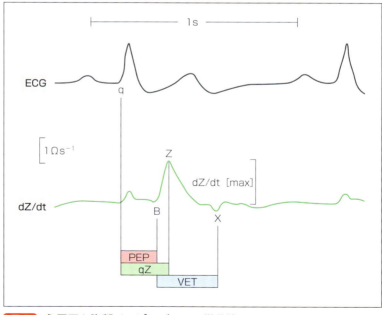

図6 心電図と胸郭インピーダンスの微分値
PEP:駆出前期,VET:心室駆出時間,qZ:qZ間隔
(Thomas SH. Br J Clin Pharmacol 1992; 34:467-76[6]より)

- 日本は無侵襲に連続測定が可能である一方，電磁気的干渉の多い手術室では適応がなく，絶対値の測定でないこと，さまざまな病態での信頼性などから集中治療領域での普及には至っていない．
- SV の計算には下記の Sramek-Bernstein の公式がしばしば用いられる[6]．

$$SV = \frac{L^3 \cdot \frac{dZ}{dt_{max}} \cdot VET}{Z_0}$$

VET：左室駆出時間，L：胸郭検出電極間の距離（体重，身長から推定する），dZ/dt_{max}：胸郭インピーダンスの最大変化率，Z_0：インピーダンスの基準値．

e. 色素希釈法

■ DDG アナライザー（日本光電）

- DDG（pulse dye densitometry）アナライザー法は，色素指示薬であるインドシアニングリーン（ICG）を静注し，指尖あるいは鼻に装着した DDG プローブ（パルスオキシメータプローブを兼ねる）より採血なしで得られる色素希釈曲線から CO を算出するシステムである．
- CO，SpO_2 に加えて，循環血液量や肝予備能の指標である ICG 血漿消失率，15 分停滞率も測定可能である．

特徴
- 専用プローブを装着するのみで動脈カテーテルを挿入することもない，非観血的な CO モニタリングシステムである．しかし ICG の静脈内注入を必要とする点，非連続的測定である点が欠点としてあげられる．

❸ 混合静脈血酸素飽和度モニター

■ $S\bar{v}O_2$ の測定

- 混合静脈血酸素飽和度（$S\bar{v}O_2$）の正常値は 60〜80％であり，生体の酸素受容供給のバランスを表す指標である．
- $S\bar{v}O_2$ は以下に示される．

$$S\bar{v}O_2 = SaO_2 - \frac{\dot{V}O_2}{CO \cdot Hb \cdot 1.36}$$

- 循環（CO），呼吸（SaO_2），代謝（$\dot{V}O_2$）が $S\bar{v}O_2$ 値に影響を及ぼす．
- $S\bar{v}O_2$ の測定には光ファイバーを備えた肺動脈カテーテルが必要であるが，より使用頻度の多い中心静脈カテーテルに光ファイバーを組み合わせることで上大静脈血酸素飽和度（$ScvO_2$）を連続測定することが可能で，臨床に用いられている．
- $S\bar{v}O_2$ は全身の酸素需給バランスを反映するのに対して，$ScvO_2$ は主に頭部と上肢の酸素需給バランスを反映し，通常は前者が 2％程度大きいが両者は良く相関するといわれる．

表2 臨床で用いられる低侵襲COモニター

CO算出法	代表的機器名	較正	説明	侵襲性	特徴
動脈圧波形解析	フロートラック	なし		動脈カテーテル留置	動脈カテーテルに接続
	PiCCO, PiCCO$_2$	あり	経肺熱希釈法	大腿動脈カテーテル留置，中心静脈カテーテルより冷水を注入	経熱希釈法にて，心拍出量ほか，肺内水分量を計算する．リチウム内服患者では注意．校正後は動脈圧波形によりCOを連続モニターする
	LiDCOplus	あり	指示薬希釈法（塩化リチウム）	末梢あるいは中心静脈より少量の塩化リチウムを注入し，動脈より血液を採取しながらリチウム電極にて指示薬希釈曲線を得る	リチウム内服患者では注意．校正後は動脈圧波形によりCOを連続モニターする
	LiDCO Rapid	なし		動脈カテーテル留置	動脈圧波形からCOへの変換は，フロートラックとは異なる
	LiDCO Rapid^{V2}	なし		血圧測定用マンシェットと動脈圧波形を得るための指マンシェット	動脈へのカテーテル留置は不要．無侵襲
呼気再呼吸法	NICO	あり	Fickの原理	人工呼吸回路に再呼吸弁を装着．人工呼吸中の患者に限定	呼気CO$_2$を再呼吸
脈波伝搬時間法	esCCO	なし	脈波伝播時間	心電図とSpO$_2$プローブ（パルスオキシメータ）	通常の麻酔時のモニタリングでCO測定可能である（無侵襲）
経食道エコー法	CardioQ Hemosonic 100	あり	ドプラー法による流速（VTI）と下行大動脈断面積からSVを計算	食道用ドプラープローブを留置	食道プローブ挿入の禁忌には注意．corrected flow time（補正駆出時間）を測定
インピーダンス法	BioZ.com フィジオフロー	なし	Sramek-Bernsteinの公式	心電図に同期させて，胸郭インピーダンスの変化を血液量（1回拍出量）に変換する．体表に電極を貼付するのみ	熱希釈法と比較してばらつきが大きい，電磁気的干渉に弱い
色素希釈法	DDGアナライザー	あり	指示薬希釈法（ICG）	静脈内にICGを注入し，指先のプローブ（パルスオキシメータ）にて色素希釈曲線を得る	ICG消失率，循環血液量なども測定可能

- ScvO$_2$ > 70％はSurviving Sepsis Campaignの中で，early goal directed therapy（EGDT）の目標値の一つとして用いられている．また，前述したように，短時間でのSvO$_2$の低下はCOの低下によることが多い．

ScvO$_2$を連続測定できるカテーテル
プリセップCVオキシメトリーカテーテル
- 中心静脈カテーテルとしての2本のルーメンに加えオプティカル・モジュールコネクターを有し，ビジレオモニターに接続することで，ScvO$_2$の連続モ

ニタリングが可能である．

ペディアサット・オキシメトリーカテーテル
- 小児に使用可能な $ScvO_2$ が連続測定できる中心静脈カテーテル（4.5 および 5.5Fr. サイズ）である．

- 各種の CO モニター装置の比較を**表2**にまとめた．

❹ おわりに

- 非侵襲的 CO モニターは，肺動脈カテーテルの侵襲性を克服する過程の中でコンピューター処理技術の向上により発展してきた．多くの装置で肺動脈カテーテルによる CO との良い相関性がしばしば報告されている．
- しかし CO はあくまで患者の循環動態を示す一つのパラメーターであり，CO（あるいはダイナミックパラメーターとよばれる派生パラメーター）を指標としたいわゆる EGDT は，敗血症患者の管理や手術中の循環管理に有効であるとの報告がなされているが，大きな間違いを起こすリスクも内在している．
- また多くの非侵襲的連続 CO モニタリングシステムでは，Fick の原理や指示薬希釈法を用いず，CO や SVV などの派生パラメーターの計算アルゴリズムにおいてもいくつかの仮定をおいていることにも留意しなければならない．
- われわれ麻酔科医はモニターから得られる1つのデータのみに拘泥するのではなく，それらの限界，信頼性を絶えず念頭に置き，臨床所見や他のデータを総合して患者管理にあたることが何より重要である．とくに機会をとらえて超音波装置により心臓，大血管あるいは胸部，腹部を描出し画像を確認し全身評価を行うことで，連続 CO モニターやダイナミックパラメーターの信頼性も高められると思われる．

（柘植雅嗣，藤田喜久）

> 連続 CO モニターだけでなく，臨床所見や他のデータを総合して患者管理にあたる

文献

1) Dalen JE. The pulmonary artery catheter-friend, foe, or accomplice? JAMA 2001; 286: 348-50.
2) Cannesson M, et al. The ability of stroke volume variations obtained with Vigileo/Flotrac system to monitor fluid responsiveness in mechanically ventilated patients. Anesth Analg 2009; 108: 513-7.
3) Litton E, Morga M. The PiCCO monitor: A review. Anaesth Intensive Care 2012; 40: 393-409.
4) 舩木一美，稲垣喜三．NICO モニターの原理と体液量測定の限界．麻酔・集中治療テクノロジー 2011; 59-68.
5) Tachibana K, et al. Noninvasive cardiac output measurement using partial carbon dioxide rebreathing is less accurate at settings of reduced minute ventilation and when spontaneous breathing is present. Anesthesiology 2003; 98: 830-7.
6) Thomas SH. Impedance cardiography using the Sramek-Bernstein method: Accuracy and variability at rest and during exercise. Br J Clin Pharmacol 1992; 34: 467-76.

3-4-1 経食道心エコー法（TEE）

4. 超音波モニタリング

▶TEE：
transesophageal echocardiography

▶ASA：
American Society of Anesthesiologists

▶SCA：
Society of Cardiovascular Anesthesiology

▶ASE：
American Society of Echocardiography

TEEの適応は，①術前診断の再確認，②新たなあるいは未診断の病変の描出，③麻酔や手術方針の決定，④術後の確認

★1
ASAガイドライン2010年改訂版には，表1のように手術手技や疾患ごとのTEEによる感度，特異度，陽性・陰性検出率が詳細に表示されているので，ご一読を勧める．

● 前半（①〜③）は，TEEの基礎的知識や基本的技術を2010年のASAプラクティスガイドラインと2013年に新たに発表されたSCA/ASEのベーシックガイドラインをもとに解説し（基礎編），後半（④，⑤）は，循環モニタリングのツールとしてのTEEによる評価や判断にかかわる際のポイントについて解説する（発展編）．

① 周術期TEEのASAガイドライン2010年改訂版[1]によるTEEの適応と推奨される使用法

a. 心臓手術，胸部大動脈手術，カテーテルによる心臓手術または手技の施行時

● 周術期TEEの適応は，具体的には以下である．
①術前診断の再確認，②新たなあるいは未診断の病変の検出，③麻酔や手術方針の決定，④術後の確認．
● 小児心疾患においては症例ごとにリスクを考慮して使用する．カテーテルによる心臓手術または手技においては，欠損孔閉鎖器具の使用時や経皮的弁形成術や心筋のアブレーションなどの使用が推奨されている．
● 表1[*1]に，ASAガイドライン2010年改訂版に掲載されている周術期TEEの感度，特異度，陰性および陽性検出率の例を示す．たとえば僧帽弁の疣贅の場合TEEの感度は90％，特異度100％，陽性検出率100％と記載されている．

b. 非心臓手術施行時

● 非心臓手術中におけるTEEの使用に関しては，おおよそ以下の場合に推奨されると記載されている．
①計画された手術そのものや，患者の有している疾患が，術中の重篤な血行

表1 周術期TEEの感度，特異度，陰性および陽性検出率の例

疾患	感度（％）	特異度（％）	陽性検出率（％）	陰性検出率（％）
僧帽弁逆流	87	100	100	92
僧帽弁疣贅	90	100	100	75
心筋梗塞	45	75	27	86
粥状硬化病変	100	60	34	100
肺動脈塞栓	26	95	93	32

動態の悪化や肺や神経系の合併症を起こす可能性がある場合．
②種々の対症療法にかかわらず，説明のつかない，生命を脅かすような循環不全が生じている場合（たとえば重篤な低血圧，低酸素などの原因究明）．

救急集中治療領域での使用
- 術後経過の中で説明のつかない重症の病態を示す患者の原因究明に，TEEは使用が推奨されている（たとえば大動脈解離や心タンポナーデなど）．
- TEEの使用が推奨される場合には以下のような記載がある．"重症患者で経胸壁心エコーや他の診断技術では得られない診断・治療にかかわる情報をTEEがタイミング良く提供すると思われる場合．"
- 2014年に欧米の非心臓手術ガイドラインが発表されたが[2]，そのTEEに関する事項で追記するべきものとしてルーチンの使用は避ける，重症弁疾患者において血行動態にストレスをかけるようなハイリスク手術が施行される際の術中のモニタリングとして推奨している．

c. TEEの禁忌と合併症
- 周術期TEEの絶対禁忌としては以下があげられる．
①食道狭窄，②気管食道瘻，③食道手術後，④食道外傷．
- 口腔，食道，胃の病変を有する患者においては，適正な予防策[★2]を講じたうえで利点がリスクを上回っていると考えられる場合に限り施行する．
- 合併症はさまざまなものがあるが，口腔や咽頭，食道や胃粘膜の損傷や一過性の機能不全の起きる率としては1%程度，食道穿孔などの重篤な合併症の発生率が0.1%程度とされている（図1）．

❷ 基本的知識

心エコーの画像の形成や血流速度の測定にかかわる物理的原則
- ①超音波（人間の可聴域でないMHz）を使用している，②発信され受信された反射波信号（いわゆるエコー）の情報をもとに画像が形成されている，③血流速度の測定は超音波が心血管腔を流れる血液成分に反射する際にドプラ効果を生む（$fd=2V\cos\theta f0/C$）ことで測定される，④測定された流速を圧較差に変換するためのベルヌーイの簡略公式 $\Delta P=4V^2$．

超音波装置の使い方[★3]，呈示されるデータの質向上のために
- ①ゲインやコントラストを適正に保つ，②フォーカスポイントを絞る，③1秒間に何枚画像を作成するかというフレーム数を適正に保つために送信周波数や画像幅（角度）や視野深度を調整する．
- 時間のあるときに，手持ちのエコー装置のつまみを左右にあるいは上下に動かして画面の変化をとらえておくとよい．最近の装置に備えられている3D表示や3Dモデル解析，組織ドプラやスペクトルトラッキングによるストレイン表示がそれである．

TEEの絶対禁忌は，①食道狭窄，②気管食道瘻，③食道手術後，④食道外傷

★2
適正な予防策とは他の診断技術を利用する，消化器内科に相談のうえ小さなプローブを使用する，過度な操作を避け操作時間を短縮する，最も経験のあるものが施行する，などである．

★3
超音波装置のつまみの意味，つまりつまみを動かすと何が変わるか？ということである．

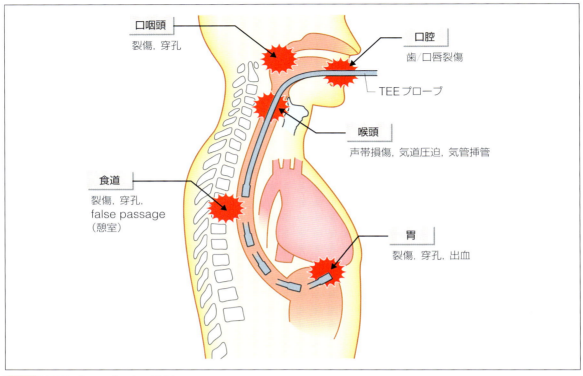

図1 TEEプローブによる損傷
小児は呼吸・循環の抑制にも注意．
(Hilberath JN, et al. Safety of transesophageal echocardiography. J Am Soc Echocardiogr 2010; 23: 1115-27 より)

▶MI：
mechanical index

- プローブの安全操作として，感染防止のためにプローブカバーが奨められる．消毒はフタラールが推奨されるが，残存がないようにする（生体のアミノ酸で黒染するため皮膚や粘膜に着色する）．
- プローブの熱制御の問題，生体への影響の指標（気泡発生の程度を示すMIなど）は知っておく．なお感染防御のための抗生物質は不必要とされている．

■ TEEの代替手段となる診断技術

TEEの代替手段となる診断技術を知っておく

- 経験が浅いと，TEEによる診断だけにこだわりやすい傾向がある．代替手段を知っておくことで無理な操作が減り，前述したような重篤な合併症の発生率が減らせる．
- 代替手段の例としては，圧較差の測定ができないときは観血的な圧測定を行う．大動脈弓部がみえないときや冠動脈末梢血流の評価，グラフとの吻合部等の局所の観察は直接エコーを使用する，などである．

■ 心臓の解剖学的断面と断面心エコーで診た断面像

- 2013年になって，基本の20断面が11の基本断面[3]（図2）と28の発展断面に再分類された[4]（図3）．

3-4-1 経食道心エコー法（TEE）

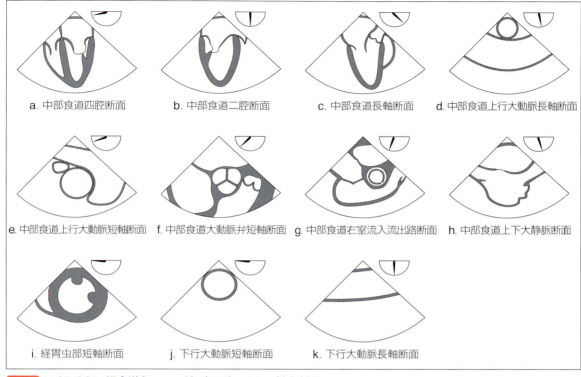

図2 ASE/SCA 経食道心エコー法（TEE）：11 の基本断面

(Reeves ST, et al. Anesth Analg 2013; 117: 543-58[3]より)

■ ドプラーでよく測定する血流速度
- 正常の心血管腔の中の血流速度範囲は 0.3～1.4 m/秒である．たとえば心室の流入流出路狭窄部があると 1.5 m/秒を超え異常と判断される．逆に血流速度が 0.1 m/秒のように極端に遅くなると易血栓性が生じる．

■ 弁や弁機能の基本
- 4つの弁の正常な形態や機能の正常あるいは病的状態の知識を有しておく必要がある．
- 最もアプローチしやすい大動脈弁から始める（A より始めよ！）．
- 僧帽弁は複雑な三次元構造をしているためまず三次元的にとらえると理解しやすい（図4）．
- 正常弁構造と狭窄や逆流弁を対比して覚えると理解しやすい．三尖弁と肺動脈弁は，正常では非常に薄いため，病的弁の理解が基本である．

> 正常弁構造と狭窄や逆流弁を対比して覚える

■ 心内構造物，血栓，心筋症，心嚢液貯留，大血管病変
- 異常と間違えやすい正常構造物や，実際の血栓の画像を知っておく．
- 拡張型心筋症と肥大型心筋症の TEE 所見は非心臓手術でも重要となる．
- 心タンポナーデや大動脈解離をとらえることは緊急時に必要である（図5）．

Imaging Plane	3D Model	2D TEE Image	Acquisition Protocol	Structures Imaged
Midesophageal Views				
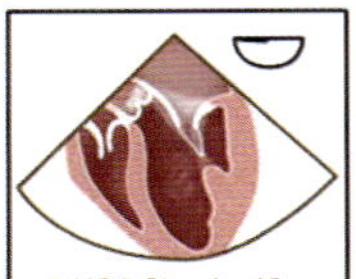 1. ME 5-Chamber View	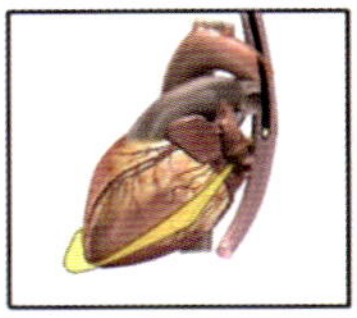	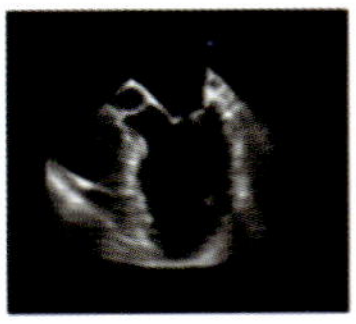	**Transducer Angle:** ~ 0 - 10° **Level:** Mid-esophageal **Maneuver** (from prior image): NA	Aortic valve LVOT Left atrium/Right atrium Left ventricle/Right ventricle/IVS Mitral valve (A_2A_1-P_1) Tricuspid valve
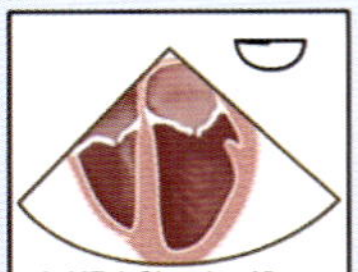 2. ME 4-Chamber View	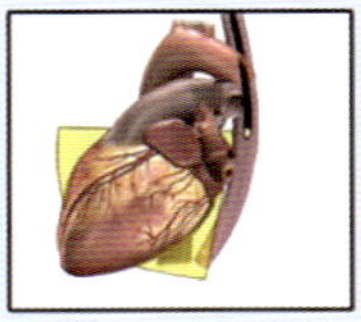	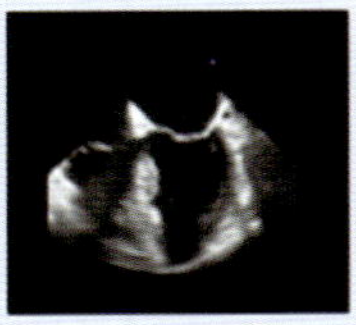	**Transducer Angle:** ~ 0 - 10° **Level:** Mid-esophageal **Maneuver** (from prior image): Advance ± Retroflex	Left atrium/Right atrium IAS Left ventricle/Right ventricle/IVS Mitral valve (A_3A_2-P_2P_1) Tricuspid valve
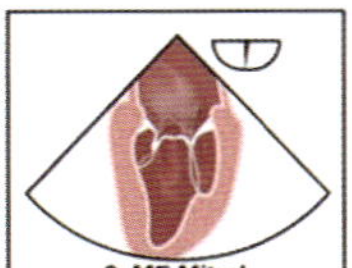 3. ME Mitral Commissural View	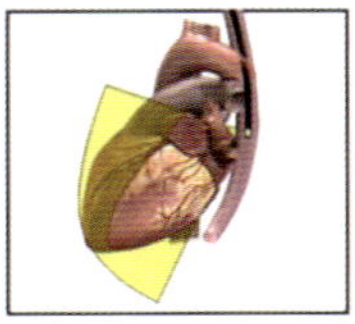	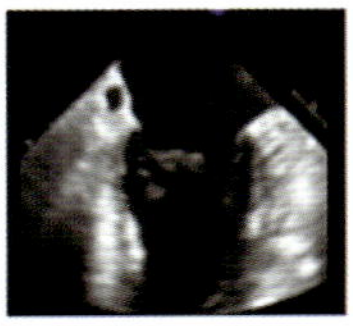	**Transducer Angle:** ~ 50 - 70° **Level:** Mid-esophageal **Maneuver** (from prior image): NA	Left atrium Coronary Sinus Left ventricle Mitral Valve (P_3- $A_3A_2A_1$ - P_1) Papillary muscles Chordae tendinae
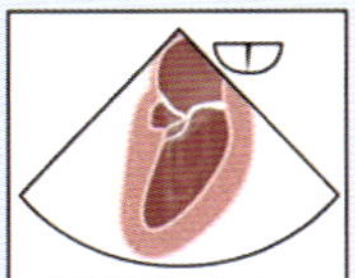 4. ME 2-chamber View	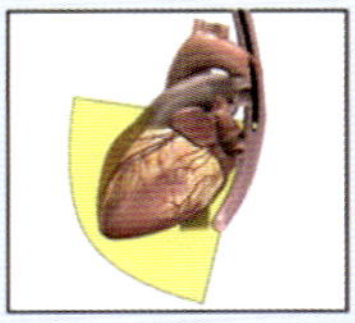	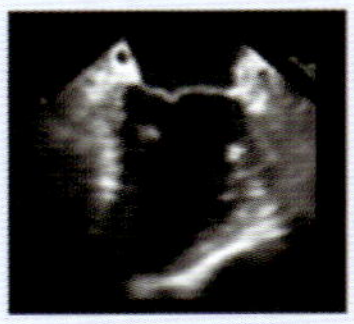	**Transducer Angle:** ~ 80 - 100° **Level:** Mid-esophageal **Maneuver** (from prior image): NA	Left atrium Coronary sinus Left atrial appendage Left ventricle Mitral valve (P_3- $A_3A_2A_1$)
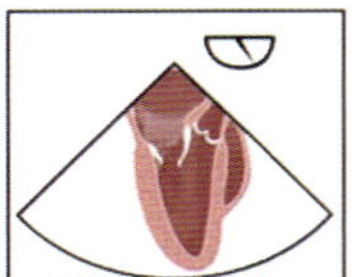 5. ME Long Axis View	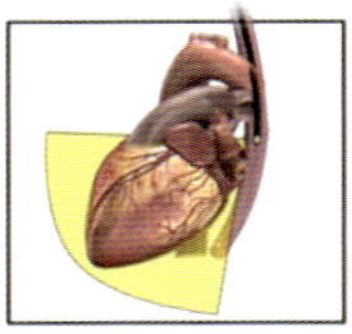	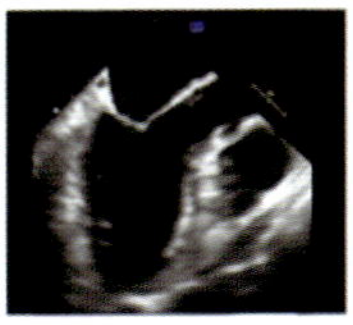	**Transducer Angle:** ~ 120 - 140° **Level:** Mid-esophageal **Maneuver** (from prior image): NA	Left atrium Left ventricle LVOT RVOT Mitral valve (P_2- A_2) Aortic valve Proximal ascending aorta
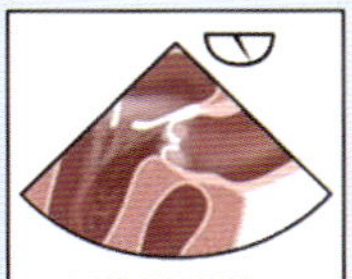 6. ME AV LAX View	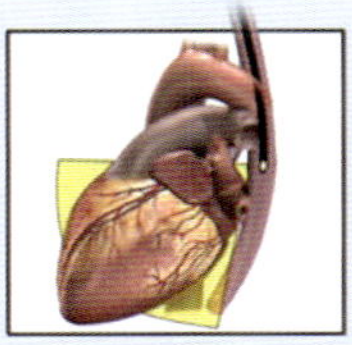	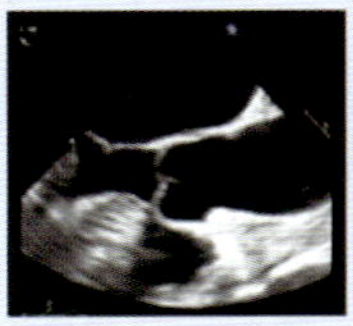	**Transducer Angle:** ~ 120 - 140° **Level:** Mid-esophageal **Maneuver** (from prior image): Withdrawl ± anteflex	Left atrium LVOT RVOT Mitral valve (A_2- P_2) Aortic valve Proximal ascending aorta
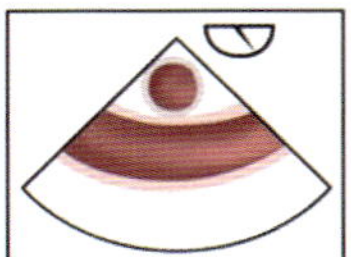 7. ME Ascending Aorta LAX View	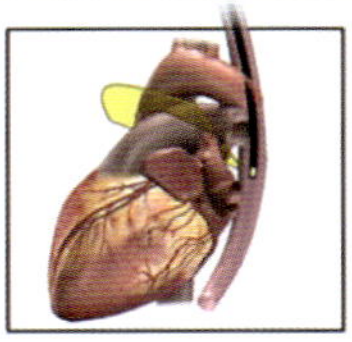	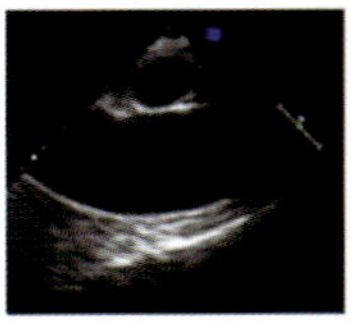	**Transducer Angle:** ~ 90 - 110° **Level:** Upper-Esophageal **Maneuver** (from prior image): Withdrawl	Mid-ascending aorta Right pulmonary artery

図3 ASE/SCA 経食道心エコー法（TEE）：28の発展断面

(Hahn RT, et al. Anesth Analg 2014; 118: 21-68[1]より)

3-4-1 経食道心エコー法（TEE）

View	Diagram	Image	Parameters	Structures
8. ME Ascending Aorta SAX View			**Transducer Angle:** ~ 0 - 30° **Level:** Upper-Esophageal **Maneuver** (from prior image): CW	Mid-ascending aorta (SAX) Main/bifurcation pulmonary artery Superior vena cava
 9. ME Right Pulmonary Vein View			**Transducer Angle:** ~ 0 - 30° **Level:** Upper-esophageal **Maneuver** (from prior image): CW, Advance	Mid-ascending aorta Superior vena cava Right pulmonary veins
 10. ME AV SAX View	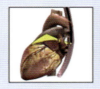	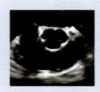	**Transducer Angle:** ~ 25 - 45° **Level:** Mid-esophageal **Maneuver** (from prior image): CCW, Advance, Anteflex	Aortic valve Right atrium Left atrium Superior IAS RVOT Pulmonary Valve
 11. ME RV Inflow-Outflow View	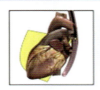	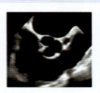	**Transducer Angle:** ~ 50 - 70° **Level:** Mid-esophageal **Maneuver** (from prior image): CW, Advance	Aortic valve Right atrium Left atrium Superior IAS Tricuspid Valve RVOT Pulmonary Valve
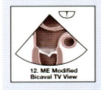 12. ME Modified Bicaval TV View	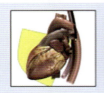		**Transducer Angle:** ~ 50 - 70° **Level:** Mid-esophageal **Maneuver** (from prior image): CW	Right atrium Left atrium Mid-IAS Tricuspid Valve Superior vena cava Inferior vena cava/coronary sinus
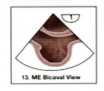 13. ME Bicaval View	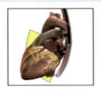	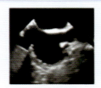	**Transducer Angle:** ~90 - 110° **Level:** Mid-esophageal **Maneuver** (from prior image): CW	Left atrium Right atrium/appendage IAS Superior vena cava Inferior vena cava
14. UE Right and Left Pulmonary Veins View	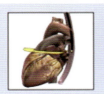		**Transducer Angle:** ~ 90 - 110° **Level:** Upper-esophageal **Maneuver** (from prior image): Withdraw, CW for the right veins, CCW for the left veins	Pulmonary vein (upper and lower) Pulmonary artery
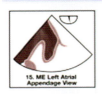 15. ME Left Atrial Appendage View	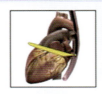		**Transducer Angle:** ~90 - 110° **Level:** Mid-esophageal **Maneuver** (from prior image): Advance	Left atrial appendage Left upper pulmonary vein

Transgastric Views

View	Diagram	Anatomy	Details	Structures
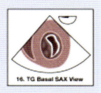 16. TG Basal SAX View	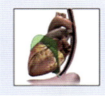		**Transducer Angle:** ~ 0 - 20° **Level:** Transgastric **Maneuver** (from prior image): Advance ± Anteflex	Left ventricle (base) Right ventricle (base) Mitral valve (SAX) Tricuspid valve (short-axis)
 17. TG Mid Papillary SAX View	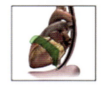		**Transducer Angle:** ~ 0 - 20° **Level:** Transgastric **Maneuver** (from prior image): Advance ± Anteflex	Left ventricle (mid) Papillary muscles Right ventricle (mid)
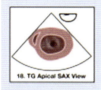 18. TG Apical SAX View	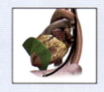		**Transducer Angle:** ~ 0 - 20° **Level:** Transgastric **Maneuver** (from prior image): Advance ± Anteflex	Left ventricle (apex) Right ventricle (apex)
 19. TG RV Basal View		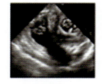	**Transducer Angle:** ~ 0 - 20° **Level:** Transgastric **Maneuver** (from prior image): Anteflex	Left ventricle (mid) Right ventricle (mid) Right ventricular outflow tract Tricuspid Valve (SAX) Pulmonary Valve
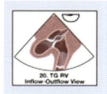 20. TG RV Inflow-Outflow View	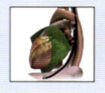	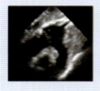	**Transducer Angle:** ~ 0 - 20° **Level:** Transgastric **Maneuver** (from prior image): Right-flex	Right atrium Right ventricle Right ventricular outflow tract Pulmonary valve Tricuspid Valve
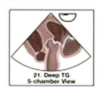 21. Deep TG 5-chamber View		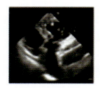	**Transducer Angle:** ~ 0 - 20° **Level:** Transgastric **Maneuver** (from prior image): Left-flex, Advance, Anteflex	Left ventricle Left ventricular outflow tract Right ventricle Aortic valve Aortic root Mitral Valve
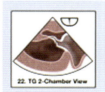 22. TG 2-Chamber View	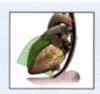	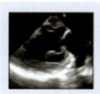	**Transducer Angle:** ~ 90 - 110° **Level:** Transgastric **Maneuver** (from prior image): Neutral flexion, Withdraw	Left ventricle Left atrium/appendage Mitral valve

図3 ASE/SCA 経食道心エコー法（TEE）：28の発展断面（つづき）

(Hahn RT, et al. Anesth Analg 2014; 118: 21-68[4]より)

3-4-1 経食道心エコー法（TEE）

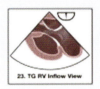
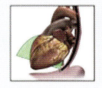

23. TG RV Inflow View

Transducer Angle: ~ 90 - 110°
Level: Transgastric
Maneuver (from prior image): CW

Right ventricle
Right atrium
Tricuspid valve

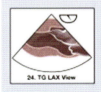
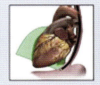
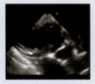

24. TG LAX View

Transducer Angle: ~ 120 - 140°
Level: Transgastric
Maneuver (from prior image): CCW

Left ventricle
Left ventricular outflow tract
Right ventricle
Aortic valve
Aortic root
Mitral valve

Aortic Views

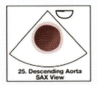
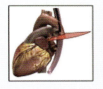
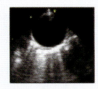

25. Descending Aorta SAX View

Transducer Angle: ~ 0 - 10°
Level: Transgastric to Mid-esophageal
Maneuver (from prior image): Neutral flexion

Descending aorta
Left thorax
Hemiazygous and Azygous veins
Intercostal arteries

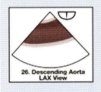
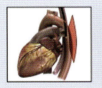
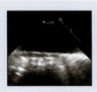

26. Descending Aorta LAX View

Transducer Angle: ~ 90 - 100°
Level: Transgastric to Mid-esophageal
Maneuver (from prior image): Neutral flexion

Descending aorta
Left thorax

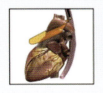

27. UE Aortic Arch LAX View

Transducer Angle: ~ 0 - 10°
Level: Upper Esophageal
Maneuver (from prior image): Withdrawl

Aortic arch
Innominate vein
Mediastinal tissue

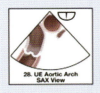
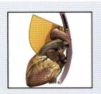
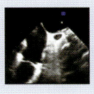

28. UE Aortic Arch SAX View

Transducer Angle: ~ 70 - 90°
Level: Transgastric to Mid-esophageal
Maneuver (from prior image): NA

Aortic arch
Innominate vein
Pulmonary artery
Pulmonary valve
Mediastinal tissue

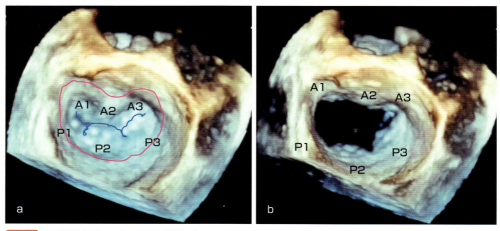

図4 正常僧帽弁の3D TEE 所見（surgeon's view）
a：弁閉塞時，b：弁開放時．

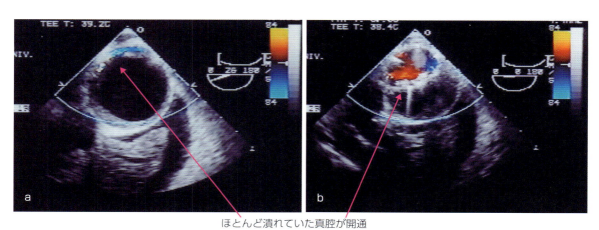

図5 大動脈解離をTEEで診る
a：術前，b：ステント挿入術後．

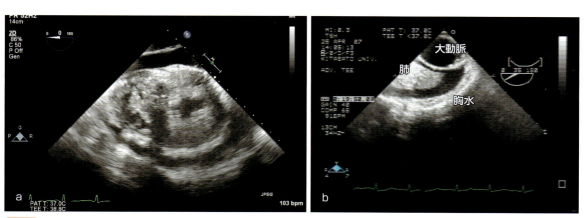

図6 心嚢液貯留（a）と胸水の貯留（左側）（b）のTEE所見

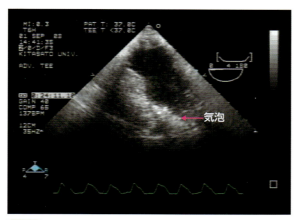

図7 アーチファクトのようにみえる貯留型気泡

- ガイドラインにはないが，左・右胸水の貯留も多量の場合，TEE で容易に検索できる（図6）．

心筋虚血と心筋梗塞
- 冠動脈支配領域に一致した壁運動異常が虚血心筋の証である．壁運動異常は心内膜の動きと壁厚の変化を同時に読み取ることが大切である．

正常と異常な心室機能
- 左心室および右心室のそれぞれ正常・異常な機能を TEE でとらえることは重要である．
- 収縮機能は駆出率（見た目の収縮率も信頼できる！）や面積変化率から判断し，拡張機能は経房室弁血流速度の測定や組織の動きの速度に着目する．
- 右心室は三尖弁輪の移動距離（TAPSE）や形態の変化による．

空気塞栓
- TEE の大きな役割として周術期空気塞栓の防止がある．空気のたまりやすい場所である右肺静脈，右冠動脈尖，左心耳および気泡の貯留の形態（バブル型，貯留型）とその典型的 TEE 画像を知っておくことは大切である．（図7）

③ 基本的技術

画質向上のための操作
- さらに画質を向上させるための操作，たとえばズーム機能を使用する，ナイキスト限界を変えるコントラストを適正化する，フィルターを変える，などの技術を身につけておく．
- また，アーチファクトか否かを識別しアーチファクトを最小限に抑える技術

> 左・右胸水貯留が多量の場合，TEE で容易に検索できる

▶TAPSE：
tricuspid annular plane systolic excursion

> 周術期空気塞栓の防止は TEE の大きな役割である

も要求される．

■ セグメントごとの心室壁運動の変化を検出できる

- 心筋虚血や梗塞で悪化した心筋壁運動を検出するためには，左心室の場合18セグメントの各部位をすべてTEEで明瞭に描出できる必要がある（図8）．1つのviewで描出不明瞭のときに，代替できる断面像を知っておく．右心室も自由壁，中隔，前後壁，流出路などに分けて観察する．

<1つのviewで描出不明瞭のときに代替できる断面像を知っておく>

■ グローバルな両心室の充満や駆出

- 左心室・右心室ともに，その充満状態や駆出率の変化をとらえることは大切である．また，その際に両心房の変化にも注目する必要がある．

■ 塞栓子としての空気の存在を描出できる

- 塞栓予防に重要である．
- 卵円孔開存を診断できれば奇異性塞栓の原因検索に役立つ（図9）

<奇異性塞栓の原因究明のため卵円孔開存を診断できるようにする>

■ nativeの弁や人工弁の形態的・機能的異常をおおよそ検出できる

- 病的弁の典型像（重度病変）を知っておく．

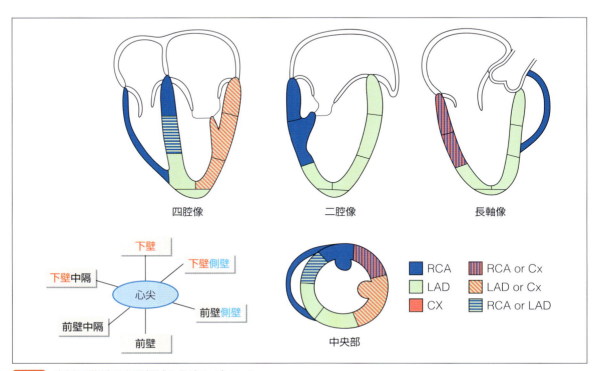

図8 責任冠動脈の支配領域と心室セグメント
RCA：右冠動脈，LAD：左前下行枝，CX：回旋枝．

3-4-1 経食道心エコー法（TEE）

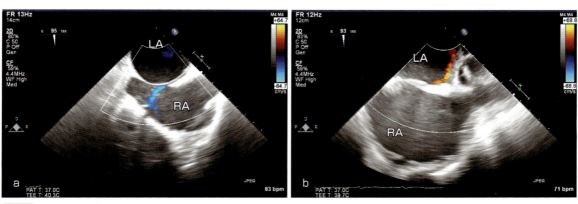

図9　カラードプラで診た卵円孔開存のシャント方向
a：LRシャント．遠ざかる青，b：RLシャント．近づく赤．

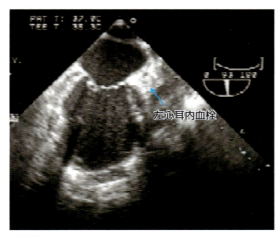

図10　左室二腔像で診た左心耳内血栓

心臓内の塊状物や血栓を検出できる
- 明らかな心腔内腫瘍や血栓の画像を知っておく（図10）．

心嚢液貯留を検出できる
- 以上3項目の「検出できる」能力は，明らかな異常を検出できればよいとされている．

アーチファクト
- アーチファクトはさまざまで，簡単なものから異常画像との鑑別が難しいものまである．

エコーの所見を具体的に表現できる
- 1人でわかっていたり悩んだりしてもだめで，第3者と所見について意見交

明らかな心腔内腫瘍や血栓の画像を知っておく

■ 合併症が起きていることを認識し対処できる

- たとえば，プローブの圧迫による呼吸・循環抑制が生じたときに，即座にそれをTEEが原因の一つと認識し抜去するなどの迅速な処置を行うことは重要である．
- 小児においては，合併症の起こりやすい疾患群（血管輪など）があるので知っておく．

④ 発展的知識

■ 定量的評価に必要な知識

- 定性的評価がベーシックだとすると，アドバンストには定量的評価が求められる．定量のための手段を押さえておく．
- まずはドプラ法を用いた定量化である．ベルヌーイの簡略式を用いて血流速度より心腔間の圧較差が求められれば，体血圧や静脈圧等の既知の圧をもとに心内圧が測定される．血流速度から時間積分値を求めて断面積をかけると流量が得られ，拍出量やシャント量の計算に応用できる．最近では体肺血管抵抗もエコーから推定されるという報告がある．
- 心臓血管の各部位の正常値，異常値の詳細な知識も必要である．ASEの推奨にはTEEの計測法と数値も記載されており，付録とともに参考にされたい[5]．ただし大動脈弁輪径測定方法は，やや修正が必要である．最近では3D TEE使用時の標準断面像が提示されているので，これに沿う．

■ nativeの弁あるいは人工弁

- nativeの弁・人工弁にかかわらず，その正常状態での特徴と機能を正確にとらえる必要がある．
- 大動脈弁の構造と開閉の仕組み，周辺構造物である冠動脈との関係，Valsalva洞や上行大動脈との関係は重要である．
- 乳頭筋や腱索を含む僧帽弁装置の構造と弁開閉の仕組み，周辺構造物では左心室との関係が重要である．
- 右心系の弁である肺動脈弁，三尖弁のそれぞれの解剖と周辺構造物である右室流入・流出路，肺動脈との関係はぜひ押さえたい．
- 人工弁に関しては，歴史的なものはさておき最新の機械弁，生体弁について，その形状や開閉様式，TEEでみた所見（正常弁逆流）を知っておく必要がある．最近のASE，ACC，AHAなどのガイドラインにはTEEを含めた診断基準が詳説されている[6-8]．

▶ACC：American College of Cardiology

▶AHA：American Heart Association

先天性心疾患
- 先天性心疾患の心臓手術のみならず先天性心疾患のある患者や先天性心疾患術後の患者の非心臓手術が施行されることを考えると，詳細な知識が必要である．
- 頻度順に単純欠損孔から始まり，Fallot 四徴症などの流出路狭窄（図11），房室弁や半月弁の異常，大血管や静脈潅流の異常や動脈管開存の典型的な画像は理解したい．また，Fontan 手術に代表される単心室系の姑息的手術患者の血行動態の理解も重要である．

> 流出路狭窄，動脈管開存，解離性大動脈瘤の TEE 画像を把握しておく

その他の心臓や大血管の異常
- 頻度の高い粘液腫などの心内腫瘍や，心膜の異常，動脈管開存（PDA）（図12）や解離性大動脈瘤の知識と TEE 画像は把握しておきたい．

▶PDA：
patent ductus arteriosus

最近の心臓外科領域の治療法の利点・欠点や合併症
- 心臓外科領域の手術手技の進歩は先天性・後天性心疾患のいずれにおいても目覚ましいものがある．後天性心疾患では人工弁置換，弁形成術，大動脈や基部手術，冠動脈バイパス術，先天性心疾患では狭小弁輪や左心低形成に対する手術の方法や潜在的な合併症の危険性を，TEE 画像所見とともに理解したい．
- 加えて，経カテーテル心房中隔欠損閉鎖術や経カテーテル大動脈弁置換術の TEE 画像も知っておきたい（図13）．

> 経カテーテル心房中隔欠損閉鎖術や大動脈弁置換術の TEE 画像を把握しておく

TEE と相互補完的な他の診断技術の比較
- TEE の診断を裏づけたり，診断不可能な場合補完したりする診断ツールを知っておく必要がある．たとえば肺動脈カテーテルの計測値や穿刺による直接圧測定法との相関関係を知っておく．
- 例として，カテーテルによる圧較差は peak to peak，エコーによるものは最大圧較差なので過大評価の可能性がある，などである．

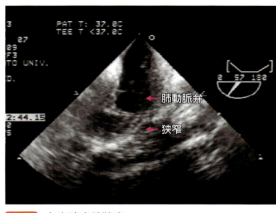

図11 右室流出路狭窄

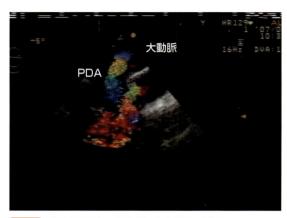

図12 動脈管開存（PDA）を TEE で診る

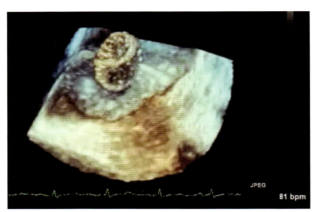

図13 経カテーテル心房中隔欠損（ASD）閉鎖術

▶ASD：
atrial septal defect

5 発展的技術

■ 心筋虚血や心筋梗塞による心室収縮のわずかな変化の認識
- TEEでわずかな虚血性変化を認識することはかなり難しい（心筋梗塞のTEEによる陽性検出率がわずか27%であることからも理解できる）．一方で，最近セグメントの動きを客観化できるソフトが多々あるので利用するとよい．
- 一方で，人間の目とどちらが確かかという議論もあるので[9]，少なくともhyperkinesis, normokinesis, hypokinesis, akinesis, dyskinesisの評価はできるように目を鍛えておく．

■ 心室の収縮能，拡張能の定量
- 左室，右室の収縮能と拡張能を定量できる方法を，いくつか知っておく必要がある．
- 収縮率，面積変化率，流入血流，組織運動速度，スペックルトラッキングによるストレインの評価は利用できることが望ましい．

■ nativeの弁あるいは人工弁の正常・異常の診断技術
- ④発展的知識の項でも前述したが，異常な弁機能を定量的に診断できるためには，正常・軽度異常・重度異常の測定法とその境界を知りかつ判断に適正なTEE画像を描出できなければならない．
- 弁の病変の重症度をみる手段として，vena contracta（縮流部）とPISA（近位部等流速表面積）を用いる．
- プレーンの角度を変更するあるいは他の断面像を用いるなどして，石灰化や機械弁からの音響陰影の制御を行うことも重要なポイントとなる（図14）．

▶PISA：
proximal isovelocity surface area

石灰化や機械弁からの音響陰影の制御を行う

■ 心臓手術のプランの評価能力
- 心臓血管外科医・内科医と協力のもと，TEE所見をもとに手術プランを評

価する能力が麻酔科医には求められる．
- 2014 年の ACC/AHA の心臓弁膜症に関するガイドラインの外科的治療の適応条件は押さえておく[8]．さらに，感染性心内膜炎，人工弁不全は，ガイドライン上も TEE 所見が診断の決め手となる．

心臓手術の成否の評価能力
- 施行された心臓手術の良し悪しを判断する必要性もある．TEE 所見から得られた客観的な指標を呈示する．たとえば僧帽弁形成術後残存逆流面積が 1.5 cm² などである．ただし残存逆流の場合も，前負荷・後負荷・収縮性を適正に保って判断する．とくに再手術を行うかどうかは，予想される利益・不利益をチーム全体が明確に理解している必要がある．
- また，術後頻度の高い合併症，たとえば僧帽弁形成術でみられる前尖の収縮期前方運動（SAM）と結果として起こる左室流出路狭窄（図 15），左冠動脈回旋枝損傷による心筋虚血は，TEE 画像とともに知識として必要である．

▶SAM：systolic anterior motion

僧帽弁前尖の収縮期前方運動による左室流出路狭窄の TEE 画像を把握しておく

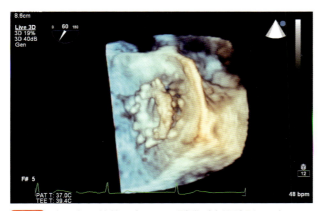

図14 人工弁の装着不全による裂隙（音響陰影なし）

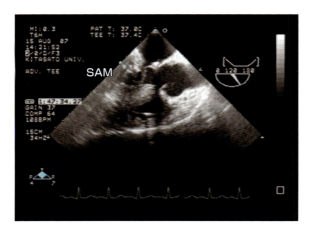

図15 僧帽弁前尖の収縮期前方運動（SAM）による左室流出路狭窄

先天性心疾患の場合はさらに術前の解剖学的異常と生理的異常が術後にどのように改善あるいは変化するのかを加味した評価を行う．
- たとえば右室流出路の圧較差は，離脱直後ではカテコラミンや交感神経の影響で過大評価されやすいが，遠隔期には右室圧の低下とともに改善傾向にある．逆に，筋性部の心室中隔欠損症の修復不全は遠隔期にも自然閉鎖は見込めない，などである．

非心臓手術
- TEEで非心臓手術での血行動態悪化の原因を判断し，必要な処置を行う．容量不足と判断したときの容量負荷，収縮不全と判断した場合の循環補助などがその例である．

（岡本浩嗣）

文献

1) American Society of Anesthesiologists and Society of Cardiovascular Anesthesiologists Task Force on Transesophageal Echocardiography. Practice guidelines for perioperative transesophageal echocardiography. An updated report by the American Society of Anesthesiologists and the Society of Cardiovascular Anesthesiologists Task Force on Transesophageal Echocardiography. Anesthesiology 2010; 112: 1084-96.
2) Fleisher LA, et al. 2014 ACC/AHA Guideline on perioperative cardiovascular evaluation and management of patients undergoing noncardiac sugery: A report of the American College of Cardiology/American Heart Association Task Force on Practice Guidelines. Circulation 2014; 130: 2215-45.
3) Reeves ST, et al. Special article: Basic perioperative transesophageal echocardiography examination: A consensus statement of the American Society of Echocardiography and the Society of Cardiovascular Anesthesiologists. Anesth Analg 2013; 117: 543-58.
4) Hahn RT, et al. Guidelines for performing comprehensive transesophageal echocardiographic examination: Recommendations from the American Society of Echocardiography and the Society of Cardiovascular Anesthesiologists. Anesth Analg 2014; 118: 21-68.
5) Lang RM, et al. Recommendations for chamber quantification: A report from the American Society of Echocardiography's Guidelines and Standards Committee and the Chamber Quantification Writing Group, developed in conjunction with the European Association of Echocardiography, a branch of the European Society of Cardiology. J Am Soc Echocardiogr 2005; 18: 1440-63.
6) Zoghbi WA, et al. Recommendations for evaluation of prosthetic valves with echocardiography and Doppler ultrasound: A report From the American Society of Echocardiography's Guidelines and Standards Committee and the Task Force on Prosthetic Valves, developed in conjunction with the American College of Cardiology Cardiovascular Imaging Committee, Cardiac Imaging Committee of the American Heart Association, the European Association of Echocardiography, a registered branch of the European Society of Cardiology, the Japanese Society of Echocardiography and the Canadian Society of Echocardiography, endorsed by the American College of Cardiology Foundation, American Heart Association, European Association of Echocardiography, a registered branch of the European Society of Cardiology, the Japanese Society of Echocardiography, and Canadian Society of Echocardiography. J Am Soc Echocardiogr 2009; 22: 975-1014.
7) Baumgartner H, et al. Echocardiographic assessment of valve stenosis: EAE/ASE recommendations for clinical practice. J Am Soc Echocardiogr 2009; 22: 1-23.

8) Nishimura RA, et al. 2014 ACC/AHA guidelines for management of patients with valvular heart disease: A report of the American College of Cardiology/American Heart Association Task Force on Practice Guidelines. Circulation 2014; 129: e521-643.
9) Kalogeropoulos AP, Martin RP. Visual assessment of left ventricular function in the era of high definition: The machine and the eye of the beholder. J Am Soc Echocardiogr 2010; 23: 265-6.

3-4-2 携帯型エコー

4. 超音波モニタリング

- 携帯型エコーの登場は，周術期の循環や呼吸のモニタリングの幅を大きく広げた（図1～4）．以下のような使用法が考えられる．

① カテーテル挿入時の補助として

胃管や膀胱カテーテル挿入時の補助として使用できる

- 動脈穿刺や中心静脈穿刺のガイドとして（図1）だけではなく，胃管や膀胱カテーテル挿入の確認の際に使用できる．

② 急変時の即時診断のツール：経胸壁心エコー（TTE）や肺エコーとして

a. 循環急変時

▶TTE：
transthoracic echocardiography

- ここ1，2年でさかんに麻酔関連の学術雑誌をにぎわせている話題に，携帯型エコーなどの即時診断のためのツール（循環呼吸領域ではTTEや肺エコー）としての活用法がある．
- 検査室で行う詳細な検査ではなく，聴診器や心電図モニター代わりに使用して，早急に患者の安全を確保したり手段や麻酔計画を考えたりするものである．手術室だけではなく，救急集中治療領域（FOCUS）での使用や，迅速対応チームRRTでの応用もありうる（図2，3）．

▶FOCUS：
focused echocardiography

▶RRT：
rapid response team

活用法

- 外出血による容量不足は，収縮末期左室面積の減少と収縮率の増加により容

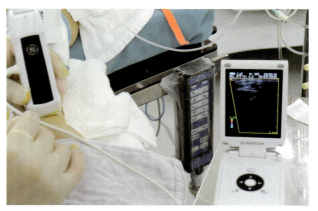

図1 携帯型エコーによる動脈穿刺
Vscan® (GE Healthcare)

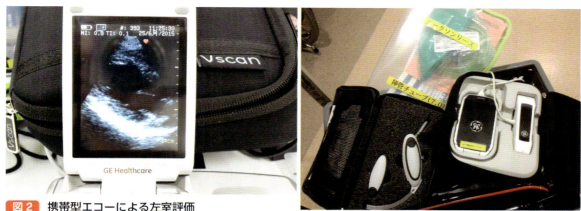

図2 携帯型エコーによる左室評価
Vscan® (GE Healthcare)

図3 携帯型エコーと迅速対応チーム（RRT）カート
Vscan® (GE Healthcare)

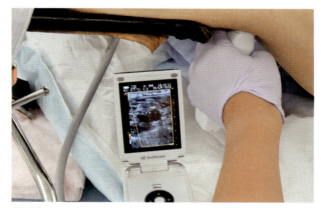

図4 携帯型エコーによる座骨神経ブロック
Vscan® (GE Healthcare)

易に判断できる．前後の乳頭筋が近接するいわゆる kissing papillary muscle の所見がそれである．腹腔内出血の際は，心エコーに加え腹部エコーとしての応用により，ダグラス窩や脾臓や肝臓周囲の血腫が認められる．
- 急性肺塞栓は，右室腔の拡張と左室腔の狭小化，肺動脈内の血栓像である．
- 急性心不全は左心不全と右心不全そして拡張不全と収縮不全に大きく分けられる．収縮不全は収縮率の低下と拡張末期面積の増加を伴い，拡張不全はそれぞれの心室充満速度や量の減少が特徴的である．
- 感染性心内膜炎での精度は TEE に敵うものではないが，大きな弁疣贅や弁輪部膿瘍は発見できる．
- 急性大動脈解離による急性大動脈弁逆流や心タンポナーデは最も急を要する所見であるが，携帯型エコーでも描出可能である[1]．

b. 呼吸急変時

- 携帯型エコーの肺エコーとしての応用は一部の超音波マニアや呼吸器専門医にしか受け入れられていなかったが，にわかに脚光を浴びてきている．

活用法

- 気管挿管の確認はほかでもできるが，携帯型エコーでも描出できる．また，声帯の動きや緊急時の輪状甲状膜切開の場所同定などに役立つ．
- 気胸は胸膜のスライディング所見の消失で，無気肺は含気の欠如で判断できる．

❸ 神経ブロックや硬膜外穿刺のガイドとして

- 区域麻酔における超音波ガイド下の神経ブロックや硬膜外穿刺の際には，軽量で持ち運びが便利な携帯型エコーは最も真価を発揮する．たとえば坐骨神経ブロックの膝窩アプローチでは，神経組織も十分に描出可能である（図4）．

（岡本浩嗣）

文献

1) Royse CF, et al. Core review: Physician-performed ultrasound: The time has come for routine use in acute care medicine. Anesth Analg 2012; 115: 1007-28.

循環急変時や呼吸急変時の即時診断のツールとして使用できる

神経ブロックや硬膜外穿刺のガイドとして使用できる

4

筋弛緩モニター

4-1 筋弛緩モニター

① 筋弛緩モニタリングの意義

- 筋弛緩薬は神経筋接合部のアセチルコリン受容体に作用する薬物である．しかし，神経筋接合部の反応を直接測定するのは不可能である．実際には運動神経を電気刺激し，対応する筋肉の反応を評価する．つまり，神経筋接合部の反応を推測し，筋弛緩薬のモニタリングを行うことが重要である．
- モニタリングなしに漫然と定期的に筋弛緩薬を投与することは，筋弛緩薬の不足，過量投与を引き起こす．不足の場合には術中の体動やバッキング，過量投与では残存筋弛緩の可能性や再筋弛緩などの危険性がある．モニタリングを行うことで，以上のことを予防でき，患者の安全に寄与すると考えられる．

② 筋弛緩モニター測定方法の種類と原理

> 筋弛緩モニタリング機器には主観的（定性式），客観的（定量式）が存在する

- モニタリング（評価）方法は客観的測定方法と主観的測定方法の2つに分けられる．
- 主観的モニタリングでは末梢神経刺激装置などの定性式刺激装置を用いるのに対し，客観的モニタリングではTOF-Watch®などの定量式刺激装置を用いる．

a. 主観的（定性式）モニタリング方法

- 触覚，視覚により筋弛緩状態を判定，評価する方法．

■ 主観的モニタリングの利点，欠点

利点
- 装着，操作が簡単．筋弛緩薬の作用発現や手術中の管理については，客観的モニタリング方法と同等．

欠点
- TOF比0.4を超えるとTOF刺激時の減衰を視覚的には感知できない[1]（図1）．

b. 客観的（定量式）モニタリング方法

- 機器を用いた評価方法．

■ 力感知型筋弛緩モニター（MMG）（図2）

▶MMG：mechanomyography

- 筋力を直接測定する唯一の方法で，筋弛緩薬研究におけるゴールドスタンダードとされている．

4-1 筋弛緩モニター

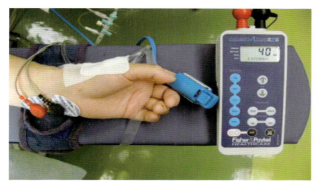

図1 NS-272ナーブ・スティミュレータ（アイ・エム・アイ）

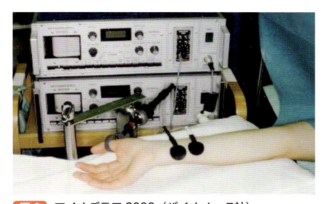

図2 マイオグラフ2000（バイオメータ社）

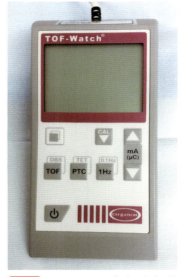

図3 TOF-Watch®（日本光電）

- 尺骨神経最大上刺激時の母指内転筋の等尺性収縮力を測定．
- 反応の安定化に時間がかかる．
- 機器自体が大きく，セットアップも煩雑で操作に習熟が必要なうえ値段が高額のため，臨床麻酔のモニターとしては不向き．
- 測定できる筋群は母指内転筋と短母趾屈筋に限られる．

電位感知型筋弛緩モニター，筋電図モニター（EMG）
- 筋力は筋肉の電気的活性と相関関係が認められることから，筋力の代わりに複合活動電位を測定する．
- 母指内転筋のみではなく，横隔膜筋なども測定できる．
- MMGと比較して臨床麻酔にも使用できる方法であるが，温度変化に著明に影響を受けやすいため（温度低下でEMG振幅は増大，温度上昇で振幅は減少），温度が低下しやすい全身麻酔中では安定した記録が難しい．

▶EMG：electromyograhy

加速度感知型筋弛緩モニター（AMG）（図3）
- AMGは加速度トランスデューサを用いており，その加速度によって電流が誘発される．ニュートンの第2法則により，力は質量と加速度の積（F＝m

▶AMG：acceleromyography

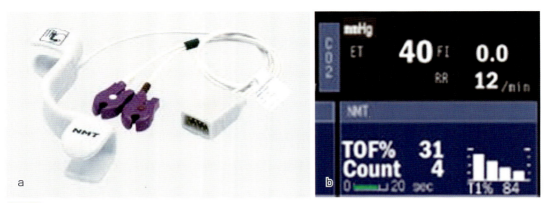

図4　S/5 患者モニター NMT メカノセンサー（a）とモニター本体（b）（GE ヘルスケア・ジャパン）

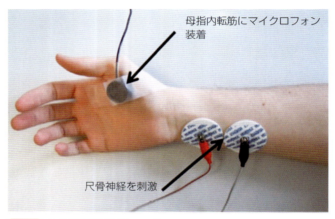

図5　音感知型筋弛緩モニター
(Wild D. Can You Hear Me Now? New Device Uses Sound To Monitor Residual Paralysis. Anesthesiology News 2012; 38: 12 より)

×a）で示される．そこにかかる加速度はその動きを生じさせている力と比例する．
- このことより，AMG は神経刺激で筋の動きが認められる所であれば，測定可能である．実際に測定できる筋は，母指内転筋，皺眉筋，眼輪筋，短母趾屈筋などがあり，臨床麻酔で測定可能である．
- 日本では TOF-Watch® が用いられている．

▶KMG：
kinemyograhy

■ 動作感知型筋弛緩モニター（KMG）（図4）
- センサー部分（メカノセンサー）に合成圧電素子が使用されており，そのメカノセンサーの変形による圧電効果により電流が発生する．その発生電流が筋力に関する情報となる．
- AMG と同じ物理的原理に基づくが，それぞれ違う測定方法と考えられ，得られるデータも直接比較できない．
- そのメカノセンサーの形状から，測定できる筋は母指内転筋のみである．

音感知型筋弛緩モニター（PMG）（図5）

- 筋の収縮音は発生張力に比例することから，筋収縮時に発生する音を皮膚上に設置したマイクロフォンで集積し，周波数スペクトル中の4～6 Hzの振幅を測定．
- PMGは他の測定方法と比較し設置が簡便であり，器具も小さいためさまざまな筋群でモニタリングが可能．
- 現時点では試作段階で，再現性が証明されていないため，更なる評価が必要．

▶PMG：
phonomyograhy

❸ 神経刺激の原則とパターン

- 末梢神経の刺激は最大上刺激で行う．一般的には30～60 mAの電流刺激が用いられる[2]（Column「最大上刺激とは」参照）．
- 市販の筋弛緩モニターには以下の4つの刺激が組み込まれている．

a．単収縮刺激（ST）（図6）

- 0.1 HZ（1刺激/10秒）から1 Hz（1刺激/秒）までの単一刺激．
- 通常，筋弛緩薬投与前のコントロールが必要であり，臨床使用にはあまり適さない．
- 刺激頻度は通常0.1 Hzが用いられる．

▶ST：
single twitch

b．四連刺激（TOF）[3]

- 0.5秒おきに4回連続刺激する方法．
- 非脱分極性筋弛緩薬が作用してないときはT4/T1は，ほぼ1である．
- 浅い筋弛緩状態では，TOF比[★1]は小さくなり，深い筋弛緩状態では，TOF比は0となる．
- スキサメトニウムによる脱分極性遮断中のTOF比は1に近い値を示す．Phase IIブロックが生じるとTOF比は減少する．

▶TOF：
train-of-four

★1 TOF比

TOF刺激したとき，第1反応（T1）と第4反応（T4）の比（T4/T1）で表したもの．

> **Column 最大上刺激とは**
>
> 刺激に対して単一筋線維は全か無かの法則に従う．筋線維一本一本で閾値が異なるため，目的とする筋線維すべてを収縮させるための刺激を最大刺激とよぶ．筋弛緩モニター測定時には最大刺激の10～20%増の刺激を用いる．これを最大上刺激という．麻酔中に最大上刺激を行うことは問題ないが，覚醒時には激痛を伴うため避けるべきである．覚醒時に最大下刺激で評価する研究者[4]もいるが，モニター評価は不正確である．

4章 筋弛緩モニター

▶PTC：
post-tetanic count

c. ポスト・テタニック・カウント（PTC）刺激[5]（図6）

- 通常，TOF 反応がまったく認められない深い筋弛緩状態で使用する．PTC により TOF 反応の T1 が出現するまでの時間を推測できる．
- PTC1，PTC3 および PTC6 ではそれぞれ 10，5，1 分後に T1 が再出現すると推測される．
- 母指で PTC1～2 に維持すれば，筋弛緩薬に抵抗性を示す横隔膜や，喉頭筋の反応を確実に予防するのに役立つ（図7）．

▶DBS：
double burst stimulation

d. ダブルバースト刺激（DBS）[6]（図8）

- 750 ms 間隔の 2 つの 50 Hz バーストから成る刺激方法．

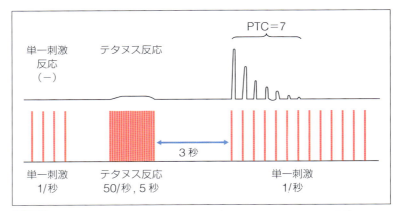

図6 ポスト・テタニック・カウント（post tetnic count: PTC）

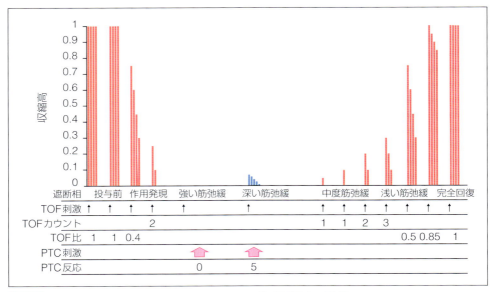

図7 筋弛緩モニターにおける TOF と PTC の筋弛緩深度の関係

TOF カウント[5]：TOF 刺激したときの反応数．

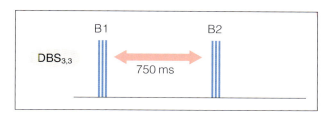

図8 ダブルバースト刺激（double burst stimulation: DBS）
TOF 刺激よりも2つのバースト間で fade がわかりやすい．

- DBS の主な目的は残存筋弛緩の主観的（視覚あるいは触覚的）評価．
- TOF 刺激後より DBS 反応における減衰は著明に現れる．
- TOF 比 0.6〜0.7 程度の残存筋弛緩は主観的に検出できる．
- TOF 比 0.9〜1 の減衰は主観的に評価できないため，残存筋弛緩を判定するのは不適切．

❹ モニタリング部位

a. 理想的なモニタリング部位

- 理論的には神経を刺激すれば筋肉の動きは観察することができるので，神経刺激さえできれば，モニタリングは可能であるが，理想的なモニタリング部位の特徴として以下があげられる．
  - アクセスが簡単（体表から刺激できる神経）．
  - モニタリングが容易（安定した筋収縮が得られる）．
  - 筋を直接刺激しない部位．
  - 残存筋弛緩の評価に有効．

b. 各筋における感受性（図9）

- 各筋における筋弛緩薬に対する感受性は，血流の差，筋線維のタイプ，単位面積あたりのアセチルコリン受容体の数やタイプで異なる．そのため各筋群で作用発現時間，作用持続時間が異なる．

c. 臨床で使用される部位

🟦 母指内転筋−尺骨神経（図10）★2

- 刺激部位：尺骨神経，測定部位：母指内転筋．
- 筋弛緩作用の発現が呼吸筋（横隔膜など）より遅い．（中枢筋のほうが血流が豊富なため作用発現は速い！）
  欠点：挿管のタイミングの評価には適さない．
- 筋弛緩状態からの回復は呼吸筋や短母趾屈筋より遅い．
  利点：十分な回復を評価するのに適している．

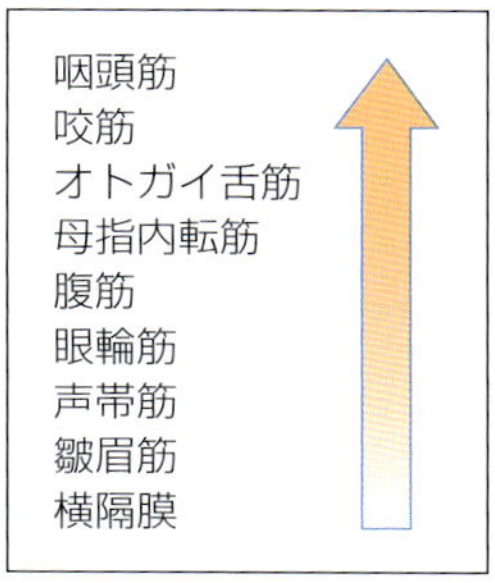

咽頭筋
咬筋
オトガイ舌筋
母指内転筋
腹筋
眼輪筋
声帯筋
皺眉筋
横隔膜

図9 筋群の筋弛緩薬に対する特異的感受性

横隔膜が最も低感受性，咽頭筋が最も高感受性を示す．
(Fuchs-Buder T. 鈴木孝浩，訳．臨床麻酔と研究における筋弛緩モニタリング．真興交易医書出版部：2013. p. 30[7] より)

測定筋の筋弛緩薬に対する感受性の違いを理解する

★2
現時点では理想的なモニタリング部位．

筋弛緩モニタリング部位には母指内転筋，皺眉筋，眼輪筋，短母趾屈筋，咬筋が存在する

筋弛緩モニタリングは臨床麻酔では母指内転筋における筋弛緩の観察が適している．しかし母指内転筋の筋弛緩状態を知るのが目的ではない

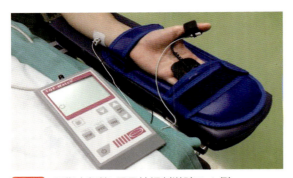

図10 母指内転筋−尺骨神経刺激時の1例

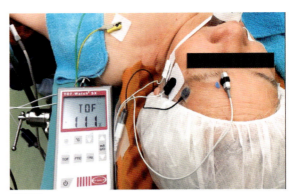

図11 皺眉筋−顔面神経モニタリング時の1例

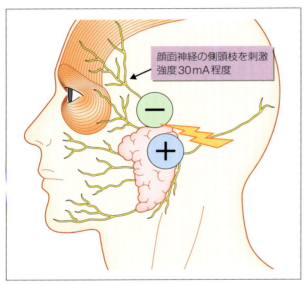

図12 皺眉筋−顔面神経モニタリング時の刺激部位

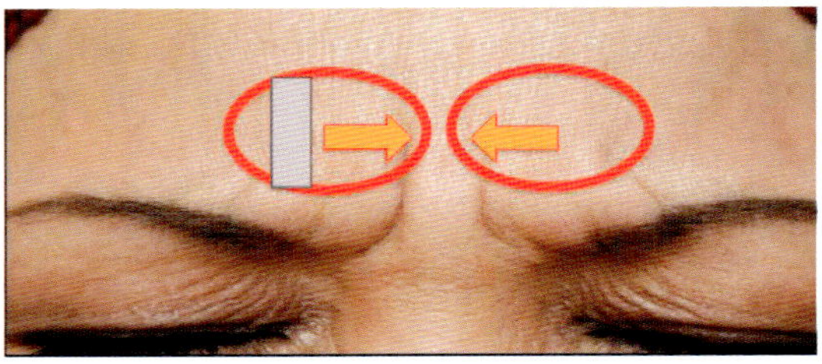

図13 皺眉筋モニタリング時のトランスデューサの固定位置

■ 皺眉筋−顔面神経[8]（図11）
- 刺激部位：顔面神経側頭枝（図12），測定部位：皺眉筋（図13）．
- 筋弛緩反応の過程が喉頭筋，横隔膜と似ている．気管挿管のタイミングにも有用．
  利点：皺眉筋反応が認められた時点で筋弛緩薬を追加投与すれば，呼吸筋，腹筋の十分な筋弛緩が得られる．
- 他の筋に比べて筋弛緩状態からの回復が早い．
  欠点：十分な回復を評価するのに適さない．

■ 短母趾屈筋−後脛骨神経（図14）
- 刺激部位：後脛骨神経，測定部位：短母趾屈筋．
- 筋弛緩作用の発現が母指内転筋より遅い．

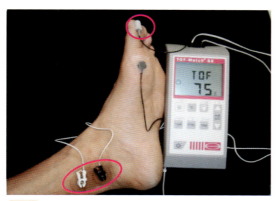

図14 短母趾屈筋-後脛骨神経モニタリングの1例

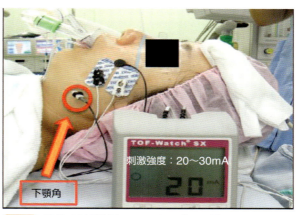

図15 咬筋-咬筋神経モニタリングの1例

欠点：挿管のタイミングの評価には適さない．
● 回復は母指内転筋より速い．
　利点：深い筋弛緩状態の維持に適していない．
　欠点：十分な回復を評価するのに適さない．

■ 咬筋-咬筋神経[9]（図15）

● 刺激部位：咬筋神経，測定部位：咬筋．
　利点：咬筋は母指内転筋より作用発現時間が速く，気管挿管時の指標になりうる．
　欠点：十分な回復を評価するのに適さない．

⑤ モニタリングの実際（セットアップ）

● 現在，臨床でよく用いられているのは加速度感知型筋弛緩モニターであるTOF-Watch®である（Column：「現時点では加速度感知型筋弛緩モニター

> **Column** 現時点では加速度感知型筋弛緩モニターにおけるAMGモニタリングがゴールドスタンダード
>
> 　現在，AMGが筋弛緩モニタリングのゴールドスタンダードであるが，EMGによる研究も再燃している．EMGの利点としては，小型化の測定機器が開発されたこと，セットアップが簡単，標準化が不要，母指で測定する必要性がない，低刺激電流である，筋収縮力は考慮しない，などがあり，また3時間以上安定した測定が可能であると，Heier Tらは報告[10]している．体温に影響を受けやすいという欠点は存在するが，EMGを筋弛緩モニタリングとして臨床で使用する日が訪れるかもしれない．

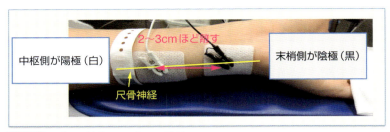

図16 電極と刺激ケーブルの装着

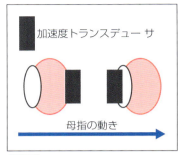

図17 加速度トランスデューサの取り付け位置（母指）

トランスデューサの取り付けは，母指の腹，背側どちらでも構わない．ただし，母指の動きに垂直になるように取り付ける．

におけるAMGモニタリングがゴールドスタンダード」参照）．
- 母指内転筋−尺骨神経について，セットアップと導入，維持・回復時のモニタリングの注意点を以下に述べる．

a. 電極と刺激ケーブルの装着（図16）

- 皮膚抵抗を減らすために，アルコール綿で電極を貼る部位をよく拭きとる[★3]．
- 電極の取り付け，TOF-Watch®の装着は他のバイタルモニターと一緒に行う．
- 刺激電極は黒い陰極が末梢側に位置することになり，電流は陽極から皮下組織を通じて陰極に伝導．

b. 加速度トランスデューサの取り付け（図17）

- トランスデューサは平らな面を母指に取り付ける（母指の腹，背側どちらでも構わない）．
- 母指の動きに垂直になるように取り付ける（トランスデューサは1方向にしか反応しないため）．
- ケーブルが母指の動きを妨げないようにする．

c. キャリブレーション

- TOF-Watch®は初期設定では50 mAの刺激が自動的に与えられ，TOFのコントロール値が100％になるように設定される．この数秒の動作で反応の安定性，精度が格段に向上する（Column「なぜキャリブレーションが必要か？」参照）．

★3
酒精綿で拭くことにより，皮膚の抵抗値が安定しやすくなる．

d. 気管挿管時のモニタリング

■ 安全な気管挿管
- 安全な気管挿管のための要素として以下があげられる．
    - ・喉頭鏡を挿入する（開口の容易さ）ために咬筋を弛緩させる．
    - ・声門を開大するために喉頭筋を弛緩させる．
    - ・挿管時の反射を抑制するために横隔膜を弛緩させる．

■ 呼吸筋と母指内転筋の筋弛緩状態
- 呼吸筋（喉頭筋や横隔膜）と母指内転筋の筋弛緩状態には差異が認められる．
    - ・喉頭筋や横隔膜の筋弛緩状態は母指内転筋と一致しない．
    - ・喉頭筋，横隔膜は筋弛緩薬が効きにくい．
    - ・中枢に位置する筋（呼吸筋）は血流が豊富なため onset は速い．

母指内転筋による気管挿管時のモニタリングの 1 例
- 母指内転筋から呼吸筋の筋弛緩効果発現を推察するには，上記の呼吸筋と母指内転筋の筋弛緩状態の差異について考慮する．

Column　なぜキャリブレーションが必要か？

　同じ値の電流，または最大上刺激を与えても筋反応や単収縮反応には個人差が存在する．キャリブレーションを行わないと TOF-Watch® (AMG) はその性質上 TOF 比が 1 を超えてしまう．この現象はハンドアダプターの使用で軽減できる．また TOF-Watch® には T2 反応が T1 反応より大きい場合，TOF 比を T4/T1 ではなく T4/T2（T4/T2≒1 で代用）として計算される（図18）．

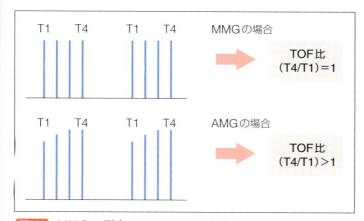

図18　MMG で測定したときの TOF 反応（上段）と AMG で測定したときの TOF 反応（下段）

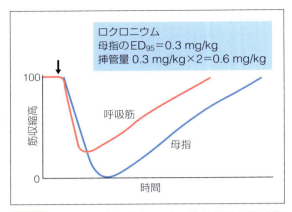

図19 ロクロニウム 0.6 mg/kg 投与時の母指内転筋と横隔膜の筋弛緩状態の比較
母指の完全遮断は呼吸筋の遮断を意味しない．

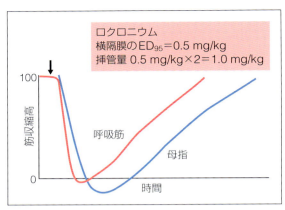

図20 ロクロニウム 1.0 mg/kg 投与時の母指内転筋と横隔膜の筋弛緩状態の比較
十分量のロクロニウム投与下では，母指の遮断は安全な挿管の指標となる．

- この事象を単純化するのに重要なのはロクロニウムの投与量である．
- ロクロニウムの ED_{95} の2倍量を挿管量とする．
- 母指内転筋の ED_{95}：0.3 mg/kg →挿管量：0.6 mg/kg（図19）★4
- 横隔膜の ED_{95}：0.5 mg/kg →挿管量：1.0 mg/kg（図20）
  十分量のロクロニウム投与下では，母指の遮断は安全な挿管の指標となる．

★4
挿管しようと思ったら横隔膜の動きを認めたり，手が動いてきてしまったことも経験があるはず．

e．維持時のモニタリング

- 教科書的には「T2が再出現したら追加投与」とされるが，これはネオスチグミン拮抗の時代の方法（深部遮断の持続は危険）．
- 母指内転筋でのT2出現時には横隔膜はほとんど回復しているため[11] ★5（図21），T2出現時に追加投与を行う維持方法では，いつ何時，体動が起きてもおかしくない．

★5
TOFカウント2（T2）は twitch height（単収縮高）10%に相当する．

母指内転筋による維持時のモニタリングの1例
- PTC＜5であれば気管吸引しても咳反射が出ないほどの深部遮断→これを筋弛緩維持に利用[12]．
- PTC＝5で約5分後にT1が出現する[13]（図22）．

PTC維持時の注意点
- 高齢者ではPTC再出現までの時間が延長するうえバラつきが多いため，モニタリングが必要不可欠[14]である（表1）．
- PTC刺激は少なくとも6分間隔で行う．→テタヌス刺激の後は一時的にTOFの回復を速めてしまう（post-tetanic facilitation）[15]（図23）．

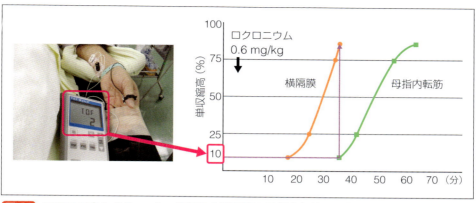

図21 ロクロニウム 0.6 mg/kg 投与後の横隔膜と母指内転筋の回復過程の比較
母指内転筋での T2 出現時には横隔膜はほとんど回復している.
(Cantineau JP, et al. Anesthesiology 1994; 81: 585-90[11]より)

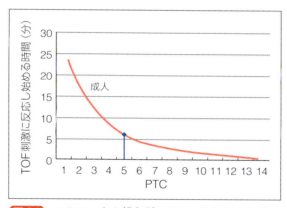

図22 ロクロニウム投与時の PTC と TOF 刺激に反応し始める時間の関係
(El-Orbany MI, et al. Anesth Analg 2003; 97: 80-4[13]より)

表1 成人と高齢者におけるロクロニウム投与下での PTC 再出現までの時間

	成人（<60歳）	高齢者（>65歳）
1 mg/kg 投与後	31.5 (21〜45) 分	51.0 (27〜100) 分
0.2 mg/kg 投与後	18.0 (12〜36) 分	30.0 (12〜66) 分

(Furuya T, et al. Acta Anesthesiol Scand 2012; 56: 236-9[14]より)

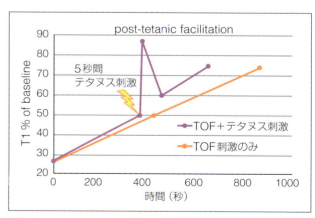

図23 post-tetanic facilitation
(Brull SJ, et al. Anesthesiology 1992; 77: 642-5[15]より)

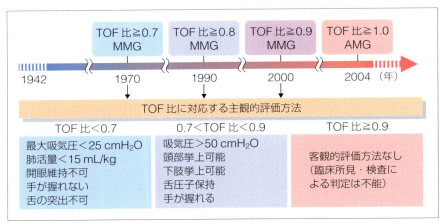

図24 残存筋弛緩の判定に用いられるTOF比と主観的方法の変遷
MMG：力感知型筋弛緩モニター，AMG：加速度感知型筋弛緩モニター.
(Plaud B, et al. Anesthesiology 2010; 112: 1013-22[16])を参考に作成)

f. 回復時のモニタリング

■ 客観的モニタリングを用いた筋弛緩の至適回復の評価[16]（図24）.

- 非脱分極性筋弛緩薬に感受性の高い（回復が遅い）母指内転筋で判定するのが原則.
- AMG使用下で母指内転筋における至適回復はTOF比1以上[17]（Column「なぜTOF比で至適回復を評価するか？」参照）.
- 頭部挙上，舌突出，手を握るなどの臨床指標はTOF比0.7程度でも可能[18].
- 客観的（視覚，触覚）モニタリングでは残存筋弛緩を高率に見逃してしまう可能性がある.
- TOF比0.4以上では母指の減衰を客観的に識別できない[19]. TOF比0.6を超えるとダブルバースト刺激での減衰も識別できない[20].
- TOF比0.7以上に回復すれば，肺活量，1回換気量，呼気終末二酸化炭素分圧や最大吸気圧は正常化する[21].

■ 残存筋弛緩の問題点

- 母指内転筋より感受性の高い筋群では完全に回復していない可能性がある.
- 咽頭筋，外舌筋，舌骨上筋は筋弛緩薬に対する感受性が高く，TOF比0.7では上気道，嚥下の機能不全による誤嚥のリスクがある[22,23].
- TOF比0.7では，頚動脈小体での低酸素に対する反応性低下のため換気応答が抑制される[24,25]. TOF比0.9では頚動脈小体の機能は抑制されない[26].

母指内転筋による回復時のモニタリングの注意点

- スガマデクスを投与しても，筋弛緩モニタリングをしていないと残存筋弛緩を完全に予防できないことが日本における多施設共同試験[27]で明らかになっている.
- スガマデクスの投与量が少ないといったん神経筋機能が回復しても，再クラ

> 筋弛緩の導入，維持，回復期に合わせて，そのときに必要な筋の状態を母指の筋弛緩状態から推測することが筋弛緩モニタリングでは重要である

Column なぜTOF比で至適回復を評価するか？

　非脱分極性筋弛緩薬投与による部分遮断時には連続刺激に対して減衰反応が認められる．その回復過程はT1よりもTOF比の回復が遅れて起こることが知られている．そのためTOF比で至適回復を評価する（図25）．

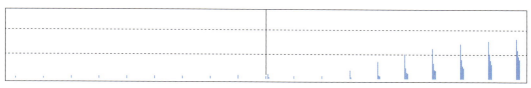
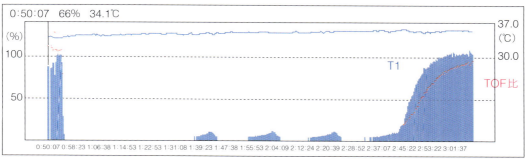

図25 非脱分極性筋弛緩薬投与下におけるTOF刺激時の回復過程

ーレ化[28]（再筋弛緩状態）が起こることが示唆されている．
- 過小量のスガマデクスの投与でも一時的に至適回復が認められ，その後約20分経過して再クラーレ化が起こることがある．
- 筋弛緩モニタリングとスガマデクスを組み合わせることにより患者の安全を保つことができる．

（北島　治，鈴木孝浩）

文献

1) Viby-Mogensen J, et al. Tactile and visual evaluation of the response to train-of-four nerve stimulation. Anesthesiology 1985; 63: 440-3.
2) Helbo-Hansen HS, et al. The accuracy of train-of-four monitoring at varying stimulating currents. Anesthesiology 1992; 76: 199-203.
3) Ali HH, et al. Stimulus frequency in the detection of neuromuscular block in humans. Br J Anaesth 1970; 42: 967-78.
4) Baillard C, et al. Assessing residual neuromuscular blockade using acceleromyography can be deceptive in postoperative awake patients. Anesth Analg 2004; 98: 854-7.
5) Viby-Mogensen J, et al. Post-tetanic count (PTC): A new method of evaluating an intense nondepolarizing neuromascular blockade. Anesthesiology 1981 55: 458-61.
6) Engbaek J, et al. Double-burst stimulation (DBS): A new pattern of nerve stimulation to identify residual nuromuscular block. Br J Anaesth 1989; 62: 274-8.

7) Fuchs-Buder T. 鈴木孝浩, 訳. 臨床麻酔と研究における筋弛緩モニタリング. 真興交易医書出版部：2013. p. 30.
8) Plaud B, et al. The corrugator supercilii, not the orbicularis occuli, reflects rocuronium neuromuscular blockade at the laryngeal adductor muscles. Anesthesiology 2001; 95: 96-101.
9) Kitajima O, et al. Monitoring masseter muscle evoked responses enables faster tracheal intubation. J Anesth 2010; 24: 173-6.
10) Heier T, Caldwell JE. Impact of hypothermia on the response to neuromuscular blocking drugs. Anesthesiology 2006; 104: 1070-80.
11) Cantineau JP, et al. Neuromuscular effects of rocuronium on the diaphragm and adductor pollicis muscles in anesthetized patients. Anesthesiology 1994; 81: 585-90.
12) Werba A, et al. The level of neuromuscular block needed to suppress diaphragmatic movement during tracheal suction in patients with raised intracranial pressure: A study with vecuronium and atracurium. Anaesthesia 1993; 48: 301-3.
13) El-Orbany MI, et al. The relationship of posttetanic count and train-of-four responses during recovery from intense cisatracurium-induced neuromuscular blockade. Anesth Analg 2003; 97: 80-4.
14) Furuya T, et al. The effects of age on maintenance of intense neuromuscular block with rocuronium. Acta Anesthesiol Scand 2012; 56: 236-9.
15) Brull SJ, Silverman DG. Tetanus-induced changes in apparent recovery after Bolus doses of atracurium or vecuronium. Anesthesiology 1992; 77: 642-5.
16) Plaud B, et al. Residual paralysis after emergence from anesthesia. Anesthesiology 2010; 112: 1013-22.
17) Capron F, et al. Can acceleromyography detect low levels of residual paralysis? A probability approach to detect a mechanomyographic train-of-four ratio of 0.9. Anesthesiology 2004; 100: 1119-24.
18) Kopman AF, et al. Relationship of the train-of-four fade ratio to clinical signs and symptoms of residual paralysis in awake volunteers. Anesthesiology 1997; 86: 765-71.
19) Viby-Mogensen J, et al. Tactile and visual evaluation of the response to train-of-four nerve stimulation. Anesthesiology 1985; 63: 440-3.
20) Drenck NE, et al. Manual evaluation of residual curarization using double burst stimulation: A comparison with train-of-four. Anesthesiology 1989; 70: 578-81.
21) Ali HH, et al. The effect of tubocurarine on indirectly elicited train-of-four muscle response and respiratory measurements in humans. Br J Anaesth 1975; 47: 570-4.
22) Eriksson LI, et al. Functional assessment of the pharynx at rest and during swallowing in partially paralyzed humans: Simultaneous videomanometry and mechanomyography of awake human volunteers. Anesthesiology 1997; 87: 1035-43.
23) Eikermann M, et al. Muscle weakness after administration of neuromuscular blocking agents: Do not immobilize the diaphragm unnecessarily. Crit Care Med 2007; 35: 1634-5.
24) Eriksson LI, et al. Effect of a vecuronium-induced partial neuromuscular block on hypoxic ventilatory response. Anesthesiology 1993; 78: 693-9.
25) Eriksson LI, et al. Attenuated ventilatory response to hypoxaemia at vecuronium-induced partial neuromuscular block. Acta Anaesthesiol Scand 1992; 36: 710-5.
26) Eriksson LI. Reduced hypoxic chemosensitivity in partially paralysed man. A new property of muscle relaxants? Acta Anaesthesiol Scand 1996; 40: 520-3.
27) Kotake Y, et al. Reversal with sugammadex in the absence of monitoring did not preclude residual neuromuscular block. Anesth Analg 2013; 117: 345-51.
28) Eleveld DJ, et al. A temporary decrease in twitch response during reversal of rocuronium-induced muscle relaxation with a small dose of sugammadex. Anesth Analg 2007; 104: 582-4.

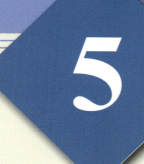

パルスオキシメータ

5-1 通常型パルスオキシメータ

- パルスオキシメータは，今やたいていの手術室や集中治療室ばかりではなく，一般病棟においてもごく当たり前に使われており，iPhone や iPad に接続した形のものや指先を挟むクリップ上のものに小さな画面がついているものなどでは一般家庭においてさえも使用されている．
- 装着部としては指先が一般的であるが，前額部や耳朶にセンサといわれる部分を装着して，発光部から赤色光と赤外光が放たれて，吸収されずに透過した光を受光部で受けるという基本的原理により，経皮的酸素飽和度（SpO_2）[★1] や脈拍数を計測する．

★1
動脈血酸素飽和度は，SaO_2．

1 基本原理

- 採血することなく酸素飽和度を計測するイヤーオキシメータとよばれるモニターは，実は1940年台から存在するが（図1），耳を圧迫し，加温するという面倒な操作が必須であったため，臨床的には普及しなかった．
- 現在のパルスオキシメータは日本光電の青柳卓雄らにより発明され，1974年，世界で初めて発表された．今や図2のようなクリップ型の光源と受光部だけの小型の機器も存在する．
- パルスオキシメータの基本原理は，plethysmography である容積脈波法と spectrophotometry である分光光度法の2つから成っている．

基本原理は容積脈波法と分光光度法から成る

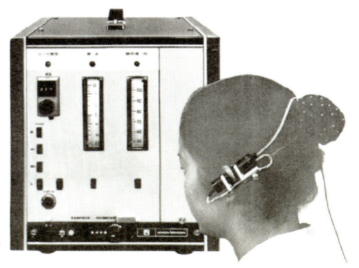

図1 初期のパルスオキシメータ
採血しないで酸素飽和度を計測する初期のタイプは，イヤーオキシメータともよばれた．
(http://www.nihonkohden.co.jp/recruit/new2016/product/p_05/ より)

a. 容積脈波法

- 物体に吸収される光量は，その濃度と容積に影響される．人体組織や静脈そのものは，急激な容積変化がないため吸収される光量が一定であるのに対し，動脈は，拍動しているために容積変化があり，したがって吸収される光量も変化する．
- この吸収された光量の変化そのものを動脈拍動による変化とみなして脈波としてとらえることを容積脈波法という．
- 心拍数はこの容積脈波法でカウント算出されている（図3）．

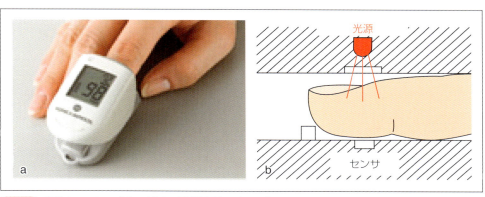

図2 指先にクリップするだけで計測可能な小型パルスオキシメータの例
a：PULSOX-1（コニカミノルタ），b：オキシメータの測定原理．
　（a：http://www.amco.co.jp/medical/icu/-1，b：http://www.592834.com/pulse_towa.htm より）

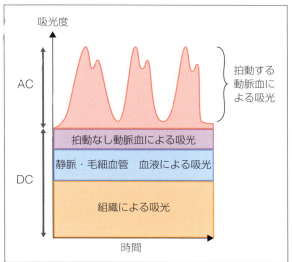

図3 パルスオキシメータの原理：容積脈波法
(Tremper KK, et al. Pulse oximetry. Anesthesiology 1989; 70：98-108 より)

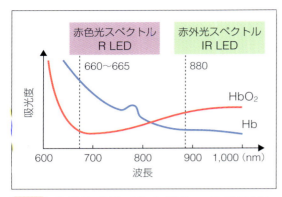

図4 分光光度法でみた酸化ヘモグロビン（HbO_2）と還元ヘモグロビン（Hb）の波長による吸光特性

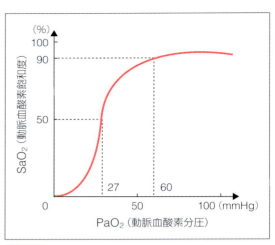

図5 酸素解離曲線（PaO_2とSaO_2）

b. 分光光度法

- 分光光度法とは，周波数帯域別に分けた光を物質に当てることで，その光が物質にどの程度吸収されたか（吸光度）を計測することにより，その物質濃度を定量的に測定する方法である．実際現行の多くの呼気ガスモニターなどは，その呼気成分を分光光度法により計測している．
- パルスオキシメータもたとえば，コヴィディエン社[★2]の通常型では赤色光として波長 660 nm と赤外光として波長 900 nm を使い，酸化ヘモグロビン（赤外光を多く吸収）と還元ヘモグロビン（赤色光を多く吸収）という吸光特性（図4）を利用している．
- SpO_2の算出には，赤色光と赤外光の吸光度比（R/IR）を実測で求めた検量線に当てはめて計算している．

★2 2016年現在はメドトロニック社．

c. SpO_2とSaO_2

- SpO_2は上述したとおり，生体組織を透過する赤色光と赤外光の吸光度を連続測定し，そこでの拍動成分を解析することで動脈血の酸素飽和度を算出する方法である．誤差は，通常製造各社の解説書によると1～2％とされているが，SpO_2＜70％では精度は低下することが知られている．
- 血液ガス分析装置でのCO-Oximeterで直接計測するSaO_2とは基本的に異なるため，誤差が生じうる．
- またSpO_2は周辺組織の酸素分圧に依存しているので，SpO_2がわかれば酸素分圧もある程度予測可能であるが，SpO_2は上限が100％であるので，SpO_2が100のときに酸素分圧が100 mmHgなのか，それ以上なのかは予測不可能である．PaO_2が300 mmHgであるかどうかは，動脈血を採取して血液ガス分析しないとわからない．
- すなわち，酸素解離曲線（図5）においてPaO_2＝60 mmHgより左側ではPaO_2の低下に伴いSaO_2も直線的に落ちていくので，SpO_2として連続的に

計測していてもモニターとして有用であるが，$PaO_2 = 60$ mmHg より右側では曲線が 100% でほぼ平らになるため，PaO_2 の変動と SaO_2 の動きがパラレルに一致せず結局 SpO_2 として連続測定してもモニターとして有用でない．

> SpO_2 は SaO_2 を正確に反映しない場合があることに注意が必要

❷ 使用目的

a. 麻酔中酸素化指標

- 麻酔中，とくに全身麻酔下における人工呼吸中の身体中酸素濃度の確認は投与酸素量が十分であることの担保のために重要である．
- また，小児の先天性心疾患患者において肺動脈バンディングをする場合に，術者とタイミングを合わせて肺動脈を締めていくときに SpO_2 の変動を伝えることで，締める目安を確認することが可能となる．筆者も 1980 年代後半にその当時日本でようやく薬事承認されたネルコア社のパルスオキシメータを使ってモニターしつつ，「あ，締めすぎです！」と術者に声をかけたことが懐かしい[★3]．

> ★3
> この当時のネルコア社のパルスオキシメータのソフトウエア開発は北米製であったが，ハードの赤外線発光ダイオードや受光部センサは日本のスタンレー電気とオリンパス光学によるものであった．

b. 抜管後の呼吸管理

- 全身麻酔からの覚醒直後，回復室または病棟で手術室から帰室後に，麻酔薬の残存，鎮痛薬としてのオピオイドの影響，筋弛緩薬の残存を主な原因として，時に呼吸抑制をきたす．その発見と術後の身体への十分な酸素供給の担保としてパルスオキシメータが重要である．

c. 検査時鎮静や術後の鎮痛・鎮静時の呼吸管理

- 各種検査時の鎮静・鎮痛が，たとえば消化器内視鏡施行時にはパルスオキシメータは的確に低酸素血症を数値化してモニタリングできるため重要な呼吸モニターである．
- 米国消化器内視鏡学会においてはすべての内視鏡手技においてパルスオキシメータの装着が推奨されており，とくに鎮静下での内視鏡施行では必須の項目であるとされている[1]．

d. 人工呼吸中の酸素化管理，安全管理

- 人工呼吸器を装着された患者において，その身体での酸素化が十分に行われていることを供給側である人工呼吸器のアラームだけに頼るわけにはいかない．そのための安全管理の役目をするのがパルスオキシメータである．
- パルスオキシメータを用いて管理していると，次のように病態の理解にも有用である．
- 人工呼吸管理下の患者の SpO_2 が，今日はずっと人工呼吸器の条件を昨日と変えていないのに 90% を超えない場合や，吸入酸素濃度 40% で昨日までは SpO_2 93% あったという場合である．血液ガス分析を早速行ったところ PaO_2 67 mmHg，$PaCO_2$ 40 mmHg で昨日と有意に変化していない．

> パルスオキシメータは，①麻酔中の酸素化管理・安全管理，②抜管後の呼吸管理，③内視鏡検査時のモニタリングのために重要である

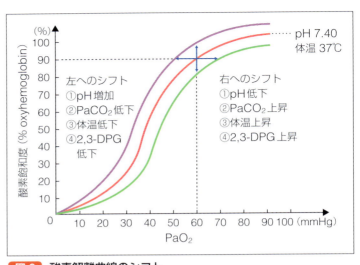

図6 酸素解離曲線のシフト
2,3-DPG：2,3-diphosphoglycerate

▶2,3-DPG：
2,3-diphosphoglycerate

- このときには，図6のように酸素解離曲線を引き合いに出して考えるとよい．酸素解離曲線は，「pH低下，$PaCO_2$上昇，体温上昇，2,3-DPG上昇」により右側へ変移する．今回もこの図6を見ればわかるとおり，同じ血液ガスデータ結果でもSpO_2のみが低くなっているので曲線が右方移動したと考えられ，右方へ移動する理由が存在することとなる．患者の温度板を参照すると，他のバイタルサインとして「発熱」があった．これは生体反応を目的論的に考察すると，組織が発熱により酸素を大量に必要とする際には，より多くの酸素を組織局所でリリースできるようになることを意味する．したがって，指先という局所で計測しているヘモグロビンの酸素飽和度は低くなるというわけである．

（尾崎　眞）

文献

1) 小原勝敏，ほか．内視鏡診療における鎮静に関するガイドライン．日本消化器内視鏡学会雑誌 2013; 55: 3822-47.

5-2 進化型パルスオキシメータ

- ショック時のように循環動態が不良な場合，意識下で体動がある場合，一酸化炭素（CO）中毒，メトヘモグロビン血症では，SpO_2 と SaO_2 が乖離し食い違う．
- たとえば，HbCO（一酸化炭素ヘモグロビン〈カルボキシヘモグロビン〉）は，パルスオキシメータで用いられる 660 nm の波長光では，HbO_2（酸化ヘモグロビン）と同程度の吸光度を示すため，識別することができないので，HbCO＝10％，還元ヘモグロビン＝5％，HbO_2＝85％のときに SpO_2 は95％と表示される可能性が出る．そこで登場するのが，進化型パルスオキシメータである．

❶ 体動時にうまく SpO_2 を計測する

- パルスオキシメータは原理として，「拍動するのは動脈血である」という根本理論に則っている．したがって，意識のない全身麻酔中には問題にならなかった患者が，回復室や ICU での意識のある状態で，無意識に上肢を動かす場合や痙攣発作時の体動時には SpO_2 が必要な場面でも計測が困難であり，信頼性も低かった．
- ノイズとしてのこの体動による SpO_2 への影響を減らし，測定値の信頼性をも高めたのが，1998 年に発表された Masimo SET® 技術である．
- ここでは，体動ノイズは動脈よりも太くて柔らかい静脈で大きく検出され，静脈血酸素飽和度は動脈血酸素飽和度よりも低いという理論に基づいたフィルターとソフトウエア・アルゴリズム開発により，強度は強いが SpO_2 値が低値でピークを示すものを静脈からの信号とし，強度は弱いが SpO_2 値が高値でピークを示す動脈からの信号とを分離することに成功した（図1）[1]．
- このことにより，パルスオキシメータプローブを装着し手を激しく動かしても，また同じく血圧低下により動脈拍動が小さくなった低灌流時においても信頼性の高い SpO_2 測定が可能となった．

▶ICU：
intensive care unit（集中治療室）

体動時でも，また低灌流時においても信頼性の高い SpO_2 測定が可能となった

❷ パルスオキシメータから得られる指標

a. 指尖容積脈波

- パルスオキシメータの基本機能として，容積脈波（plethysmograph）の表示がある．指先の脈波の波形表示である．
- この指尖容積脈波は，赤色光と赤外光により拍動成分が描画されることで表示される．しかし，振幅は 10〜100 倍以上も変化するため，表示がスケール

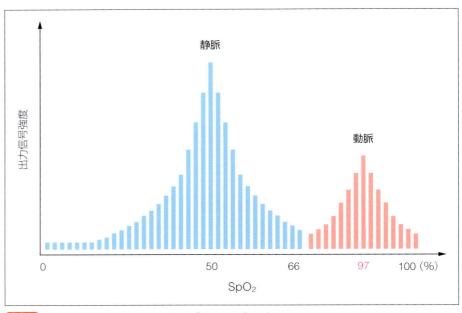

図1 離散式酸素飽和度変換（DST®）アルゴリズム
DST：Discrete Saturation Transform.
(http://www.masimo.co.jp/whymasimo/difference.htm より)

アウトすることもあり，逆に極小化して表示が困難になる場合もある．
- そこで，多くのパルスオキシメータ機器では，画面表示上は巨大化・極小化による視認困難をなくすためにオートスケール機能がインストールされている．

b. 灌流指標（PI）

- このオートスケールにより容積脈波を指先の血流量の目安として使うことが困難になるので，それを防いで指先血流量の目安としたのが灌流指標（perfusion index：PI）である．
- 図2 中央に示した式で表したとおり，PIは，指先の拍動成分信号強度を非拍動成分信号強度で除して100を掛けたものである．つまり指先（測定部位）の容積脈波の拍動成分の振幅値の非拍動成分に対する％であり，通常は，0.02～20％の値をとることが知られている．
- PIが増えることは，指先血流量が増えることを意味し，指先血流量変化とよく相関するため，末梢循環血流量の指標として使いうるとされる[1]．

> PIは指先血流量変化とよく相関するため，末梢循環血流量の指標として有用

[1] このPI機能はすでにマシモ社，コヴィディエン社，日本光電など各社のパルスオキシメータに実装されている．

c. 脈波変動指標（PVI）

- さらに吸気と呼気との呼吸周期における胸腔内圧の変化により，心臓からの1回心拍出量が変動する割合が多いか少ないかを容積脈波変動からみて，循環血液量の多寡や輸液反応性の指標にしようというのが，図2 下の脈波変動指標（plethysmograph variation index：PVI）である．

5-2 進化型パルスオキシメータ

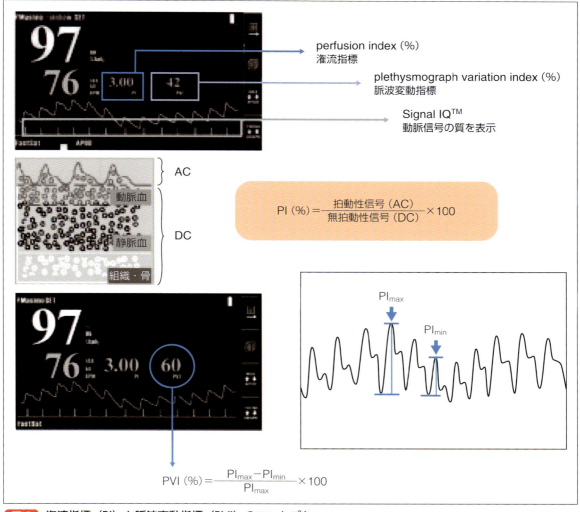

図2 灌流指標（PI）と脈波変動指標（PVI）のコンセプト

(http://www.masimo.cn/pdf/whitepaper/LAB3410E.pdf より)

- PVIが大きいほど呼吸周期により，とくに全身麻酔中は陽圧で換気するために，図2下のPI_{min}が小さくなり，PI_{max}から引いた値をPI_{max}で除した%は大きくなる．すなわち，数値が大きいほど循環血液量が少なく，輸液への反応性が大きい．
- 0～100%で動きうるとされるが，エドワーズライフサイエンスから発売されているFloTrac™での動脈圧波形の脈波から演算したStroke Volume Variationのように，おおよそ10%以下であれば輸液量は足りていると判断するための閾値はまだ明確ではなく，あくまでもPVI変動のトレンドにより輸液・輸血量の目安にすべきものである[★2]．

PVIが大きいほど循環血液量が少なく，輸液への反応性が大きい

★2
このPVIを表示する機能は，現時点ではマシモ社のRadical-7®のみに装備されている．

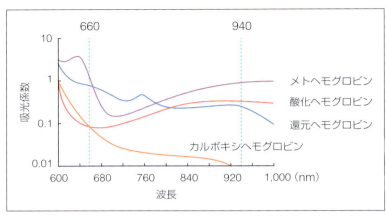

図3 各種ヘモグロビンの吸光スペクトルの違い

❸ メトヘモグロビン濃度

- 言うまでもないが，酸素と結合したヘモグロビンを酸化ヘモグロビン（HbO_2）とよび，酸素と結合していないヘモグロビンを還元ヘモグロビン（Hb, deoxyhemoglobin）と呼称する．
- この酸化ヘモグロビンの鉄は2価であるが，これが酸化されて3価となると酸素結合能が消失する．この3価のヘモグロビンをメトヘモグロビン（methemoglobin）というが，これは酸素と結合できない．
- メトヘモグロビンが血中で1〜2%を超えた状態をメトヘモグロビン血症という[★3]．
- メトヘモグロビンが全血液中の10〜20%を超える（1.5 g/dL）と，視診でわかるチアノーゼを生じる．ほかに症状がない単独チアノーゼ所見は，メトヘモグロビン血症を示唆する所見だとされている．動脈血を採血したのにチョコレート色の血液が吸引され，SpO_2は低いのにPaO_2は正常に近い場合にはメトヘモグロビン血症を強く疑う．
- マシモ社のRadical-7®では，採血せずとも吸光度の違いから多波長（8種類）の光を使うことでメトヘモグロビン濃度（SpMet）を計測してモニターする機能を搭載している（図3）．
- 急性中毒により発生したメトヘモグロビン血症治療のためには，メチレンブルーの点滴や経口投与を行う．メチレンブルーは3価鉄を2価鉄に還元する力があり，症状は1時間で改善したという報告がある[2]．

❹ カルボキシヘモグロビン（一酸化炭素ヘモグロビン）濃度

- COに曝されているところでは，ヘモグロビン（Hb）は酸素よりも強くCOに結合する．HbCOでのCOのHbへの結合力は酸素の結合力の250倍とされ，Hbの酸素解離曲線が左方へシフトする．そのため，末梢組織における

SpO_2は低いのにPaO_2は正常に近い場合にはメトヘモグロビン血症を強く疑う

[★3] メトヘモグロビン血症
遺伝性のものと薬剤性があり，前者はNADHチトクロム還元酵素欠損で生じる常染色体劣性遺伝の疾患である．薬剤性のものはアミン類，ニトロ化合物，亜硝酸エステル類，サルファ剤の中毒が原因となる．

▶NADH：
nicotinamide adenine dinucleotide

▶Hbの酸素解離曲線については，本章「5-1 通常型パルスオキシメータ」図6（p.206）参照

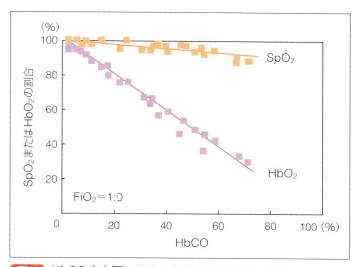

図4 HbCO存在下におけるSpO$_2$とHbO$_2$の割合

FiO$_2$：吸入酸素濃度，O$_2$：酸素，SpO$_2$：経皮的酸素飽和度．
(Barker SJ, et al. The effect of carbon monoxide inhalation on pulse oximetry and transcutaneous PO2. Anesthesiology 1987; 66: 677-9 より)

- 酸素供給が減る（組織低酸素状態）．
- HbCO濃度の非喫煙者における正常値は3％以下であるが，喫煙者では10～15％になる[3]．
- 従来型の2波長で動作しているパルスオキシメータでは，図3のHbCOの吸光度とHbO$_2$の吸光度曲線をみればわかるとおり，660 nmでの吸光度が同じである．そのため，通常型パルスオキシメータでHbCO存在下でSpO$_2$を計測すると実際のHbO$_2$量よりも高い値を表示してしまう．
- たとえば，図4では，吸入酸素濃度（FiO$_2$）1.0すなわち100％酸素吸入下でSpO$_2$はいまだ90％を示しているときでもCO-Oximeterで計測してHbCOが70％であるとき，実際の酸化ヘモグロビン（HbO$_2$）量は，30％まで低下している場合がありうることを示す．
- すなわち，従来型パルスオキシメータでは，HbO$_2$とHbCOとの判別ができない（図3）のでHbO$_2$の測定値としてSpO$_2$の従来型での値ではHbCOの値も含まれて表示されていた．そこで登場してきたのがマシモ社のRad-57^{TM}である．
- Rad-57^{TM}は，図3で示したHbCOとHbO$_2$とを判別しうる波長の赤外光を用いてHbCO測定を可能とし，モニター上ではカルボキシヘモグロビン濃度を「SpCO」と表示している．これにより火事などの現場でCO中毒の有無の判断が容易になった[4]．
- 理論的には麻酔科術前診察時に喫煙の程度を判断する際にも応用しうると考えられるが，十分なデータの蓄積と周術期への影響や術後のアウトカムを含めた検討がまだ不十分である．

カルボキシヘモグロビン濃度（SpCO）の測定が可能となり，火事などの現場でのCO中毒の判断に有用である

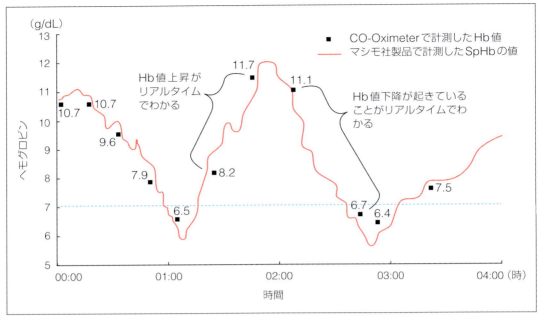

図5 SpHb と CO-Oximeter による Hb 値
肝移植手術症例でのマシモ社製品で計測したSpHbの値のトレンドと，CO-Oximeterで計測したHb値が，よく一致して動いていることを示す．このことから，SpHbにより輸血開始決定をよりタイムリーに行いうる．
(http://www.masimo.co.jp/hemoglobin/trended.htm より)

⑤ トータルヘモグロビン濃度

- ここまで述べてきたように，SpO₂の測定には図3に示したように赤色光と赤外光が使われている．波長 660 nm 前後の波長である赤色光では，図3をみてみると明白であるが，酸化ヘモグロビンと還元ヘモグロビン両者の吸光度の差は有意に大きい[★4]．しかしたとえば 940 nm の波長の赤外光では酸化-還元ヘモグロビンの吸光度差はほとんどない．
- すなわち赤外光を用いれば，パルスオキシメータプローブ下の組織のヘモグロビン全体の変化を表示しうることとなる．これがマシモ社の Radical-7® で計測できるとされるトータルヘモグロビン濃度（SpHb）である．Radical-7® では実際には異なる8つの波長により計測しているという[★5]．
- 実際のところ，採血による血液を検査室に送って測定するHbとの誤差は 1 g/dL とされるが，もっと大きな誤差も指摘されている．
- 2015年現在の Radical-7® には採血してCO-Oximeterにて計測した値をユーザーが入力することによる in vivo calibration の機能が備わっている．この in vivo calibration により，たとえば肝移植の際に（図5⁵⁾）検査室データと比較して点でのキャリブレーション値を一致させておけば，実際には採血していない点での値もトレンドとして追跡して，輸血開始までの時間短縮，輸血量決定，輸血頻度の減少などに役立てることが可能であるとされる．
- ただこの点については，検査室での計測値を正しい値とするのか疑問が残

★4
x軸は対数表示であることに注意！

★5
特許などの関係ですべては公開されていない．

トータルヘモグロビン濃度（SpHb）の測定が可能となり，輸血開始までの時間短縮，輸血量決定，輸血頻度の減少などに有用となりうる

る．指先の脈波からのHb値はリアルタイムで循環している血液中のHbを吸光度から計測しているため，必ずしも動脈ラインから採血して検査室で計測したHb値と一致する限りではないと考えられる．一致させようとしてキャリブレーションで外から採血して計測した結果を入れても，その後の指先の循環の変動により，いくらでも違いが生じるであろう．

- 今，臨床現場ではSpHbの値そのものにこだわる必要はなく，そのトレンドに重きをおき，輸液量の管理や輸血トリガーなどへ応用していくべきだと考えられている．

（尾崎　眞）

文献

1) DST（Discrete Saturation Transform）アルゴリズム．http://www.masimo.co.jp/whymasimo/difference.htm
2) Su YF, et al. Successful treatment of methemoglobinemia in an elderly couple with severe cyanosis: Two case reports. J Med Case Rep 2012; 6: 290.
3) Ernst A, Zibrak JD. Carbon monoxide poisoning. N Engl J Med 1998; 339: 1603–8.
4) Touger M, et al. Performance of the RAD-57 pulse CO-oximeter compared with standard laboratory carboxyhemoglobin measurement. Ann Emerg Med 2010; 56: 382–8.
5) http://www.masimo.co.jp/hemoglobin/trended.htm

6

体温

6-1 深部体温計

1 深部体温の測定の意義

- "深部体温"とは麻酔や外界の影響が最小限であるはずの体内深部組織の温度と考えられ，脳をはじめとする重要臓器の温度を示す．
- 現実的に深部体温を実測することは不可能であるため，その値に少しでも近似されるであろう，咽頭，鼓膜，食道，肺動脈，膀胱，直腸などから得られる体温値を"深部体温"と定義し，中枢温とほぼ同義のものとしてモニタリングに使用している．
- 麻酔管理中は体温調節機構[1]が破綻するため，自主的な熱産生が不可能な状態に陥っている．これにより生じる低体温が原因となって，たとえば，術後

Column　体温モニタリング

麻酔管理中の体温モニタリングに関しては，症例の手術部位や体位によって適切な体温測定位置が変化し，また施設によっても使用するデバイスが多様である．

周術期，とくに麻酔管理中の体温モニタリングの意義としては，①悪性高熱などにみられる急激な体温上昇を早期に発見すること，②低体温による有害事象を防止すること，である．最近は，その発生頻度から体温モニタリングは主に②に注目して施行される意味合いが強い．

非観血的に体温をモニターする場合は，手術部位や手技に応じて，咽頭温，鼓膜温，食道温，腋窩温，膀胱温，直腸温などから選択することができ，観血的にモニターする場合は肺動脈カテーテル留置による肺動脈温が適切である（図1）．

体温モニタリングは，"深部体温"と"末梢温"という概念でも分類することができ，その差を測定することで末梢循環の指標とする場合もある[2]．

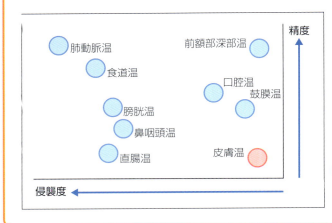

図1 麻酔科医が考える体温測定の侵襲度と精度
青は深部体温，赤は末梢温を示す．

> **体温調節の仕組み**
>
> 　体温の調節機構は，①求心性温度感知，②中枢コントロール，③遠心性温度調節，が互いのフィードバック作用をもつことで成り立っている．ヒトの体温調節中枢は視床下部であるとされており，皮膚・胸腹部深部組織・脊髄・視床下部以外の脳実質などから得られた体温情報が入力し，発汗・末梢血管拡張・末梢血管収縮・シバリングなどの指示が出力する．ヒトは通常37℃前後に中枢温が設定されており（セットポイント），37℃からの逸脱に対してこれらの調節機構が働くことにより，大きな中枢温変化が起こることなく，いわゆる恒常性が維持されている．中枢温と深部体温は厳密にいえば同義ではないが，本項目においてはほぼ同じものとして使用する．

創部感染の増加，出血コントロールの難渋や周術期の虚血性心イベント増加といった有害事象の報告が散見される．これらの避けられうる合併症を予防するためにも，周術期とくに麻酔管理中の深部体温測定は重要であり，体温低下に対する積極的で適切な加温の指標となりうる．

- 日本麻酔科学会は「安全な麻酔のためのモニター指針」の中で，麻酔管理中に体温の測定を行うことを勧告している．また，英国国立医療技術評価機構（NICE）は「周術期低体温予防のガイドライン」（図2）[3]を，アメリカASPAN（American Society for PeriAnesthesia Nurses）が推奨度とエビデンスレベルを公表しており[4]，麻酔管理中の体温モニタリングと低体温予防に関する取り組みが注目を集めている．このように，現在は複数の周術期低体温予防のガイドラインが存在しており，麻酔科医が麻酔管理中に体温管理を行うことはたいへん意義深いといえる．

▶麻酔管理中の深部体温測定は，体温低下に対する積極的で適切な加温の指標となりうる

▶NICE：
National Institute for Health and Clinical Excellence

❷ 深部体温の測定の実際

a. 口腔温

- 口腔温の測定では，患者の頭側から体温プローブを簡便に挿入することができ，口腔内スペースが比較的広いため容易に留置することが可能である．
- しかし，口腔外科や耳鼻科領域における口腔内の操作を伴う手術には使用することができず，かつ適切に使用するためには舌の裏側に位置する舌小帯の左右どちらかの脇（舌根部）に留置しなければならない．
- また口腔温は，口腔内環境の影響を受けやすく，浅麻酔時の著明な唾液の分泌や飲食物の摂取直後などには正確な体温を測定することが難しい．舌根部は外頸動脈の分枝から血流を受けており，食道温と近似する．このことは，口腔温が深部体温として有用と考えられる根拠となっている．
- 手術や全身麻酔管理中の測定というよりも，いわゆる婦人体温計として普及している．

▶口腔温は，口腔内環境の影響を受けやすく，正確な体温を測定することが難しい

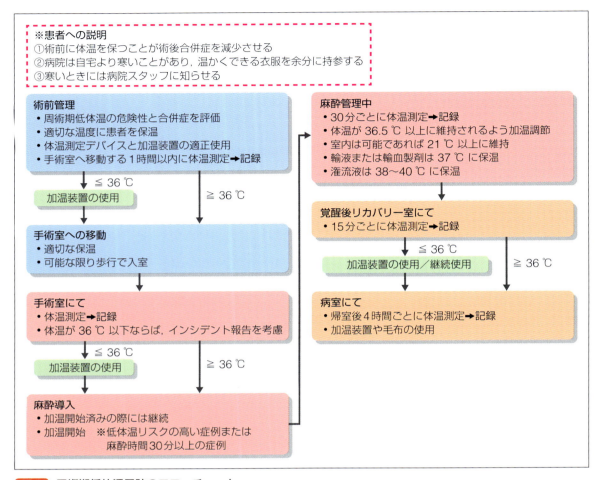

図2 周術期低体温予防のフローチャート

(NICE. Inadvertent perioperative hypothermia: The management of inadvertent perioperative hypothermia in adults. http://guidance.nice.org.uk/CG65[3)] をもとに作成)

b. 鼻咽頭温

- 口腔温と同様，患者の頭側から体温プローブを簡便に挿入することができる（図3）．
- 口腔よりも挿入スペースが狭く，挿入時に鼻血や粘膜損傷の危険性がある．顔面外傷や髄液漏がある症例では使用が禁忌である．
- 鼻咽頭温は内頚動脈温を近似するものと考えられている．

鼻咽頭温は，顔面外傷や髄液漏がある症例では禁忌

c. 鼓膜温

- 鼓膜温に関しては，多くの報告で中枢温としての信頼性が証明されている[5)]．麻酔管理中に鼓膜温を測定する利点として，侵襲度が低いこと，簡便で誰もが容易に操作できること，などがあげられる．

鼓膜温は，中枢温としての信頼性が証明されている

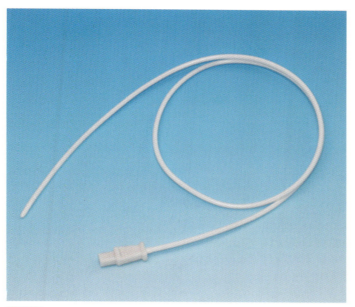

図3 口腔温，鼻咽頭温，直腸温の測定プローブ（スミスメディカル社）
ディスポーザブルでの使用が可能である．

- 鼓膜温は外頸動脈温を近似するものと考えられており，深部体温としても比較的正確であるとされている．
- 鼓膜温を測定する際には，体温プローブを直接鼓膜に接触させる方法と，接触させずに鼓膜からの赤外線量を測定する方法とに分けられる．

接触型測定プローブ

- プローブを直接鼓膜に接触するように外耳道に挿入し，モニターに接続することで体温を測定する（図4）．
- 連続的な体温測定が可能であり，急激な体温変化にも対応可能である．
- 挿入時には鼓膜への刺激から痛みが出現することがあり，一方，全身麻酔下での挿入は鼓膜を損傷してしまう危険性があることを考慮すれば，将来的に使用する機会は減っていくだろう．

非接触型測定プローブ

- 間欠的（非連続的）に鼓膜温を測定するものとして，鼓膜から放射される赤外線を測定する赤外線反射式体温計（図5）がある．
- この体温計の利点は，ほんの数秒という短時間で簡便に鼓膜温を計測できることである．さらに臨床使用における測定精度は高いとされており，肺動脈温との相関係数は $r=0.98$ にも達するという報告がある[6]．
- 一方，成人では外耳道が長く弯曲しているため，正確に鼓膜温を反映できないこともある．連続して体温を測定できないこと，外耳道にプローブ先端を密着させなければ正確な体温が測定できないことを除けば，小児では有用な

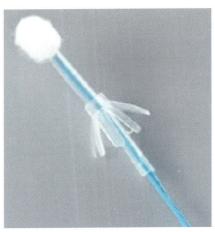
図4 接触型鼓膜プローブ：鼓膜センサーTM400（コヴィディエン ジャパン）

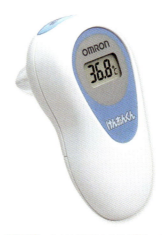
図5 赤外線反射式体温計：耳式体温計 MC-510 けんおんくんミミ（オムロンヘルスケア）

- デバイスである．
- 近年，頭側からの取り扱いが簡便で，非侵襲的に鼓膜温を連続測定することが可能な非接触型イヤホン型プローブ「ニプロ CE サーモ™」が販売され，われわれの施設でも積極的に使用している（図6）．
- プローブは右耳用と左耳用があり，側臥位や腹臥位などの手術体位にかかわらず外耳道からずれさえしなければ，肺動脈温や食道温に近いとされる鼓膜温をモニタリングできる．外耳道に挿入できる小型の赤外線センサーが先端に装備されており，連続的に赤外線量をとらえることで体温を感知する構造になっている．
- 食道温との追従性もよく，全身麻酔下での非開腹手術における相関係数は $r=0.976$ と非常に高い相関度であった．また Bland-Altman 分析にて食道温との一致限界を調べたところ，+0.06℃という値を得ることができ，食道温と鼓膜温はほぼ一致することが証明された[7]．
- ニプロ CE サーモ™ によって測定される鼓膜温は，①一定になるまでにおよそ3分かかること，②イヤホン型のプローブであるため外耳道との固定性が悪く，頭位変化の際に位置がずれてしまった場合には，正確な値を測定しているかを確認する必要があること，③外耳道が狭い小児には使用できないなど，いくつか改善すべき点もある．
- しかしながら，実際の臨床使用において，簡便で非侵襲的，連続測定可能，そして中枢温としての精度も高いことを考慮すれば，汎用性の高いデバイスだろう[8]．

d. 食道温

- 食道温は，体温プローブを食道下位1/3の高さ（左心房の位置）に留意することで得られる体温である．この位置は解剖学的に心臓や大血管の近傍であ

> 非接触型イヤホン型プローブは，簡便で非侵襲的，連続測定可能，中枢温としての精度も高いことから，汎用性が高い

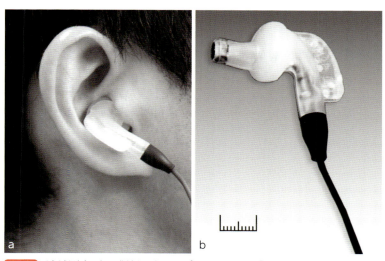

図6 連続測定型耳式体温計：ニプロ CE サーモ™（ニプロ）
a：実際の装着の様子，b：イヤホン型プローブ．
(Kiya T, et al. Anesth Analg 2007; 105: 1688-92[7]より抜粋)

り，大動脈血流や肺動脈血流の影響を強く受けるため，体温変化に対しても鋭敏かつ高い追従性をもって測定する．

- 挿管管理中の患者や鎮静中の症例に対しては比較的容易にプローブを留置することが可能であるが，覚醒した患者に対する体温モニタリング方法としては適切ではない．とくに，口腔内から咽喉頭にかけてスペースが狭小化していると盲目的な挿入が難しいことがあるため，われわれの施設ではMcGRATH™などのビデオ喉頭鏡を使用し，梨状窩を直視しながら食道にプローブを進めている．

> 食道温は，覚醒した患者に対する体温モニタリング方法としては適切ではない

- 上部消化管手術や開胸手術に際しては，外気と接触するために正確なモニタリングができない可能性がある[9]．胃管や経食道エコーを挿入しなければならない症例では，互いに干渉してしまう可能性や，食道穿孔や出血の危険性を考慮して挿入しなければならない．食道静脈瘤の患者には挿入そのものが禁忌である．

> 食道静脈瘤の患者には，食道温プローブの挿入は禁忌

- 最近ではディスポーザブル（単回使用）のプローブが販売されており（図7），清潔性の問題や使用の手軽さに関しては解決されつつある．

e．肺動脈温

- 肺動脈温は，肺動脈（スワン・ガンツ）カテーテルを挿入することにより得られる（図8）．
- 肺動脈温は大動脈温とほぼ一致することが知られており，大動脈からは全身臓器に血液が灌流すること，比較的脳血流にも近く中枢神経組織の変化にも追従しやすいことを加味すれば，中枢温の測定部位としては最適である[10]．
- 人工心肺使用時や，循環動態が安定しない患者や蘇生後脳症で低体温療法を施行している患者に対する使用など，体温と循環動態には密接なかかわりが

> 肺動脈カテーテル使用は，中枢温の測定精度としては理想的

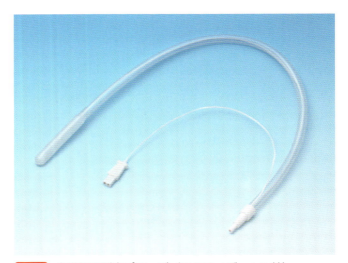

図7 食道温の測定プローブ(スミスメディカル社)
体温測定と同時に心音と呼吸温を聴診できる構造となっている.

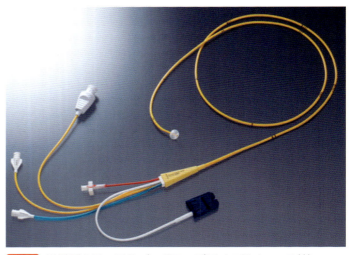

図8 肺動脈カテーテル(エドワーズライフサイエンス社)

あるため非常に有用であることは,多くの報告で示されている[11].
- 麻酔科医が体温をモニタリングするうえで"観血的"な手技である肺動脈カテーテルは,挿入と管理にある程度の技術を必要とし,またまれに挿入中の不整脈発生や心房・心室の穿孔などを引き起こす.したがって,体温測定のみの目的で肺動脈カテーテルを挿入することは論外であり,心臓手術や低心機能の非心臓手術など適応症例をよく検討したうえで,実際に挿入・使用することが重要である.

f. 膀胱温

- 麻酔管理中は,多くの症例で尿量計測のため尿カテーテルを留置しており,

> 挿入中の不整脈発生や心房・心室穿孔などのリスクがあるため,適応症例を検討する

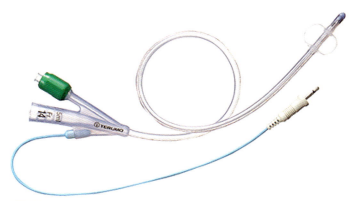

図9 温度センサー付き尿カテーテル：サフィード® シリコーンバルーンカテーテル温度センサー付き（テルモ）

カテーテル先端に温度センサーが付いているものを用いることで，膀胱温を測定することが可能である（図9）．
- 体温プローブの挿入などに伴う新たな合併症の発生を予防することができる．
- 尿量が確保されているときは，膀胱温は血液温度とほぼ同等の尿温度として測定するため，骨盤内臓器の温度を反映する中枢温として信頼性が高くなるが，尿量が少ないときには正確性に欠けるという報告がある．
- 下腹部手術においては以下に述べる直腸温と同様，手術操作による外気や洗浄液の影響を受けるとされている．一方，腹腔鏡下手術では二酸化炭素ガスによる腹腔内温の低下をより迅速に感知し，腹腔内温の指標として利用できるという報告がある[12]．

> 膀胱温は，腹腔鏡下手術では腹腔内温の指標として利用できるという報告がある

g. 直腸温

- 日本では，全身麻酔を受ける患者に対して最も多く行われている体温測定方法である．体温プローブを経肛門的に挿入し，持続的な体温モニタリングが可能である．腸内ガスや糞便の貯留が多ければ正確な体温値を計測することができず，とくに下腹部手術の際には，手術操作による外気や洗浄液の影響を受けやすい[13]．
- 体温プローブ挿入時に直腸穿孔などの合併症発生の可能性や，プローブの複数回使用による衛生上の問題も生じうる．急激な体温変化に対する反応は鈍いとされており[14]，厳密な体温モニタリングが必要な症例においては，直腸温を選択すべきではない．

> 直腸温は，厳密な体温モニタリングが必要な症例においては選択すべきではない

h. 前額部深部体温

- 深部体温計は，熱流補償式体温測定の原理を利用して，非侵襲的にかつ手術部位や手術操作，外気温の影響をほとんど受けずに深部体温の測定が可能である（Column「熱流補償式体温測定」参照）．
- 現在日本では，周術期に2種類の前額部深部体温計を使用することができる

> 前額部深部体温は，熱流補償式体温測定の原理を利用して，体表面から深部体温を測定できる

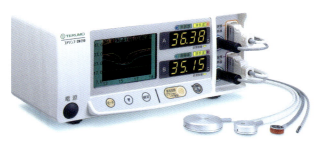

図10 深部体温測定器：コアテンプ®CM-210（テルモ）

が，前額部深部体温は肺動脈カテーテルから得られた中枢温と良好に相関し，体温プローブの扱いも簡便であることから，注目すべき体温測定法である．
- 一方で，①前額部の皮膚の状態が悪ければ正確な体温測定が不可能，②長時間の使用下での皮膚炎が生じる危険性，③心臓手術や大血管手術の際には，脳波や脳酸素飽和度を測定するためのプローブを装着するため測定スペースが限定，④超低体温時には組織温を室温以下にするため測定不能，など臨床使用上の限界も指摘されている．

テルモ製コアテンプ®（図10）

- 肺動脈温よりも 0.3 ± 0.3 ℃低い値を表示するといわれており，食道温との差の平均は -0.2 ℃，95%一致限界は ± 0.7 ℃である．また99%反応時間も 8～17 分とやや追従性に遅れるという報告もある[15,16]．測定範囲は 0～50 ℃である．
- 高価であることに加えプローブが大きいため，臨床使用の機会が限定される．

3M™ 社製 SpotOn™（スポットオン™）（図11）

- 日本では 2014 年 12 月に販売となった深部体温計である．コアテンプ®同様，前額部で深部体温を測定するが，異なる点として，患部との接触部分が粘着材付き基材となっており，皮膚に直接貼り付けることができることと，センサー部分がディスポーザブルであることがあげられる．
- Sessler らの報告[17]によると，心臓血管外科手術 105 症例に使用したところ，深部体温と肺動脈温との差の平均は -0.23 ℃，95%一致限界は ± 0.8 ℃であり，およそ 8 割の症例で 0.5 ℃以内の偏差であった．測定範囲は 25～43 ℃であり，人工心肺使用時の低体温と復温のモニタリングも可能である．当施設でも臨床使用したが，精度は Sessler らの研究と同程度であり，値段や使い勝手からいっても前者より有用であると考える．

〈立花俊祐，山蔭道明〉

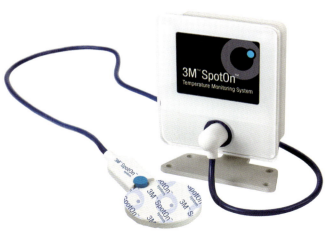
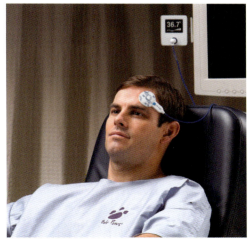

図11 深部体温測定器：3M™SpotOn™（3M™社）

> **Column** 熱流補償式体温測定

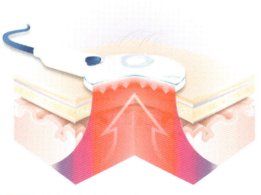

図12 熱流補償式体温測定の原理

熱流補償式体温測定の原理とは，深部体温より通常は低くなっている皮膚表面を断熱材で覆って外気温の影響をなくし，微量な熱を加えることによって皮膚表面と深部に等温領域を設けて平衡状態を作りだすことである（図12）．このような平衡状態の層をつくることにより，皮膚表面（体表面）から深部体温を測定することが可能となる．

文献

1) 御手洗玄洋，総監訳．小川徳雄，ほか監訳．第73章．体温，体温調節，発熱．ガイトン生理学 原著第11版．東京：エルゼビア・ジャパン；2010. p. 941-53.
2) Rubinstein EH, Sessler DL. Skin-surface temperature gradients correlate with fingertip blood flow in humans. Anesthesiology 1990; 73: 541-5.
3) National Institute for Health and Care Excellence. Inadvertent perioperative hypothermia: The management of inadvertent perioperative hypothermia in adults. http://guidance.nice.org.uk/CG65
4) Hooper VD, et al. ASPAN's evidence-based clinical practice guideline for the promotion of perioperative normothermia: Second edition. J Perianesth Nurs 2010; 25: 346-

65.

5) Shinozaki T, et al. Infrared tympanic thermometer: Evaluation of a new clinical thermometer. Crit Care Med 1988; 16: 148-50.
6) 早瀬　知，ほか．術中体温モニターとしてのイヤホン型赤外線式鼓膜温測定の有用性．麻酔 2007; 56: 459-63.
7) Kiya T, et al. The usefulness of an earphone-type infrared tympanic thermometer for intraoperative core temperature monitoring. Anesth Analg 2007; 105: 1688-92.
8) 及川慶浩，ほか．目的にかなった手術中の体温測定部位はどこか？臨床麻酔 2009; 33: 399-411.
9) 鎌田康宏，ほか．赤外線式耳式体温計の術中体温モニターとしての有用性．麻酔 1999; 48: 1121-5.
10) Runciman WB, et al. An evaluation of thermodilution cardiac output measurement using Swan-Ganz catheter. Anaesth Intesive Care 1981; 9: 208-20.
11) Sessler DI. A proposal for new temperature monitoring and thermal management guidelines. Anesthesiology 1998; 89: 1298-300.
12) 石川豊子，ほか．腹腔鏡下胆嚢摘出術中の腹腔内温の指標としての膀胱温と直腸温の比較検討．臨床体温 2001; 19: 19-23.
13) Yamakage M, et al. The utility of tracheal temperature monitoring. Anesth Analg 1993; 76: 795-9.
14) Cooper KE, Kenyon JR. A comparison of temperatures measured on the rectum, oesophagus, and on the surface of the aorta during hypothermia in man. Br J Surg 1957; 44: 616-9.
15) 播岡徳也，ほか．食道温を基準とした非侵襲的体温測定法の評価— First Temp^{TM} とテルモ社製深部温計の比較．麻酔 1993; 42: 856-61.
16) Tsuji T. Patient monitoring during and after open heart surgery by an improved deep body thermometer. Med Prog Technol 1987; 12: 25-38.
17) Eshraghi Y, et al. An evaluation of a Zero-Heat-Flux cutaneous thermometer in cardiac surgical patients. Anesth Analg 2014; 119: 543-9.

6-2 末梢温測定

1 末梢温測定の意義

- 末梢温は体表面の温度を示しており，常に外気と接しているために環境の影響を受けやすい．深部体温が外部の環境にそれほど影響を受けずに比較的狭いレンジで維持されるのに対し，末梢温は末梢血管抵抗によってその値を大きく変動させる．とくに麻酔管理中は，自らの力で体温を産生する能力が低下することに加え，深部組織と末梢組織とのあいだで"熱の再分布"が起こることで，体深部から体外へと熱が奪われていく．末梢温を指標にした麻酔管理中の加温は，熱の放散による深部体温の低下を予防する一助となる．
- さらに，出血などの循環不全に陥った場合，体温調節ではなく血圧維持を目的とした血管収縮反応が起こり，末梢温が低下する．そのため，深部温と末梢温との乖離を測定することで，循環不全のモニターとする場合もある．

> 末梢温を指標にした麻酔管理中の加温は，深部体温の低下を予防する一助となる

> 深部体温と末梢温との乖離を測定することで，循環不全の指標となる

2 末梢温測定の実際

a. 皮膚赤外線体温計での測定

- 皮膚赤外線体温計は複数のメーカーから販売されており，それらの測定原理や性能に大きな差はない（図1）．

Column 麻酔管理中の体温低下の仕組み

麻酔管理中には段階的に以下の3つのphaseが起こり，体内の熱が奪われていく[1,2]．

① first phase（熱再分布性低体温）：麻酔導入前には，手術室の気温が低い環境や患者本人の緊張のため，末梢血管は収縮している．麻酔導入によって急激な末梢血管の拡張が起こり，中枢深部に保持されていた熱が血流に乗って末梢に移動する．このように熱の再分布が起こり，末梢温はやや上昇する一方で，中枢温は低下してしまう．

② second phase（体外への熱放出）：末梢に移動した熱は，一般的には体温よりも低い外界の影響を受けやすく，温度勾配により体外へと放出される．さらに麻酔管理中は，体温調節行動と自律性体温調節機構の抑制により，熱は体外へと喪失する．

③ third phase（末梢血管収縮の出現）：熱の喪失が継続し中枢温がかなり低下した段階で，末梢血管の収縮が起こる．このことにより熱の放出が抑制され，中枢温も低い温度で一定となる．

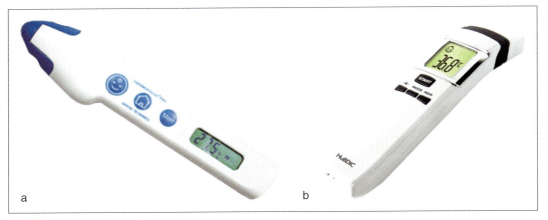

図1 皮膚赤外線体温計
複数のメーカーより販売されているが，精度はほぼ同等である．
a：サーモフォーカスプロ（日本テクニメッド），b：スマートサーモ（三紅ヘルスケア）．

> **Column** 体温は厳密に管理すべき？
>
> 「麻酔管理中の体温管理は，術後合併症の頻度を減少させる」というSesslerらの主張は，広く麻酔科医の中にも浸透している．しかし，Sesslerが所属するクリーブランドクリニックでは，外科医らがその主張を覆す後ろ向き研究論文を2013年に発表した[3]．研究対象は下腹部手術を受けた1,008例（583例が食道温，425例が皮膚温でのモニタリング）で，全症例が積極的な術前加温を，92％の割合で術中加温を施行していた．術後の創部感染と関連があるとされたのは，手術時間，開腹の有無，出血量，術中輸血の有無，喫煙，そして糖尿病の既往歴であり，この論文においては創部感染と体温との関連性は否定された．ほとんどの症例で積極的な体温管理をしており，また後ろ向き研究であるため，多くの麻酔科医はこの主張に否定的である．

- 皮膚赤外線体温計の動作原理は，体表面から放射される 5〜14 μm の赤外線を検出し，内蔵サーミスタで測定した室温とともにデータ変換することにより体表温度を表示する．最新のものでは，体表温をもとに腋窩温，舌下温，直腸温といった代表的な3つの体温を予測して表示することもできる．
- 前腕や前胸部，前額部などで皮膚に接触することなく体表温を簡単に測定することが可能である．これらの箇所は均等に外気温の影響を受けるが，前額部は血流量が豊富なため，外気の影響を最も受けずに深部体温に近い体温を得ることができる．
- 測定誤差は±0.2℃とされており，わずか3秒で体温測定が可能である[4]．
- 熱傷や感染対策が必要な患者など，直接体温プローブを接触させるのが懸念される症例に対する有用性が高い．しかし，連続的に測定できないことに加え，加温や冷却の影響を受けやすいため中枢温からの乖離が大きい可能性を常に考える．

> 皮膚赤外線体温計での測定は，中枢温からの乖離が大きい可能性を常に考える

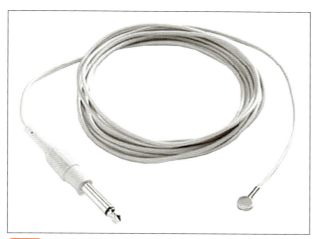

図2 体表温度測定プローブ（GE ヘルスケア・ジャパン）

b. 体表面プローブ使用による測定

- 体表温度の実測値を表示する（図2）．麻酔管理中は，患者に直接プローブを接触させるだけで手軽に体温測定が可能であり，かつ持続的にモニタリングできる．

（立花俊祐，山蔭道明）

文献

1) Matsukawa T, et al. Heat flow and distribution during induction of general anesthesia. Anesthesiology 1995; 82: 662–73.
2) Sessler DI. Perioperative heat balance. Anesthesiology 2000; 92: 578–96.
3) Melton GB, et al. Continuous intraoperative temperature measurement and surgical site infection risk: Analysis of anesthesia information system data in 1008 colorectal procedures. Ann Surg 2013; 258: 606–12.
4) 山崎正明．荏原実業株式会社 皮膚赤外線体温計「サーモフォーカス」．MEDICAL QOL 2006; 139: 42–6.

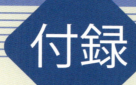

付録

本書で紹介しているモニタリング機器

本書で紹介しているモニタリング機器

	器具	販売メーカー	掲載頁
神経系モニター	脳波データ処理装置 BIS モニタ A-1050	日本光電工業（株）	2
	脳波スペクトル分析装置 BIS モニタ A-2000	日本光電工業（株）	2
	脳波スペクトル分析装置 BIS モニタ View A-300	日本光電工業（株）	2
	脳波スペクトル分析装置 BIS モニタ Vista A-3000	日本光電工業（株）	2
	頭皮脳波用電極 BIS クワトロセンサ	コヴィディエン ジャパン（株）	2
	頭皮脳波用電極 BIS バイラテラルセンサ	コヴィディエン ジャパン（株）	2

本書で紹介しているモニタリング機器

	器具	販売メーカー	掲載頁
神経系モニター	聴覚誘発反応測定装置 AEP モニタ	フクダ電子（株）	16
	LED 光刺激装置 LFS-101 II	（株）ユニークメディカル	53
	機能検査オキシメータ 無侵襲混合血酸素飽和度監視システム （INVOS 5100C）	コヴィディエン ジャパン（株）	67
	機能検査オキシメータ ニロモニタ NIRO-200NX	浜松ホトニクス（株）	67
	機能検査オキシメータ 無侵襲脳内酸素飽和度モニター TOS-OR	（株）フジタ医科器械	67

付録

	器具	販売メーカー	掲載頁
神経系モニター	機能検査オキシメータ FORE-SIGHT ELITE オキシメータ	センチュリーメディカル（株）	67
神経系モニター	時間分解分光システム TRS-20 【非医療機器】	浜松ホトニクス（株）	69
呼吸器系モニター	パルスオキシ・カプノメータ パルスオキシ・カプノメータ N-85	コヴィディエン ジャパン（株）	87
呼吸器系モニター	カプノメータ 呼気炭酸ガスモニタ OLG-2800	日本光電工業（株）	88
呼吸器系モニター	ナフィオンチューブ	オムロンコーリン（株）	89

本書で紹介しているモニタリング機器

器具	販売メーカー	掲載頁
経皮血中ガス分析装置・パルスオキシメータ組合せ生体現象監視用機器 経皮血液ガスシステム TCM4 シリーズ TCM/Combi M（tcPO$_2$，tcPCO$_2$） TCM4（tcPO$_2$，tcPCO$_2$）	ラジオメーター（株）	110
E5480 tinyTeddy センサ（TCM4 用）	ラジオメーター（株）	110
センサ 84（TCM/CombiM 用）	ラジオメーター（株）	110
経皮血中ガス分析装置・パルスオキシメータ組合せ生体現象監視用機器 経皮血液ガスシステム TCM4 シリーズ TCM/TOSCA（tcPO$_2$，SpO$_2$）	ラジオメーター（株）	110
センサ 92（TCM/TOSCA 用）	ラジオメーター（株）	110

呼吸器系モニター

器具	販売メーカー	掲載頁
経皮血中ガス分析装置 経皮 O_2/CO_2 ガスモニタ PO-850A	新生電子（株）	110
経皮血中ガス分析装置 経皮血中ガス分圧モニタ モデル 9200	（株）コーケン	110
経皮血中ガス分析装置・パルスオキシメータ組合せ生体現象監視用機器 センテック デジタル モニター システム	（株）東機貿	110
熱線式フローセンサ	ドレーゲル・メディカル ジャパン（株）	119
差圧式フローセンサ 成人／小児用ディスポフローセンサーL 型	日本光電工業（株）	120

呼吸器系モニター

本書で紹介しているモニタリング機器

器具	販売メーカー	掲載頁
単回使用圧トランスデューサ フロートラック センサー	エドワーズライフサイエンス（株）	153 162 209
動脈圧心拍出量計 ビジレオモニター	エドワーズライフサイエンス（株）	153 162
動脈圧心拍出量計 EV1000 クリティカルケアモニター	エドワーズライフサイエンス（株）	155
パルスカンター心拍出量計 循環動態モニタ $PiCCO_2$	マッケ・ジャパン（株）	155 162
動脈圧心拍出量計 LiDCOrapid 心拍出量モニタシステム （LiDCOrapid 心拍出量モニタ）	アルゴンメディカルデバイスズジャパン（株）	157 162

循環器系モニター

付録

	器具	販売メーカー	掲載頁
循環器系モニター	色素希釈心拍出量計 DDG アナライザ DDG-3000 シリーズ	日本光電工業（株）	161 162
循環器系モニター	インピーダンス心拍出量計 フィジオフローQ-Link （フランス・マナテック社製）	旭光物産（株）	162
循環器系モニター	汎用超音波画像診断装置 汎用超音波画像診断装置 Vscan	GE ヘルスケア・ジャパン（株）	182
筋弛緩モニター	マイオグラフ 2000	日本光電工業（株）	187
筋弛緩モニター	神経探知刺激装置 TOF ウォッチ®，TOF ウォッチ®SX	日本光電工業（株）	187

本書で紹介しているモニタリング機器

	器具	販売メーカー	掲載頁
筋弛緩モニター	重要パラメータ付き多項目モニタ S/5 患者モニター（メカノセンサー）	GE ヘルスケア・ジャパン（株）	188
パルスオキシメータ	パルスオキシメータ パルスオキシメータ PULSOX-1	コニカミノルタ（株）	203
パルスオキシメータ	パルスオキシメータ Masimo rainbow SET パルス CO オキシメータ　ラディカル 7	マシモジャパン（株）	209 210 212
パルスオキシメータ	パルスオキシメータ パルス CO オキシメータ　マシモレインボーSET Rad-57	マシモジャパン（株）	211
体温計	人体開口部単回使用体温計プローブ RSP・温度プローブ（一般用）	スミスメディカル・ジャパン（株）	219

239

器具	販売メーカー	掲載頁
耳赤外線体温計 オムロン耳式体温計 MC-510	オムロンヘルスケア（株）	220
耳赤外線体温計 連続測定型耳式体温計 ニプロ CE サーモ	ニプロ（株）	221
人体開口部単回使用体温計プローブ RSP・温度プローブ（食道聴診用）	スミスメディカル・ジャパン（株）	222
ヘパリン使用酸素飽和度モニタ付サーモダイリューション用カテーテル スワンガンツ・サーモダイリューション・カテーテル（ヘパリンコーティング）（オキシメトリー）	エドワーズライフサイエンス（株）	222
人体開口部単回使用体温計プローブ サフィードシリコーンバルーンカテーテル 温度センサー付	テルモ（株）	223

体温計

本書で紹介しているモニタリング機器

	器具	販売メーカー	掲載頁
体温計	熱流補償式体温計 コアテンプ CM-210	テルモ（株）	224
	熱流補償式体温計 ３Ｍ™ スポットオン™ 深部温モニタリングシステム	スリーエム ジャパン（株）	225
	皮膚赤外線体温計 サーモフォーカスプロ	（株）日本テクニメッド	228
	ヒュービディック非接触赤外線体温計 スマートサーモ	（株）三紅ヘルスケア	228
	再使用可能な体温計プローブ 体表温プローブ	GE ヘルスケア・ジャパン（株）	229

索引

ページ数の太字は項目の詳述箇所を示す．

和文索引

あ

アーチファクト	173, 175
悪性高熱症	93, 98, 216
亜酸化窒素	7, 11, 20
アセチルコリン受容体	191
アダプター	97
圧較差	120, 176, 180
圧–時間曲線	121, 122, *123, 127, 134
圧トランスデューサ	141
圧–容量曲線	125, 127, 134
圧力計	120
アネロイド血圧計	144
アメリカASPAN（American Society for PeriAnesthesia Nurses）	217
アルコール綿	194
安全な麻酔のためのモニター指針	90, 217
アンダーダンプ	143, 144

い

胃管	221
閾値	189
閾値上刺激	26
意識の不確定性原理	13
意識レベル	103
イソフルラン	7, 8, 9, 11, 18, 22, 46, *63, 99, 101, 104
位置覚	39
1回換気量	118, 122, 127, 132
一酸化炭素ヘモグロビン濃度	210
イヤーオキシメータ	202
医療機器のノイズ	7
陰性 41	41
咽頭温	216
インドシアニングリーン（ICG）	31, 151, 161
インピーダンス法	160

う

右室駆出率モニタリング	153
右室梗塞	148, 153

え

運動麻痺	50
運動誘発電位（MEP）	**25**, 45, *49

え

英国国立医療技術評価機構（NICE）	217
腋窩温	216, 228
エコー	165, 175
遠隔電場電位（FFP）	39
エンフルラン	99

お

横隔膜	195
応答時間	115
応答消失（LOR）	20
オートスケール機能	207
オーバーシュート	115
オーバダンプ	143
オシレーション式	157
オシレーション法	138, 144, 147
悪心・嘔吐	78
音刺激	16, 18
オピオイド	7, 21, 30, 46
オプティカル・モジュールコネクター	162
オリフィス型	120
温痛覚	39
温度センサー	155

か

加圧回路	143
加圧バッグ	143
開胸手術	221
外頸動脈温	219
外耳道	219
開心術	138
外側膝状体	55
ガイドワイヤ	142
解剖学的異常	180
加温	110, 111, 112, 114, 115
過換気	91
過灌流	74
過灌流症候群（CHS）	75
覚醒	9, 23, 104, 106, 221

か（続き）

拡張型心筋症	167
拡張期圧	138, 146
拡張期動脈圧	145
下肢対麻痺	48
画像幅（角度）	165
肩手術	78
合併症	176, 177
カテーテル	138, 142, 148
——刺入部位	144
——挿入	182
——留置による合併症	142
カフ	144, 147
——圧	144, 146, 147
——サイズ	147
カフェイン摂取	115
下腹部手術	223
カプノグラム	**84**, 87, 90, 97, 117
カプノグラム波形	**84**, 87, 90, 93, 95
——第0相	**84**, 96
——第I相	**84**
——第II相	**84**, 91, 93, 96
——第III相	**84**, 90, 91, 95, 97
右肩上がりの——	93
カプノメータ	**84**, 234, 93, 96, 99, 109
カプノモニター	97
カルボキシヘモグロビン濃度（SpCO）	210, 211
加齢	70
感覚入力	8
感覚の伝導経路	39
換気	
——応答	198
——血流不均衡	84, 117
——状態	91
——停止	118
換気量	104, 122
——の測定	118
肝頸静脈逆流現象	148
間欠的CO測定	154
間欠的冷水注入	155
還元ヘモグロビン（Hb）	204, 210, 212
患者監視モニター	99, 107
患者固有情報	153
感染	

243

——性心内膜炎	179, 183	
——対策	228	
——防止	142, 144	
冠動脈バイパス術（CABG）	73	
顔面外傷	218	
肝予備能	161	
灌流圧	74	
灌流指標（PI）	208	
眼輪筋	188	

き

記憶	9
気管挿管	192, 195
気管チューブ	91
基線の上昇	95
喫煙	115, 211
気道	
——刺激性	103
——抵抗	119
——内圧	95, 118, 121, 125, 127
——の分泌物，液体の貯留	123
気泡	114, 143
奇脈	139
記銘	9
キャノン波	*150
キャリブレーション	194, 195
——値	212
吸気	
——時間	128
——抵抗	122
——トリガー	128
——努力	122, 131
救急集中治療領域（FOCUS）	182
吸光度	204, 211, 212
吸光特性	204
急性呼吸促迫症候群（ARDS）	118, 159
急性心不全	183
急性大動脈解離	183
急性大動脈弁逆流	183
急性肺塞栓	183
急速フラッシュテスト	144
吸入酸素濃度（FiO$_2$）	206, 211
キュベット	87
胸郭コンプライアンス	116, 122, 127
胸郭電気インピーダンス	160
胸腔内圧	148
胸腔内体液分布解析	154
胸腔内熱容積	155

胸骨圧迫	97
胸水の貯留	173
胸部 X 線写真	128
胸腹部大動脈瘤	48
局所の酸素分圧	115
局所麻酔	76
極性	41
虚血性心イベント	217
気瘻	118
近位部等流速表面積（PISA）	178
筋鉤	127
筋弛緩	
——作用の発現	191, 192
——状態からの回復	191, 192
——反応	192
残存——	191, 198
——の客観的（定量式）モニタリング方法	186
——の主観的（定性式）モニタリング方法	186
再——状態	198
——作用持続時間	191
——作用発現時間	191
筋弛緩モニター	**186**
加速度感知型——	193
——測定方法	186
電位感知型——	187
音感知型——（PMG）	189
加速度感知型——（AMG）	187
力感知型——（MMG）	186
動作感知型——（KMG）	188
筋弛緩モニタリング	193, 198
維持時の——	196
回復時の——	196
筋弛緩薬	12, 30, 47, 64, 122, 186
——に対する感受性	191
MEP 測定時の——	28
非脱分極性——	196, 189
——のモニタリング	186
筋収縮	191
近赤外線脳酸素モニター	67
近赤外線分光法（NIRS）	49, 67
近接電場電位（NFP）	39
筋線維のタイプ	191
筋電図（EMG）	7, 27, 42, 187
筋肉	103
筋の収縮音	189

く

空間分解分光法（SRS 法）	69
空気塞栓	173
矩形波	144
駆出率	174
くも膜下出血（SAH）	77
クラーク電極	112
クロニジン	47

け

経カテーテル心房中隔欠損閉鎖術	177
経カテーテル大動脈弁置換術	177
経胸壁心エコー（TTE）	182
脛骨神経刺激	40
経食道エコー	221
経食道心エコー法（TEE）	**164**
携帯型エコー	**182**
経頭蓋刺激法（Tc-MEP）	**25**
経頭蓋ドプラー（TCD）	74
頸動脈遮断	75
頸動脈ステント留置術（CAS）	75
経肺圧	132
——のモニタリング	132
経肺熱希釈法（TPTD）	154
経皮血液ガスモニター	**109**
——のセンサー	109, 113
——の測定原理と特長	109
——の電極	114, 115
経皮血液ガスモニター機器	*110
——とカプノグラムの比較	*116
——の生体肺移植での使用例	116
経皮的ガス測定に影響する因子	114
経皮的酸素分圧（tcPO$_2$）	109, **111**, 115
——測定原理	*113
経皮的酸素飽和度（SpO$_2$）	202
経皮的二酸化炭素分圧（tcPCO$_2$）	109, 112, **115**
——測定定原理	*113
ゲイン	165
ケタミン	19, 20, 30, 46, 64
血液/ガス分配係数	104
血圧	
——維持	227
——低下	207
——波形	157
——モニタリングシステム	143
血液/ガス分配係数	101

血液
　──温　151
　──希釈　62
　──検査　138
　──量　151
　──量係数（BVI）　67
血液ガス分析　138, 206
　──装置　112, 204
　──値　115
血管
　──拡張状態　142
　──作動薬　114
　──収縮　139, 227
　──内圧　143
　──輪　176
血栓　167, 175
血中二酸化炭素分圧　62
血流　109, 191
　──速度　165, 167
　──量　228
限界周波数　57
減衰　144

こ

コアテンプ®　224, 240
効果部位　104
後期成分　60
咬筋-咬筋神経　193
口腔温　**217**
較正　115, 153
校正　160
合成圧電素子　188
高速フーリエ変換（FFT）　4
喉頭鏡　195
喉頭筋　195
高頻度振動換気　117
硬膜外穿刺　184
光量　203
光路長　67, 69, 72
呼気
　──トリガー　128
　──流入ループ　158
呼気終末
　──二酸化炭素濃度（EtCO$_2$）　115
　──二酸化炭素分圧（P$_{ET}$CO$_2$）　84, 91, 105, 158, 198
　──濃度　103

　──陽圧（PEEP）　85, 122
呼吸
　──イベント　117
　──管理法　118
　──機能モニター　121
　──サイクル　160
　──時相　*85
　──周期　209
　──性変動　139
　──生理学的評価　118
　──のモニタリング　134
　──抑制　92, 205
呼吸不全　128, 132, 134
　術後の──　128
　全身麻酔中の──　128
鼓膜温　216, 218
固有振動数　144
固有誘発電位　60
コロトコフ音　144, 147
混合静脈血酸素飽和度（S$\bar{v}$O$_2$）　152, 161
混合静脈血酸素飽和度モニター　161
コントラスト　165, 173

さ

サーミスター　151, 152
サーミスター付動脈カテーテル　154
再クラーレ化　198
採血　138, 212
最高気道内圧（PIP）　122, 132
再校正　156
再呼吸バルブ　158
最小肺胞濃度（MAC）　104
最大温度下降時間（DSt）　155
最大下刺激　189
最大吸気圧　198
最大吸気流量　128
最大呼気流量　124
最大刺激　189
最大上刺激　26, 189, **195**
サイドストリーム方式　106, 87, 89, 96, 99
左室流出路狭窄　*139
酸化還元反応　112
酸化ヘモグロビン（HbO$_2$）　204, 210, 211, 212
三尖弁　167
　──逆流　148, 152

　──狭窄　*150
　──輪の移動距離（TAPSE）　173
酸素
　──解離曲線　204, 206, 210
　──結合能　210
　──需給バランス　161
　──消費量（V̇O$_2$）　152
　──分圧（PO$_2$）　109, 204
　──飽和度　67, 202, 206
　──療法　115
酸素化 Hb　67
サンプルチャンバー　87
三方活栓　143, 148
三峰性　*139

し

ジアゼパム　20
視覚誘発電位（VEP）　**52**
視覚領　53, 55
時間経過　148
時間分解分光法（TRS法）　69
色素希釈法　151, 161
視機能障害　64
死腔率　159
視経路　54, 62
　──の解剖　54
　──の障害部位　56
刺激
　──ケーブル　194
　──頻度　189
　──部位　191, 192, 193
　視覚──　53
　電気──　39
自己心拍再開　97
指示薬希釈法　151, 163
視神経交叉　55
指尖 SpO$_2$ 波形　160
自然閉鎖　180
指尖脈波　144
指尖容積脈波　207
室温　114
質量分析装置　99
至適回復　197, 198, 199
自動オシレーション血圧計　144
自動選択　99
自発呼吸　122, 125, 127, 128, 139
脂肪/血液分配係数　105
脂肪組織（ITG）　103, 105

245

ジャクソンリース	95	上行大動脈	176	心内圧	176
視野欠損	56	上大静脈血酸素飽和度（ScvO$_2$）	161	心内構造物	167
視野障害	56	上部消化管手術	221	心内シャント	152
視野深度	165	静脈側酸素分圧	109	心内腫瘍	177
尺骨神経	191	静脈血酸素飽和度	207	心囊液貯留	167, 175
シャント挿入	76	静脈血二酸化炭素分圧	112	心拍出量（CO）	104, 105, 115, **151**
受圧面	141	上腕動脈	142	心拍数（HR）	93, 151, 154, 203
従圧式換気	128	触診	144	心拍動	95
収縮期		食道		真皮	109, 111
——圧	138, 142, 146	——温	216, 217, 220, 224	——層	109
——圧変動（SPV）	141	——静脈瘤	221	——乳頭	109
——前方運動（SAM）	179	——穿孔	221	振幅比	144
——動脈圧	145	——挿管	93, 97	深部遮断	196
周術期		——内圧	127	深部体温	**216**, 223, 225, 227, 228
——TEE	164	——内圧計	127	——測定	216, 217
——低体温予防	*218	心エコー	165, 182	心房・心室の穿孔	222
——低体温予防のガイドライン	217	心機能	148	心膜の異常	177
——脳梗塞	*78	心筋虚血	173, 179	深麻酔レベル	2
周波数特性	144	心筋梗塞	173		
皺眉筋	188, 192	心筋症	167	**す**	
充満状態	174	心腔内腫瘍	175	髄液漏	218
従量式換気	122	神経刺激	191	水銀血圧計	144
受光部	67	——の原則とパターン	189	水蒸気	90
手術時間	105	神経症状	74	水晶振動子法	99
酒精綿	194	神経ブロック	184	ズーム機能	173
出血	221	神経モニタリング	48, 76	スガマデクス	29, 198
出血コントロール	217	人工呼吸	134	スキサメトニウム	189
術後		人工呼吸管理	**118**	ストレイン	165, 178
——覚醒の質	107	周術期の——	118	スペクトルトラッキング	165
——高次脳機能障害（POCD）	73	人工呼吸器	90, 206	スペックルトラッキング	178
——腎機能障害	75	人工呼吸器モニター	**118**	スポットオン™	224, 241
——せん妄	74	人工呼吸中の酸素化管理，安全管理	206	スワン・ガンツカテーテル	221, 240
——創部感染	216	人工心肺	72, 74, 221, 224		
——脳血管障害	73, 74	人工心肺バイパス	152	**せ**	
術前視機能	61	人工弁不全	179	正常弁逆流	176
術中の呼吸モニタリング	121	心サイクル	160	生体情報モニター	148
手動選択	99	心室機能	173	生体内呼気 CO2 ガス	90
従量式換気	128	心室壁運動	174	正中神経刺激	40, 47
循環		侵襲的動脈圧モニター	138	声門上器具	91
——虚脱	125, 126	新生児	114	生理食塩水	143
——血液量	125, 140, 148, 161	心臓手術	179, 224	生理的異常	180
——調整	138	心臓の解剖学的断面	166	赤外吸収スペクトル	87
——停止中のモニター	48	迅速対応チーム（RRT）	182	赤外光	204, 207, 212
——動態	97, 138, 221	身体中酸素濃度	205	赤外線	87
——不全	227	心タンポナーデ	140, 167, 183	——エネルギー	87
笑気	45, 63, 99	心電図	42, 160	——吸光領域	100
上気道閉塞	96	振動覚	39	——測定器	87
				——センサー	220

──波長	99	
──分光フィルター	87	
──分光分析法	85, **87**, 99	
──量	219, 220	
赤色光	204, 207, 212	
赤色光と赤外光の吸光度比（R/IR）		
	204	
脊髄虚血	34, 36, 37	
脊髄硬膜外記録	27	
脊髄モニタリング	48	
舌下温	228	
赤血球	109	
舌根部	217	
セットアップ	193	
セボフルラン	8, 10, 12, 18, 20, *63, 99, 101, 104	
ゼロ点校正	143, 148	
ゼロドリフト	143	
ゼロバランスボタン	143	
全拡張終期容量	155	
前額部	223, 228	
前胸部	228	
センサ 84	110, 235	
センサー	145	
潜時	41	
全身評価	163	
全身麻酔	76, 99, 134, 187	
喘息	148	
喘息発作	140	
センテック デジタル モニター システム	110, 236	
先天性心疾患	104, 177	
全盲	56	
前腕	228	

そ

総 Hb	67
挿管のタイミング	193
早期成分	60
早期抜管	107
送信周波数	165
塞栓	174
塞栓症	75
測定筋	191
測定誤差	115, 228
測定部位	106, 191, 192, 193
側弯症	50
組織/血液分配係数	103

組織酸素飽和度（TOI）	69
組織低酸素状態	211
組織ドプラ	165

た

ターニケット	71
耐圧チューブ	143
ダイアフラム	141
体温	47, 62, 72
──管理	217
──上昇	216
──調節	216, 217, 227
体温計	
深部──	216, 224
赤外線反射式──	219, *220, 239
皮膚赤外線──	227
婦人──	217
体温プローブ	217, 220, *223, 240, 223, 224, 228
接触型測定プローブ	219, *219, 220, 239
体表温度測定プローブ	*229
非接触型測定プローブ	219
非接触型イヤホン型プローブ	220, *221, 240
体温モニタリング	216, 217
体外式膜型人工肺（ECMO）	116
体外への熱放出	227
大気圧	143
大血管	
──コンプライアンス	153
──手術	224
──病変	167
代謝	98
体性感覚誘発電位（SEP）	**39**, *49
大腿動脈	142
──圧	138
体動ノイズ	207
大動脈	
──圧	138
──温	221
──解離	167
──狭窄症	139
──血流	220
──遮断	35
──切痕	*139
──内バルーンパンピング（IABP）	156

──弁	176
──弁輪径測定方法	176
──流出路狭窄	139
ダイナミックパラメーター	140, 163
大脳構築図	*56
体表温度	228
タイムドメイン解析	4
多孔性セラミック	113
脱酸素化 Hb	67
脱同期	8
脱分極性遮断	189
ダブルバースト刺激（DBS）	190, 198
単位圧力	122
単一筋線維	189
単回使用	221
単収縮高	196
単収縮刺激（ST）	189
単純欠損孔	177
短潜時 SEP（SSEP）	39
短パルス光	69
ダンピング	144
短母趾屈筋	187, 188, 192

ち

チアノーゼ	210
チアミラール	18
チオペンタール	7, 11, 18, 19, 46, 64
窒素	109
遅発性脳梗塞	77
中心静脈圧（CVP）	**148**, *150, 154
──の測定に影響する因子	148
中心静脈カテーテル	144, 161, 162, 163
中心静脈穿刺	182
中心静脈ルーメン	152
中心動脈圧	138
中枢温	216, 218, 221, 223, 224, 227, 228
中枢気道	93
中潜時 SEP	39
注入用側孔ルーメン	152
超音波	142, 165
超音波モニタリング	**164**, 182
長時間吸入	104
聴診法	144, 147
聴性脳幹反応（ABR）	15
聴性脳幹誘発電位（BAEP）	15
聴性脳幹誘発反応（BAER）	15
聴性誘発電位（AEP）	**15**

中潜時──（MLAEP）	15
長潜時──（LLAEP）	15
長潜時 SEP	39
超低体温	224
直接血圧モニター	138
直腸温	216, 223, **228**
直腸穿孔	223
著明 a 波	*150
鎮静	2, 96, 205
──度	8, 13
──モニター	16
──レベル	3, 22
鎮静薬の効果判定	15
鎮痛	8, 12, 205

つ

追加投与	192, 196

て

低 CO 状態	151
低温熱傷	115
低換気	96, 118
低灌流	74, 75
低血圧	62
低呼吸	117
低酸素血症	62
定常流	126
定常流型	122
低心拍出量症候群	75
ディスポーザブル	141, 221, 224
定性的評価	176
低体温	29, 216
低体温療法	221
低容量換気	132
低流量麻酔	106, 107
定量的評価	176
デクスメデトミジン	21, 23, 47
デスフルラン	10, 12, 18, 46, *63, 99, 101, 104
テタヌス刺激	196
テフロン膜	113
電圧	141
電解質液（NaHCO$_3$ 溶液）	113
電気信号	141
電極	194
電極内部	112
電磁気的干渉	161
電流	187

と	
透過性	109
──係数	109
酸素の──	112
酸素や炭酸ガスの──	109
炭酸ガスの経皮的──	114
頭蓋外血流	71
同期式間欠的強制換気（SIMV）	122
橈骨動脈	142
橈骨動脈圧	138
等尺性収縮力	187
導入時	104
動脈	203
動脈圧	**138**
──の測定	138
──の測定原理	141
──の測定に影響する因子	142, 147
──波形	138, 139, 142, 153, 157
──波形解析	154, 157
──CO（APCO）	153
動脈カテーテル留置手技	142
動脈管開存（PDA）	177
動脈血化	109
動脈血血液ガス分析	109
動脈血酸素分圧（PaO$_2$）	109
動脈血酸素飽和度（SaO$_2$）	202, 207
動脈血二酸化炭素分圧（PaCO$_2$）	109
動脈血分圧	104
動脈血ヘモグロビン酸素飽和度（SaO$_2$）	152
動脈穿刺	182
動脈拍動	203, 207
同名半盲	56
投与時間	104
トータルヘモグロビン濃度（SpHb）	212
ドプラー	167
ドプラー法	144
ドプラ効果	165
ドプラ法	176
トランスデューサ	119, 143, 148
──システム	144
──の位置	143, 147
──の固定位置	*192
加速度──	187
加速度──の取り付け	194
加速度──の取り付け位置	*194

ディスポーザブル──	143
トリプルプロダクト（TP）	4
ドレッシング	144

な

ナイキスト限界	173
内頚動脈温	218
内頚動脈狭窄症	75
内頚動脈内膜剥離術（CEA）	48, 75
内蔵サーミスタ	228
ナフィオンチューブ	87, 234, 89

に

二酸化炭素	
──（CO$_2$）ガス測定原理	85
──解離曲線	159
──再呼吸	158
──生産量（V$_{CO_2}$）	158
──分圧（PCO$_2$）	109
日本麻酔科学会（JSA）	90, 217
日本麻酔科学会気道管理ガイドライン 2014	90
ニュートンの第 2 法則	187
尿温度	223
尿カテーテル	222
温度センサー付き──	223, 240
尿量計測	222

ね

熱希釈曲線	155
熱希釈式肺動脈カテーテル	151, 152
熱希釈法	151, 156, 160
熱再分布性低体温	227
熱傷	228
熱線フィラメント	152, 153
熱電対温度計	151
熱の再分布	227
熱流補償式体温測定	223, 225
流量計	**119**
ネブライザー	97
粘膜損傷	218
年齢	77

の

脳灌流異常	74
脳虚血	76
脳腫瘍の中心溝	50
脳脊髄液ドレナージ	37, 48

脳内血流コントロール	116
脳内酸素飽和度（rctSO$_2$）	67, 69, 116, 224
——低下	77
脳の自動調節能	74
脳波	2, 7, 19, 42, 49, 224
——データ	3
——データベース	6, 8, 9
——モニター	74
脳表直接刺激法（D-MEP）	**26**

は

バースト	190
肺エコー	182
肺活量	198
肺気腫	104
肺血管外水分量	155
敗血症	138, *139
肺血流コントロール	115
肺血流量	159
肺高血圧	153
肺コンプライアンス	122, **126**, 132
バイスペクトル解析	4
肺動脈	
——温	216, 219, 220, 221, 224
——拡張期圧（PADP）	154
——カテーテル	161, 163, 177, 221, *222, 224
——逆流	152
——楔入圧（PAWP）	154
——血流	220
——バンディング	205
——弁	167
肺内シャント	159
肺熱容積	155
肺の過膨張・虚脱	122
肺胞	126, 132
——低換気	91
——内 CO$_2$ 濃度	84
——内ガス	84
——分圧	104
拍動	142
拍動成分	207
派生パラメーター	163
パターンリバーサル刺激	53
抜管後の呼吸管理	205
発光ダイオード（LED）	52
発光部	67
鼻血	218
バリアブルオリフィス型	120
パルスオキシメータ	96, 109, 115, 202, 239, 205, 207
——の基本原理	202
——の使用目的	205
——プローブ	161, 207
進化型——	**207**
ハロタン	99
パワースペクトル	4
反射波信号	165
ハンドアダプター	195
半導体トランスデューサ	141
反応時間	117
半盲	56

ひ

ビーチチェアポジション	78
鼻咽頭温	**218**
皮下組織	111
光強度レベル	59
光刺激	**53**, 56, 65
——パッド	57, 59
——パッドの位置	65
——方法	56
光ファイバー	152, 161
皮質盲	56
ビジレオモニター	153, 154, 236, 162
非侵襲的動脈圧モニター（NIBP）	144
ひずみ	141
肥大型心筋症	167
ビデオ喉頭鏡	221
非拍動成分	208
皮膚	109
——の構造と機能	109
——炎	224
——抵抗	194
皮弁翻転	62
肥満	105
表皮	111
——角質層	109, 111
——細胞	111
——層	109
頻呼吸	92

ふ

フィジオフロー	162, 238
フィルター	173
フェイスマスク	91
フェンタニル	8, 21, 30, 46, 64
フォーカスポイント	165
腹腔鏡下手術	223
腹腔内温	223
複合活動電位	187
腹部エコー	182
不整脈	148, 154, 156, 222
フタラール	166
部分体外循環	36, 37
プラスチック膜	112
フラッシュ刺激	53, 60
フラッシュデバイス	141, 143
プリセップ CV オキシメトリーカテーテル	162
フルニトラゼパム	20
フレーム数	165
フローセンサ	118
差圧式——	120, 236
熱線式——	119, 236
超音波式——	120, 165
プローブカバー	166
プロット	144
プロポフォール	7, 9, 11, 18, 20, 22, 29, 30, 46, 52, 64
分光光度法	202, 204
分時換気量	105
分子相関分光法	87
分離肺換気	77

へ

平均圧	138
平均通過時間（MTt）	155
平均動脈圧（MAP）	145, 146, 154
閉鎖式セット	144
ベイン回路	95
壁運動異常	173
ベクロニウム	*63
ペディアサット・オキシメトリーカテーテル	163
ヘパリン添加生理食塩水	143
ヘマトクリット	62
ヘモグロビン	206, 212
——酸素解離曲線	111
ベルヌーイの簡略式	165, 176
弁	167
native の——	174, 176
人工——	174, 176

ベンゾジアゼピン系	46
ベンゾジアゼピン受容体	20
ベンゾジアゼピン類	20

ほ

ホイートストンブリッジ	141
膀胱温	216, 222
飽和水蒸気圧	90
母指内転筋	187, 188, 191, 195, 196
ポスト・テタニック・カウント（PTC）刺激	190
ホメオスタシス	151

ま

マイクロストリーム方式	87
マイクロプロセッサー	145
麻酔維持	104
麻酔ガス	**101**, 103
——呼気終末濃度	106, 108
——の吸入濃度	103, 107
——の呼気濃度	103, 104, 107
——モニター	**99**, 101
麻酔ガス濃度	99, 100
——測定専用単体機種	99
——測定値	**100**
——の測定原理	99
——の測定精度	100
VRG 組織内——	101, 104, 105, 106
吸気——	101
吸気側麻酔回路内——	101
吸入——	105, 107
血液内——	101
呼気——	101, 104, 105, 106
組織内——	103
脳内——	103, 104
肺胞内——	101, 104, 105
麻酔管理中の体温	**227**, 228
麻酔深度	99, 103, 104, 106, 107
麻酔中酸素化指標	205
麻酔薬	37, 62, 92, 103, 122
——過量投与	107
——の組み合わせ	7
——の効果判定	15
吸入——	29, 30, 45, 90, 99, 100
吸入——気化器	99
吸入——呼気終末濃度	107
吸入——脳内濃度	107
吸入ガス——	63
静脈——	46, 30
バルビツール酸系——	30, 46
ベンゾジアゼピン系——	30
末梢温	216, 227
——測定	227
末梢気道	93
——抵抗（時定数）	84
末梢血管	
——拡張	138, 139
——収縮の出現	227
——抵抗	227
末梢循環	216
——血流量	208
末梢動脈血酸素飽和度（SpO$_2$）	109
マンシェット	147
マンシェット法	138
慢性閉塞性肺疾患（COPD）	95, 153

み

未熟児網膜症	115
ミダゾラム	7, 9, 12, 19, 20, 23
脈圧	153
——変動（PPV）	140
脈波	145
——伝播時間（PWTT）	160
——変動指標（PVI）	208
脈拍数	145, 153

む

無換気	96
無気肺	104
無呼吸	97, 117

め

メインストリーム方式	87, 88, 96, 99
メカノセンサー	188, 238
メチレンブルー	210
メトヘモグロビン	210
——血症	**210**
——濃度	210
メンブランの損傷	114

も

毛細血管係蹄	109
網膜	53, 54
——の構造	*55
——電図（ERG）	57
モニタリング部位	191

や

輸液反応性	208

ゆ

指先血流量	208

よ

陽圧人工呼吸管理	115
陽性	42
容積変化	203
容積脈波法	202, 203
予測覚醒時間	104
四連刺激（TOF）	189
卵円孔開存	174

ら

ランダム化比較試験（RCT）	74

り

リーク	118, 125
梨状窩	221
リチウム	158
——指示薬希釈法	157, 158
律動性後電位	60
流出路狭窄	177, 179
流量計（フローセンサ）	118
流量−時間曲線	123, 134
両耳側半盲	56
臨床麻酔レベル	2

れ

レミフェンタニル	10, 12, 20, 22, 29, 30, 47, 64

ろ

ロクロニウム	28, *63, 196

わ

腕神経障害	48

欧文索引

A

AAI	16, 18, 22
ABR	15, 18
ACC	176
ACC/AHA の心臓弁膜症に関するガイドライン	179
acceleromyography（AMG）	187
acute respiratory distress syndrome（ARDS）	118, 159
Adamkiewicz 動脈の同定	48
AEP	15, 17, 22
aepEX	17, 19, 22
aepEX モニター	16, 232
AEP の波形	17
AEP モニター	15, 16, 23
──の測定原理	16
AHA	176
akinesis	178
alfentanil	10
American College of Cardiology（ACC）	176
American Heart Association（AHA）	176
American Society of Anesthesiologists（ASA）	164
American Society of Echocardiography（ASE）	164
AMG	187
AMG モニタリング	193
APCO	153
APCO の原理	153
ARDS	118, 159
arterial pressure-based cardiac output	153
ASA ガイドライン 2010 年改訂版	164
ASA プラクティスガイドライン	164
ASE	176
auto-PEEP	128, 130
A 波	*149
a 波	*150

B

BAEP	15
BAER	15
Beer-Lambert 法則	67
Beta R	5, 6
BIS® モニター	2, 7, 9, 64, 107, 232
Bispectral Index	2
BIS 値	2, 3, 6, 7, 9, 12, 18, 19, 22
──の算出	3, 7, 8
BIS のアルゴリズムバージョン	2
bite block injury	32
blood volume index（BVI）	67
BSR	4, 5, 6
burst and suppression	4, 9, 12, 13

C

CABG	74
$CaCO_2$	158
cardiac oscillation	95
cardiac output（CO）	151
carotid artery stenting（CAS）	75
carotid endarterectomy（CEA）	48, 75
CAS	77
$CcCO_2$	159
CEA	75, 76
central venous pressure（CVP）	154, 148
cerebral hyperperfusion syndrome（CHS）	75
chronic obstructive pulmonary disease（COPD）	95
chronic obstructive pulmonary（COPD）	153
CHS	75, 76, 77
CO	151, 155, 156, 158, 160, 161, 163, 210
CO の測定	151
──装置の比較	163
インピーダンス──	160
間欠的──	157
侵襲的──	**151**
動脈圧波形解析による──	153
非侵襲的──	**153**, 163
CO モニタリング	151, 152
非侵襲連続──	160
連続──	152, 156, 157, 158
非侵襲──システム	158
CO-Oximeter	204, 212
CO_2	93, 95, 158, 159
──再呼吸	95
──測定器	158
──濃度	87
──フローセンサー	158
CO_2 ガス	92, 97
──呼出様式	84
──測定	**85**
──測定に影響する因子	89
collision-broadening effect	89
constant slow flow 法	125
COPD	95, 153
coronary artery bypass graft（CABG）	73
Crawford 分類	33
curare cleft	95
$C\bar{v}CO_2$	158
CVP	148, *149, *150, 154
CVP 波形	148, *149
c 波	*150

D

D-MEP	31
──電極の位置	31
D-wave	25, 27, *28, 32
DDG アナライザー	161, 162, 237
DDG プローブ	161
density spectral array（DSA）	13
desynchronization	8
direct MEP（D-MEP）	26
double burst stimulation（DBS）	190
down slope time（DSt）	155
DSt	155
dyskinesis	178

E

E5480 センサ	110, 234
early goal directed therapy（EGDT）	162
ECMO	116
ED_{95}	196
EGDT	162
EIP	122
electromyograhy（EMG）	187
electroretinogram（ERG）	57
EMG	7, 13, 22, 187
end inspiratory plateau（EIP）	122
EQUANOX™	71
ERG	57, *58, 59, **62**, 65
──振幅	62
──の記録電極	59
──振幅	65

251

——コントロール	62, 65	INVOS™	116, 67, 69, 70, 71, 72, 74, 76, 233	mixed venous oxygen saturation （S$\bar{v}$O$_2$）	152
ERG モニター	64	iP9200	110, 235	MLAEP	15, 18, 19, 21, 22
esCCO	160, 162			MMG	186
EtCO$_2$	115	**J**		Modified Beer-Lambert（MBL）法則	67
EV100	155, 237	JSA 換気評価分類	90	molecular correlation spectrography	87
expiratory hold	127	——V1	91	motor evoked potential（MEP）	25
		——V2	93	MTt	155
F		——V3	93		
Fallot 四徴症	177			**N**	
far-field potential（FFP）	39	**K**		NaHCO$_3$ 溶液	113
fast fourier transform（FFT）	4	kinemyograhy（KMG）	188	National Institute for Health and Clinical Excellence（NICE）	217
FFP	**42**	kissing papillary muscle	182	near infrared spectroscopy（NIRS）	67
Fick の原理	152, 158, 163	KMG	188	near-field potential（NFP）	39
FiO$_2$	211			negative（N）	41
FloTrac™	153, 162, 209, 236	**L**		NFP	**42**
flow-time curve	123	LED	**52**	NIBP	144, 147, 157
FOCUS	182	高輝度——	57	NICE	217
focused echocardiography（FOCUS）	182	——装置	53, 57, 232, 64	NICO	158, 162
Fontan 手術	177	——電極の位置	62	——の原理	158
FORE-SIGHT®	67, 71, 233	LiDCO plus	157, 162	NICO センサー	159
Frank-Starling 曲線	154	LiDCO Rapid	157, 162, 237	NIRO	67, 69, 71, 72, 233
F 波	*150	light emitting diodes（LED）	52	NIRS	49, **67**, 74, 75, 78
		LIP	127	——の適応	72
G		LLAEP	15	NIRS 測定機器	69
GABA$_A$ 受容体	11, 19	LOR	20	——のセンサーの貼付部位	69
Gas Man®	100	loss of response（LOR）	20	NIRS モニター	67
		lower inflection point（LIP）	*125, 126	NMDA 受容体	19
H				noisy	4
Hb	152, *204, 210, 213	**M**		non-invasive blood pressure（NIBP）	144
HbCO	210	MAC	104, 107	noninvasive cardiac output（NICO）	158
HbO$_2$	*204, 210, 211	MAC intubation	107	normokinesis	178
heart rate（HR）	154	MAC-awake	105, 107		
Henderson-Hasselbalch 式	114	MAP	154	**O**	
HR	154	MBL 法則	69	OAA/S スケール	22
hyperkinesis	178	mean arterial pressure（MAP）	154	occlusion 法	125
hypokinesis	178	mean transit time（MTt）	155		
		mechanical index（MI）	166	**P**	
I		mechanomyography（MMG）	186	P-V curve	125
I-wave	*28	MEP	25, 28, 30, 38, 45, 47, 48	PaCO$_2$	91, 93, 98, 109, 112, 206
IABP	156	——の測定原理	25	PADP	154
ICG	31, 161	——時の筋弛緩薬	28	PaO$_2$	112, 114, 206, 210
indocyanine green（ICG）	31	——の刺激法	31, 32, 34		
inflection point of the deflation limb	127	——の適応疾患	30, 32, 33		
infra-red spectrography	85, 87	——のピットフォール	31, 32, 37		
intraaortic balloon pumping（IABP）	156	MI	166		
		minimum alveolar con-centration（MAC）	104		

paradoxical arousal	8	――再出現	196	**S**		
patent ductus arteriosus (PDA)	177	pulmonary artery diastolic pressure		SAH	77	
PCBF	159	（PADP）	154	SAM	179	
PCO_2	109	pulmonary capillary wedge pressure		SaO_2	152, 161, 202, 204	
PCWP	154	（PCWP）	154	SCA／ASEのベーシックガイドライン	164	
PDA	177	pulse pressure variation（PPV）	140	$ScvO_2$	161	
peak inspiratory pressure（PIP）	122	pulse wave transit time（PWTT）	160	――を連続測定できるカテーテル	162	
PEEP	85, 122, 124, 126, 127, 131, *132	PVI	208	――電極の貼付位置	44	
perfusion index（PI）	208	PVI変動	209	――のアラームポイント	42	
$P_{ET}CO_2$	84, 91, 95, 97, 98, 158	PV_{max}	141	――の記録電極	41	
Phase II ブロック	189	PV_{mean}	141	――の記録法	41	
phonomyograhy（PMG）	189	PV_{min}	141	――の刺激強度と刺激頻度	41	
pH電極	113	PWTT	160	――の刺激電極	39	
PI	208			――の刺激電極貼付部位	39	
PiCCO	155, 162, 237	**Q**		――の測定法	39	
PI_{max}	209	QRS	*149, *150	――のノイズ対策	42	
PI_{min}	209	QUAZI	4, 5, 6	正中神経刺激による――	44	
PISA	178			末梢神経刺激による――	45	
P_L	132	**R**		shear stress	127	
plethysmograph variation index（PVI）	208	R/IR	204	short latency SEP（SSEP）	39	
PMG	189	Rad-57™	211, 239	SIMV	122, 133	
PO-850A	110, 235	Radical-7®	209, 210, 212, 239	single twitch（ST）	189	
PO_2	109, 111	Raman 光散乱	99	Society of Cardiovascular Anesthesiology（SCA）	164	
POCD	77	randomized controlled trial（RCT）	74	somatosensory evoked potential（SEP）	39	
術中のrctSO_2値と――	74	rapid response team（RRT）	182	spatially resolved spectroscopy（SRS）	69	
positive end-expiratory pressure（PEEP）	85, 122	RBR	5	SpCO	211	
positive（P）	42	$rctSO_2$	67, 69, 70	SpHb	212	
post-tetanic count（PTC）	190	――の測定原理	67	SP_{max}	141	
post-tetanic facilitation	196	――の測定部位（深度）	67	SP_{mean}	141	
post-tetanic MEP	33	$rctSO_2$値	77	SP_{min}	141	
postoperative cognitive dysfunction（POCD）	73	――とCHS	76	SpO_2	109, 159, 161, 202, 204, 205, 206, 207, 210, 212	
P_{Plat}	122, 124	――と頸動脈遮断中の脳潅流	75	SpO_2脈波	160	
PPV	140	――と遅発性脳梗塞	77	SPV	141	
PR	153	――と脳血管攣縮	77	SR	4	
pre-ejection period	160	――と脳虚血	76	Sramek-Bernsteinの公式	161	
pressure control	128	――のカットオフ値	75	Stewart-Hamiltonの公式	151	
pressure support 換気	128	術前の――と患者予後	74	Stow-Severinghaus 電極	113	
pressure time curve	121	術中――の介入	75	stroke volume variation（SVV）	140, 154	
pressure-volume curve（P-V curve）	125	術中の――と術後脳血管障害	74	stroke volume（SV）	151	
pressure-volume loop	125	術中の――とPOCD	74	subarachnoid haemorrhage（SAH）	77	
proximal isovelocity surface area（PISA）	178	relative β ratio（RBR）	4	super syringe 法	125	
PTC	190	RRT	182			
――維持	196	rSO_2	69, 70, 73, 74			
		rSO_2値	74			
		――の低下	77, 78			
		R波	160			

253

suppression	4	
Surviving Sepsis Campaign	162	
SV	151, 153, 160	
SV_{max}	140, 154	
SV_{mean}	140, 154	
SV_{min}	140, 154	
$S\bar{v}O_2$	152, 161	
——の測定	161	
——連続モニタリング	153	
SVV	140, 154, 163	
SynchFastSlow	5, 6	
synchronized intermittent mandatory ventilation（SIMV）	122	
systolic anterior motion（SAM）	179	
systolic pressure variation（SPV）	141	

T

T2	195, 196
T4/T1	189
TAPSE	173
target controlled infusion（TCI）	30
Tc-MEP	31
——の刺激強度	26
——の刺激電極	25
——の刺激方法	26
——の測定困難例	33
TCM/combi M	110, 234
TCM/TOSCA	110, 235
TCM4	110, 234
$tcPCO_2$	109, 112, **115**
——測定原理	*113
——のモニタリング	117
——の連続測定	114
$tcPO_2$	109, 111, 112, 114, 115
——測定原理	*113
$tcPO_2/PaO_2$	*114
$tcPO_2$ 指数	*114
TEE	**164**, 176
——の 11 の基本断面	166, *167
——の 28 の発展断面	166, *168
——の基本的知識	165
——の禁忌と合併症	165
——の代替手段	166
——の適応と推奨される使用法	164
TEE プローブ	166
time resolved spectroscopy（TRS）	69
tissue oxygenation index（TOI）	69
TOF	**189**, 196
——カウント 2（T2）	195, 196
——刺激	186
——のコントロール値	194
——比	186, 189, 195, 197, 199
TOF-WATCH®	186, *187, 193, 194, 195, 238
TOI	71
TOS-OR	67, 74, 233
train-of-four（TOF）	189
trans pulmonary pressure（P_L）	128
transcranial doppler（TCD）	74
transcranial MEP（Tc-MEP）	25
transesophageal echocardiography（TEE）	164
transpulmonary thermodilution method（TPTD）	154
transthoracic echocardiography（TTE）	182
tricuspid annular plane systolic excursion（TAPSE）	173
TRS-20	69, 76, 233
TTE	182
twitch height	196

U

UIP	127
upper inflection point（UIP）	*125, 126

V

Valsalva 洞	176
V_{CO_2}	158
ventricular ejection time	160
VEP	**53**, *58, 62, 65
——振幅	62, 63, 64, 65
——潜時	60, 62, 63
——の基準電極	58
——の記録電極	58
——の刺激装置	53
——の種類	53
——の振幅	59
——の測定原理	53
——の評価	59
——の歴史的背景	52
——波形	60, 64, 65
——波形の評価	61
VEP モニター	52, 61, 64
VEP モニタリング	61
vessel rich group（VRG）	101
visual evoked potential（VEP）	52
$\dot{V}O_2$	152, 158, 161
volume control	128
VRG	101, 103
Vscan	182, 183, 238
v 波	*150

X

xenon	20

Y

Y ピース	118

Z

zero end-expiratory pressure（ZEEP）	126

数字

1 回換気量	198
1 回心拍出量（SV）	93, 151, 153
1 回心拍出量変動（SVV）	154, 140
1 波長分光方式	88
2,3-DPG	206
2 価鉄	210
2 点校正	143
3D 表示	165
3D モデル解析	165
3 価鉄	210
95％一致限界	224
99％反応時間	224

記号

α 角	93
α 受容体作動薬	47
ΔPCO_2	92, 95, 98
I 音（SI）	*149
II 音（SII）	*149

中山書店の出版物に関する情報は，小社サポートページを御覧ください．
http://www.nakayamashoten.co.jp/bookss/define/support/support.html

新戦略に基づく麻酔・周術期医学

麻酔科医のための 周術期のモニタリング

2016年2月25日　初版第1刷発行©　　〔検印省略〕

専門編集────廣田和美

発行者────平田　直

発行所────株式会社　中山書店
〒112-0006 東京都文京区小日向4-2-6
TEL 03-3813-1100（代表）　振替 00130-5-196565
http://www.nakayamashoten.co.jp/

装丁────花本浩一（麒麟三隻館）

印刷・製本──株式会社シナノ

Published by Nakayama Shoten Co.,Ltd.　　Printed in Japan
ISBN 978-4-521-74325-7
落丁・乱丁の場合はお取り替え致します．

・本書の複製権・上映権・譲渡権・公衆送信権（送信可能化権を含む）は株式会社中山書店が保有します．
・JCOPY 〈（社）出版者著作権管理機構 委託出版物〉
本書の無断複写は著作権法上での例外を除き禁じられています．複写される場合は，そのつど事前に，（社）出版者著作権管理機構（電話 03-3513-6969，FAX 03-3513-6979，e-mail: info@jcopy.or.jp）の許諾を得てください．

本書をスキャン・デジタルデータ化するなどの複製を無許諾で行う行為は，著作権法上での限られた例外（「私的使用のための複製」など）を除き著作権法違反となります．なお，大学・病院・企業などにおいて，内部的に業務上使用する目的で上記の行為を行うことは，私的使用には該当せず違法です．また私的使用のためであっても，代行業者等の第三者に依頼して使用する本人以外の者が上記の行為を行うことは違法です．

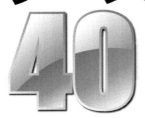

好評のテキストの改訂第2版！

見て 考えて 麻酔を学ぶ

改訂第2版

編● **天木嘉清**（東京慈恵会医科大学客員教授）
　　近藤一郎（東京慈恵会医科大学准教授）

B5判／2色刷／356頁
定価（本体7,500円＋税）
ISBN978-4-521-73955-7

好評のテキストの改訂第2版．「超音波ガイド下末梢神経ブロック」「集中治療」の内容を新たに加えて，麻酔の現場ですぐに役立つ実践的な知見や情報を最新の内容にバージョンアップ．

重要な補足ポイントは「Side Memo」として適宜挿入

Sample page

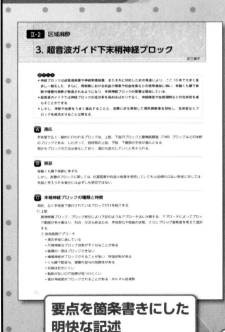

要点を箇条書きにした明快な記述

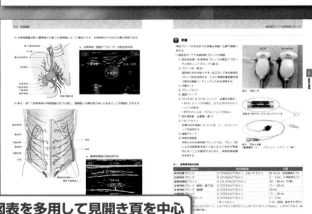

図表を多用して見開き頁を中心にした簡潔でわかりやすい解説

中山書店　〒112-0006 東京都文京区小日向4-2-6　TEL 03-3813-1100　FAX 03-3816-1015
http://www.nakayamashoten.co.jp/

周術期に焦点を絞り，実診療をサポート!!

新戦略に基づく麻酔・周術期医学

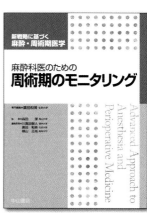

◎ **本シリーズの特色**

1. 麻酔科臨床の主要局面をとりあげ，実診療をサポートする最新情報を満載．
2. 高度な専門知識と診療実践のスキルを簡潔にわかりやすく解説．
3. 関連する診療ガイドラインの動向をふまえた内容．
4. 新しいエビデンスを提供するとともに，先進的な取り組みを重視．
5. 写真，イラスト，フローチャート，表を多用．視覚的にも理解しやすい構成．
6. 「Advice」「Topics」「Column」欄を設け，経験豊富な専門医からのアドバイスや最新動向に関する情報などを適宜収載．
7. ポイントや補足情報など，随所に加えたサイドノートも充実．

- ●B5判／並製
- ●各巻250〜320頁
- ●本体予価 12,000〜15,000円

●監修
森田 潔（岡山大学）

●編集
川真田樹人（信州大学）
廣田和美（弘前大学）
横山正尚（高知大学）

◎ **シリーズの構成と専門編集**

◆ 麻酔科医のための**循環管理の実際**
　専門編集：横山正尚（高知大学）　　定価（本体 12,000 円＋税）

◆ 麻酔科医のための**気道・呼吸管理**
　専門編集：廣田和美（弘前大学）　　定価（本体 12,000 円＋税）

◆ 麻酔科医のための**周術期の疼痛管理**
　専門編集：川真田樹人（信州大学）　　定価（本体 12,000 円＋税）

◆ 麻酔科医のための**体液・代謝・体温管理**
　専門編集：廣田和美（弘前大学）　　定価（本体 12,000 円＋税）

◆ 麻酔科医のための**周術期の薬物使用法**
　専門編集：川真田樹人（信州大学）　　定価（本体 15,000 円＋税）

◆ 麻酔科医のための**区域麻酔スタンダード**
　専門編集：横山正尚（高知大学）　　定価（本体 12,000 円＋税）

◆ 麻酔科医のための**周術期のモニタリング**　**最新刊!!**
　専門編集：廣田和美（弘前大学）　　定価（本体 12,000 円＋税）

◇ 麻酔科医のための**周術期危機管理と合併症への対応**
　専門編集：横山正尚（高知大学）　　本体予価 12,000 円

以下続刊　※タイトル，刊行予定は諸事情により変更する場合がございます．◆は既刊

中山書店　〒112-0006 東京都文京区小日向4-2-6　TEL 03-3813-1100　FAX 03-3816-1015
http://www.nakayamashoten.co.jp/